Orthorektisches Ernährungsverhalten

Friederike Barthels
Reinhard Pietrowsky

Orthorektisches Ernährungsverhalten

Forschung und Praxis

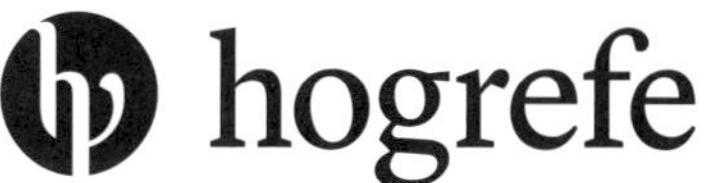

Dr. Friederike Barthels, geb. 1986. 2005–2010 Studium der Psychologie in Düsseldorf. 2010–2023 wissenschaftliche Mitarbeiterin in der Abteilung Klinische Psychologie des Instituts für Experimentelle Psychologie der Heinrich-Heine-Universität Düsseldorf. 2014 Promotion. Forschungsschwerpunkte: Orthorektisches Ernährungsverhalten und psychische Grundbedürfnisse.

Prof. Dr. Reinhard Pietrowsky, geb. 1957. 1978–1985 Studium der Psychologie in Tübingen, danach wissenschaftlicher Mitarbeiter an den Universitäten Tübingen, Ulm, Bamberg und Lübeck. 1990 Promotion an der Universität Tübingen. 1996 Habilitation an der Universität Bamberg. 1990–1993 Psychotherapieausbildung am Stuttgarter Zentrum für Verhaltenstherapie. 1999 Approbation als Psychologischer Psychotherapeut. Seit 1997 Professor für Klinische Psychologie an der Universität Düsseldorf. Leiter der Psychotherapeutischen Institutsambulanz der Universität Düsseldorf und des weiterbildenden Studiums „Psychologische Psychotherapie". Forschungsschwerpunkte: Ess- und Schlafstörungen.

Bibliografische Information der Deutschen Nationalbibliothek
Die Deutsche Nationalbibliothek verzeichnet diese Publikation in der Deutschen Nationalbibliografie; detaillierte bibliografische Daten sind im Internet über http://dnb.dnb.de abrufbar.

Hogrefe Verlag GmbH & Co. KG
Merkelstraße 3
37085 Göttingen
Deutschland
Tel. +49 551 999 50 0
Fax +49 551 999 50 111
info@hogrefe.de
www.hogrefe.de

Umschlagabbildung: © iStock.com by Getty Images / Prostock-Studio
Satz: Franziska Stolz, Hogrefe Verlag GmbH & Co. KG, Göttingen
Druck: mediaprint solutions GmbH, Paderborn
Printed in Germany
Auf säurefreiem Papier gedruckt

1. Auflage 2024

(E-Book-ISBN [PDF] 978-3-8409-3182-6; E-Book-ISBN [EPUB] 978-3-8444-3182-7)
ISBN 978-3-8017-3182-3
https://doi.org/10.1026/03182-000

Inhaltsverzeichnis

Vorwort

Liebe Leserin, lieber Leser,

das Thema „Orthorexie“ gewinnt in der breiten Öffentlichkeit zunehmend an Bekanntheit, während es in Fachkreisen eher zurückhaltend rezipiert wird oder gar nicht bekannt ist. Kaum eine Illustrierte, in der nicht schon über „Orthorexie“ berichtet worden wäre. Aber was kann die Fachwelt dazu sagen? Und, kann gesunde Ernährung denn überhaupt ein Problem oder gar eine Störung sein?

Das vorliegende Buch stellt die erste umfassende deutschsprachige Publikation zu diesem Thema dar und versucht, das orthorektische Ernährungsverhalten oder vielleicht sogar das Störungsbild der Orthorexie, sachlich und unter Berücksichtigung empirischer Befunde (die leider nicht immer einheitlich sind) zu beleuchten. Es ist das Ergebnis einer 15-jährigen Forschungsarbeit unserer Arbeitsgruppe an der Heinrich-Heine-Universität in Düsseldorf. Begonnen hat es damit, dass ich einen Anruf einer Journalistin erhielt, die mich zum Thema „Orthorexie“ interviewen wollte. Das muss im Jahr 2006 gewesen sein. Mir war der Begriff bis dahin nicht geläufig und ich bat meinen damaligen Mitarbeiter, Dr. Christoph Usbeck, der damals schon ein ausgewiesener Experte für Essstörungen war, an meiner Stelle das Interview zu übernehmen. Das hat er gern getan, obwohl er bis dato mit dem Begriff „Orthorexie“ ebenfalls nichts anzufangen wusste. Aber er hat sich fleißig und gewissenhaft informiert, das Interview geführt und mir dann über Orthorexie berichtet. Und was er berichtete, war so spannend, dass ich mich näher mit diesem Phänomen beschäftigen wollte. Er hatte damals schon auf die schwierige Abgrenzung der Orthorexie zur Anorexie hingewiesen, was erst später durch empirische Forschung substantiiert werden konnte. Das war die Geburtsstunde unserer Forschung zur Orthorexie.

Wir begannen bald darauf, im Jahr 2007, mit der Entwicklung eines Fragebogens zur Messung der Orthorexie, aus dem dann später die Düsseldorfer Orthorexie Skala hervorging. Hierbei hat sich besonders Frau Anja Kanzler, jetzt eine der Leitenden Psychologinnen unseres weiterbildenden Studiengangs und der Ausbildungsambulanz, hervorgetan, die eine erste sehr gründliche und umfangreiche Evaluation dieses Fragebogens im Rahmen ihrer Diplomarbeit vorgenommen hat. Einen wirklich bedeutenden Schub hat unsere Beschäftigung mit der Orthorexie dadurch erfahren, dass Friederike Barthels zu unserer Arbeitsgruppe gestoßen ist und dieses Thema federführend für ihre Promotion und darüber hinaus sorgfältig und mit viel Herzblut betreut hat. Ihre herausragende Expertise im Bereich der Orthorexie kommt auch dadurch zum Ausdruck, dass sie 2016 in die international besetzte Orthorexia Nervosa Task Force berufen wurde und seitdem an vorderster Front der Erforschung dieses Phänomens steht.

Mit diesem Buch dokumentieren wir den aktuellen Forschungsstand zum Thema „Orthorexie". Der mag manchmal ernüchternd, manchmal verwirrend, manchmal überraschend, aber immer spannend sein – wie Forschung eben ist. Nach einer kurzen Einführung zu der Frage, was gesunde Ernährung überhaupt ist, werden wir das Phänomen der Orthorexie und des orthorektischen Ernährungsverhaltens beschreiben und anhand von Fallbespielen vorstellen, um dann über die Diagnostik und Epidemiologie dieses Phänomens zu berichten. Ein großer und zentraler Teil des Buches beschäftigt sich mit der Frage, welche Korrelate und Einflussfaktoren mit orthorektischem Ernährungsverhalten assoziiert sind und wie die Orthorexie, falls sie denn überhaupt als ein eigenes Störungsbild angesehen werden kann, in den Kanon der psychischen Störungen eingeordnet werden kann. Wir stellen ein ätiologisches Störungsmodell vor und schließen mit Vorschlägen für die Behandlung des orthorektischen Ernährungsverhaltens, einem Bereich, zu dem es bislang so gut wie keine Empfehlungen gibt. Und damit hoffen wir, allen Interessierten aus der Psychologie, Medizin und den Ernährungswissenschaften, die sich fachlich mit diesem Thema auseinandersetzen, ein interessantes, aufschluss- und hilfreiches Werk vorgelegt zu haben.

Gedankt sei an dieser Stelle nochmals Dr. Christoph Usbeck, der den initialen Zündfunken für dieses Buch legte, Anja Kanzler für ihre wertvolle Hilfe bei der Entwicklung der ersten Version der Düsseldorfer Orthorexie Skala, Dr. Friederike Barthels für die hervorragende Mitarbeit an diesem Buch und ihre engagierte Beschäftigung mit dem Thema „Orthorexie", Luca Hertrampf, Annika Niepold und Juliette Wernicke für ihre Mithilfe am Literaturverzeichnis, Frau Susanne Weidinger vom Hogrefe Verlag für ihr Interesse an diesem Buch und die stets hilfreiche und freundliche Zusammenarbeit und zuletzt natürlich meiner Frau Ulrike für ihre Geduld und Nachsicht mit mir, wenn ich am Wochenende wieder Stunden am Schreibtisch verbracht habe.

Düsseldorf, im Juli 2023 *Reinhard Pietrowsky*

1 Einführung

Reinhard Pietrowsky

Das vorliegende Buch thematisiert orthorektisches Essverhalten, auch Orthorexie genannt. Orthorektisches Essverhalten beschreibt eine an subjektiven Kriterien orientierte gesunde Ernährungsweise, die sich an individuellen Ernährungsregeln orientiert. Eine gesunde Ernährung ist grundsätzlich natürlich gut und empfehlenswert, beim orthorektischen Essverhalten sind die betroffenen Personen jedoch so stark auf eine gesunde Ernährung fokussiert, dass es zu einseitiger Ernährung oder gar Mangelernährung kommen kann und psychosoziale Probleme auftreten können. Der Übergang von gesunder Ernährung zu orthorektischem Essverhalten ist fließend, sodass zuerst beschrieben werden soll, was gesunde Ernährung eigentlich ausmacht, um dann leichter eine problematische oder ungesunde Ernährung davon abgrenzen zu können.

1.1 Gesunde Ernährung – Was ist das überhaupt?

Auf den ersten Blick erscheint es einfach, gesunde Ernährung zu definieren. Eine gesunde Ernährung ist eine solche, die möglichen ernährungsbedingten Krankheiten vorbeugt, ausgewogen und vielseitig ist sowie eine optimale Versorgung des Körpers mit wichtigen Nahrungsbestandteilen gewährt. Dies ist auch grundsätzlich richtig, jedoch divergieren häufig die Auffassungen und wissenschaftlichen Erkenntnisse in Bezug auf eine ausgewogene, vielseitige und gesund erhaltende Ernährung. Das hat verschiedene Ursachen, so etwa veränderte wissenschaftliche Erkenntnisse über gesunde bzw. ungesunde Lebensmittel, vor allem aber auch wechselnde Ernährungsformen im Lauf der Zeit und kulturelle Unterschiede im Ernährungsverhalten. Im Folgenden wollen wir uns daher näher anschauen, wie gesunde Ernährung definiert werden kann.

1.1.1 Definitionen gesunder Ernährung

Die in Deutschland wichtigste und allgemeinste Definition gesunder Ernährung stammt von der Deutschen Gesellschaft für Ernährung (DGE). Diese Definition, zusammengefasst in den „10 Regeln der DGE“, gilt generell für den mitteleuropäischen Kulturkreis. Die 10 Regeln gesunder Ernährung der DGE beruhen auf aktuellen wissenschaftlichen Erkenntnissen (DGE, 2017).

Die 10 Regeln gesunder Ernährung der DGE

1. *Lebensmittelvielfalt genießen:* Nutzen Sie die Lebensmittelvielfalt und essen Sie abwechslungsreich. Wählen Sie überwiegend pflanzliche Lebensmittel.
2. *Gemüse und Obst – Nimm „5 am Tag“:* Genießen Sie mindestens 3 Portionen Gemüse und 2 Portionen Obst am Tag. Zur bunten Auswahl gehören auch Hülsenfrüchte wie Linsen, Kichererbsen und Bohnen sowie (ungesalzene) Nüsse.
3. *Vollkorn wählen:* Bei Getreideprodukten wie Brot, Nudeln, Reis und Mehl ist die Vollkornvariante die beste Wahl für Ihre Gesundheit.
4. *Mit tierischen Lebensmitteln die Auswahl ergänzen:* Essen Sie Milch und Milchprodukte wie Joghurt und Käse täglich, Fisch ein- bis zweimal pro Woche. Wenn Sie Fleisch essen, dann nicht mehr als 300 bis 600 g pro Woche.
5. *Gesundheitsfördernde Fette nutzen:* Bevorzugen Sie pflanzliche Öle wie beispielsweise Rapsöl und daraus hergestellte Streichfette. Vermeiden Sie versteckte Fette. Fett steckt oft „unsichtbar“ in verarbeiteten Lebensmitteln wie Wurst, Gebäck, Süßwaren, Fast-Food und Fertigprodukten.
6. *Zucker und Salz einsparen:* Mit Zucker gesüßte Lebensmittel und Getränke sind nicht empfehlenswert. Vermeiden Sie diese möglichst und setzen Sie Zucker sparsam ein. Sparen Sie Salz und reduzieren Sie den Anteil salzreicher Lebensmittel. Würzen Sie kreativ mit Kräutern und Gewürzen.
7. *Am besten Wasser trinken:* Trinken Sie rund 1,5 Liter jeden Tag. Am besten Wasser oder andere kalorienfreie Getränke wie ungesüßten Tee. Zuckergesüßte und alkoholische Getränke sind nicht empfehlenswert.
8. *Schonend zubereiten:* Garen Sie Lebensmittel so lange wie nötig und so kurz wie möglich, mit wenig Wasser und wenig Fett. Vermeiden Sie beim Braten, Grillen, Backen und Frittieren das Verbrennen von Lebensmitteln.
9. *Achtsam essen und genießen:* Gönnen Sie sich eine Pause für Ihre Mahlzeiten und lassen Sie sich Zeit beim Essen.
10. *Auf das Gewicht achten und in Bewegung bleiben:* Vollwertige Ernährung und körperliche Aktivität gehören zusammen. Dabei ist nicht nur regelmäßiger Sport hilfreich, sondern auch ein aktiver Alltag, in dem Sie z. B. öfter zu Fuß gehen oder Fahrrad fahren.

Quelle: Deutsche Gesellschaft für Ernährung e.V., Bonn. Stand 2017.

Auffallend an diesen Regeln der DGE ist, dass sie keine Empfehlungen enthalten, bestimmte Nahrungsmittel ganz zu vermeiden. Dies verweist darauf, dass eine gesunde Ernährung durch Vielseitigkeit und Ausgewogenheit gekennzeichnet ist und es keine „verbotenen" Nahrungsmittel gibt. Denn Nahrungsmittel sind nicht per se gesund oder ungesund, es ist stets eine Frage der Menge der konsumierten Nahrungsmittel, die darüber entscheidet, ob sie gesund oder ungesund wirken können. Somit kann nur die Gesamtheit der über einen (längeren) Zeitraum konsumierten Nahrungsmittel gesund oder ungesund sein. Bei den 10 Regeln der DGE ist ebenfalls auffallend, dass die letzten drei Regeln sich nicht auf Nahrungsmittel, sondern auf die Nahrungszubereitung bzw. den Akt der Nahrungsaufnahme und Bewegung beziehen. Somit wird indiziert, dass gesunde Ernährung mehr ist als nur die Auswahl der Nahrungsmittel. Sie ist eingebettet in weitere, mit der Ernährung verbundene Verhaltensweisen.

Im Einzelnen besagen die wissenschaftlich fundierten Empfehlungen der DGE für gesunde Ernährung, dass die Nahrung möglichst vielseitig sein soll, d.h., eine vielseitige und abwechslungsreiche Ernährung ist per se bereits gesund, weil damit der Mangel bestimmter essenzieller Nahrungsbestandteile (z.B. Mineralien, Vitamine) und ein einseitiges Überangebot bestimmter Makrobestandteile (Kohlenhydrate, Fette, Proteine) verhindert wird. Eine vielseitige Ernährung erfordert daher in den allermeisten Fällen (außer es liegen spezifische medizinische Krankheitsfaktoren vor) auch keine zusätzliche Aufnahme von Vitaminen oder anderen Nahrungsergänzungsmitteln (Bundesinstitut für Risikobewertung, 2012). Diese vielseitige Ernährung sollte vor allem aus Obst und Gemüse bestehen, weil diese viele Vitamine und Mineralien enthalten, die als Schutz dienen vor freien Radikalen, die Krebserkrankungen begünstigen können (Pietrowsky, 2019). Allerdings ist diese Annahme umstritten und konnte wissenschaftlich bislang nicht eindeutig belegt werden. Gemüse und vor allem Hülsenfrüchte enthalten viele Ballaststoffe, die für die Darmflora und damit auch zum Schutz vor Darmkrebs wichtig sind und zudem einen hohen Sättigungsgrad bei geringer Kaloriendichte aufweisen (Deutsches Ärzteblatt, 2017). Um den Vitamingehalt des Gemüses möglichst gut zu erhalten, sollte dieses so schonend wie möglich zubereitet werden.

Kohlenhydrate, etwa in Form von Reis, Kartoffeln oder Nudeln werden empfohlen, jedoch sollten diese nach Möglichkeit aus Vollkornprodukten stammen. Vollkornprodukte enthalten neben Kohlenhydraten (überwiegend in Form von Stärke) als Energielieferanten auch noch einen höheren Anteil an Mineralien und Vitaminen, was zum einen die Energiedichte dieser Nahrungsmittel senkt und zum anderen zu einer zusätzlichen Zufuhr eben dieser essenziellen Nahrungsbestandteile führt. Wie die Aufnahme von Kohlenhydraten können auch tierische Produkte Bestandteil einer ausgewogenen Ernährung sein. Diese liefern ebenfalls notwendige Vitamine und Mineralien (z.B. Kalzium in Milchprodukten und Eisen in Fleisch); jedoch sollte der Verzehr von Fleisch und Fleischprodukten reduziert sein, da Fleisch und Fleischprodukte einen hohen Anteil an tierischen Fetten aufweisen, die zu erhöhten Cholesterinspiegeln und damit zur Atherosklerose und letztlich zu Herz-Kreislauf-Erkrankungen führen können (Pietrowsky, 2019). Es wird ausdrücklich nicht auf den Verzicht von sogenanntem „rotem“ Fleisch verwiesen, da eine stärkere Gesundheitsgefährdung durch rotes Fleisch im Gegensatz zu „weißem“ Fleisch wissenschaftlich nicht belegt ist, wenngleich dieses Thema sehr umstritten ist (Johnston et al., 2019; Smollich, 2019). Da Fette vom Körper für die Bildung vieler körpereigener Stoffe benötigt werden, sind sie unverzichtbar für eine gesunde Ernährung. Die Fettzufuhr sollte jedoch überwiegend durch pflanzliche Fette (Öle) erfolgen, die einen höheren Anteil ungesättigter Fettsäuren enthalten, welche ein geringeres Risiko für die Entwicklung einer Atherosklerose haben (Pietrowsky, 2019).

Die Zufuhr von Zucker sollte reduziert werden, weil Zucker (vor allem Industriezucker) einen reinen Energielieferanten ohne zusätzlichen ernährungsbezogenen Nutzen darstellt. In großen Mengen konsumiert kann er daher zu Übergewicht und langfristig zu Diabetes mellitus Typ 2 oder dem Metabolischen Syndrom führen, welches mit massiven gesundheitlichen Beeinträchtigungen verbunden ist. Zucker wird häufig auch nicht nur in reiner Form aufgenommen, sondern findet sich in vielen Nahrungsmitteln, wie z. B. Süßwaren, Fertiggerichten und gesüßten Getränken. Die Aufnahme von Kochsalz ist für den Körper essenziell; die Salzzufuhr ist aber in westlichen Ländern oft deutlich zu hoch, weil viele Nahrungsmittel, vor allem Fertiggerichte und Wurst, einen hohen Salzgehalt aufweisen. Eine zu hohe Salzzufuhr kann die Entstehung von Bluthochdruck begünstigen, allerdings ist dies vor allem bei den Menschen von Relevanz, die eine hohe Salzsensitivität aufweisen, die oft genetisch bedingt ist (Sanders, 2009).

Zu einer gesunden Ernährung gehört ebenfalls die ausreichende Zufuhr von Flüssigkeit, am besten in Form von Wasser. Hier kursieren in der Gesellschaft oft falsche Vorstellungen über zu hohe Mengen an Flüssigkeit, die täglich aufgenommen werden soll. Die Aufnahme von etwa 1,5 Liter Wasser pro Tag kann bei gesunden Menschen als ausreichend angesehen werden. Ein erhöhter Flüssigkeitsbedarf besteht selbstverständlich, wenn viel geschwitzt wird, etwa an heißen Tagen oder durch körperliche Tätigkeit. Ein Mangel an Wasser macht sich durch ein Durstgefühl bemerkbar, sodass bei gesunden Menschen nicht prophylaktisch ständig Flüssigkeit zugeführt werden muss. Dies gilt jedoch nicht für ältere Menschen, bei denen häufig eine Störung des Durstgefühls vorliegt. Leitungswasser ist zu empfehlen, weil es wie Mineralwasser auch über ausreichend Mineralien verfügt sowie streng und regelmäßig auf Verunreinigungen kontrolliert wird.

Da die Ausbildung eines Sättigungsgefühls schon mit Beginn der Nahrungsaufnahme einsetzt, sollte langsam und achtsam gegessen werden. Somit ist das Sättigungsgefühl oft schon erreicht, wenn geringere Nahrungsmengen verzehrt werden, und es kann ein Überessen vermieden werden (Pietrowsky, 2022). Langsames und achtsames Essen fördert darüber hinaus den sensorischen Genuss der Nahrung und trägt damit auch dazu bei, insgesamt kleinere Nahrungsmengen zu verzehren (Ohkuma et al., 2015).

Übergewicht ist letztlich Folge einer positiven Energiebilanz, also wenn mehr Kalorien zugeführt als verbrannt werden. Zur Vermeidung von Übergewicht ist es daher nicht nur angeraten, durch eine entsprechende Ernährung die Energiezufuhr zu reduzieren, sondern auch durch körperliche Aktivität die Energieverbrennung zu fördern. Im Sinne einer gesunden Ernährung begünstigt körperliche Betätigung neben der Erhöhung des Stoffwechsels auch die Reduktion freier Fettsäuren im Blut, was wiederum vor Atherosklerose schützt. Auch erhöht körperliche Aktivität die Insulinsensitivität, was Diabetes mellitus Typ 2 und dem Metabolischen Syndrom vorbeugen kann (Pietrowsky, 2019). Mit anderen Worten: Durch körperliche Betätigung können bestimmte ungünstige Effekte der Ernährung abgepuffert werden. Zulängliche und regelmäßige körperliche Bewegung „erlaubt" damit auch, weniger streng und rigide auf die Ernährung zu achten.

Fazit

Zusammenfassend kann also festgehalten werden, dass eine gesunde Ernährung dadurch gekennzeichnet ist, dass sie ausgewogen und vielseitig ist, einen hohen Anteil an Gemüse und Obst und ggf. einen geringen Anteil an Fleisch enthält, keine Nahrungsmittel grundsätzlich vermieden werden und der Konsum von Zucker, Fett und Salz reduziert ist. Kohlenhydrate sollen vorrangig in Form von Vollkornprodukten zu sich genommen werden, und die Zubereitung von Nahrungsmitteln sollte möglichst schonend erfolgen. Generell trägt auch der Verzicht auf Fertigprodukte wegen der in ihnen oft enthaltenen hohen Mengen von Zucker, Fett oder Salz zu einer gesunden Ernährung bei. Eine gesunde Ernährung kann ebenso durch vegetarische oder vegane Kost erreicht werden; in diesen Fällen sollten gegebenenfalls Vitamine (z. B. B12) und Mineralien in Form von Nahrungsergänzungsmitteln zusätzlich aufgenommen werden.

Die genannten Ernährungsempfehlungen beziehen sich auf den deutschsprachigen Raum. In anderen Ländern und Kulturen herrschen zum Teil andere Empfehlungen für gesunde Ernährung, was auf die Relativität der Ernährungsempfehlungen bzw. deren Abhängigkeit von den in unterschiedlichen Kulturen vorherrschenden Ernährungsgewohnheiten hinweist. Beispielsweise enthalten die Ernährungsempfehlungen in den USA wie die der DGE den Verzehr von Früchten, Variation bei der Aufnahme von Gemüse und Proteinen, Getreide zur Hälfte als Vollwertgetreide zu konsumieren und fettarme oder fettfreie Molkereiprodukte oder entsprechende sojabasierte Produkte zu sich zu nehmen. Ferner sollte der Konsum von Lebensmitteln und Getränken mit hohem Zuckeranteil, gesättigten Fettsäuren, Natrium und Alkohol reduziert sein (Food and Agriculture Organization of the United Nations [FAO], 2020). Im Nachbarland Kanada wird hingegen darauf hingewiesen, dass gesunde Ernährung mehr ist als nur die Nahrungsmittel, die verzehrt werden. Gesunde Ernährung umfasse auch, wo, wann, warum und wie gegessen würde. Im Einzelnen beinhalten die kanadischen Ernährungsempfehlungen etwa, dass man sich beim Essen Zeit nehmen sollte, dass man darauf achten sollte, wann man hungrig und wann man satt ist, dass man öfter selbst kochen solle und planen sollte, was man isst. Auch können kulturelle Ernährungstraditionen Teil einer gesunden Ernährung sein. Zu gesunder Ernährung gehöre auch, dass man mit anderen esse. Darüber hinaus enthalten die kanadischen Empfehlungen die bereits bekannten, auf die Nahrungsmittel selbst bezogenen Empfehlungen, abwechslungsreich zu essen, eher pflanzliche als tierische Proteine zu konsumieren, auf gesättigte Fette zu verzichten, den Konsum verarbeiteter Lebensmittel zu reduzieren, ungesüßte Getränke zu trinken etc. (FAO, 2019a).

Die in den deutschen, US-amerikanischen und kanadischen Empfehlungen zu gesunder Ernährung enthaltenen Ratschläge finden sich in nahezu allen Ernährungsempfehlungen der Länder, in denen solche vorliegen. Darüber hinaus gibt es noch zahlreiche kulturspezifische Besonderheiten in den Ernährungsempfehlungen einiger Länder wie etwa in Japan, wo ein gesunder Essrhythmus empfohlen wird und die Nahrungsaufnahme immer zu bestimmten festgelegten Zeiten erfolgen soll. Ebenso sehen sie vor, dass die Mahlzeiten ausgewogen aus Grundnahrungsmitteln, Hauptspeise und Beilagen bestehen sollten und dass die tägliche Nahrungsaufnahme protokolliert werden soll (FAO, 2010). In Indien gibt es spezielle Empfehlungen für die Ernährung von Schwangeren, Stillenden, Säuglingen, Kleinkindern und Senioren, ebenso wie die Empfehlung, nur saubere Nahrungsmittel (zur Vermeidung von Infektionen) zu konsumieren (FAO, 2011). In Mexiko wird empfohlen, beim Frühstück, Mittag- und Abendessen Obst und Gemüse, Getreide und tierische Produkte zu verzehren (FAO, 2015a). Im Iran (FAO, 2015b) wird empfohlen, Molkereiprodukte täglich zu konsumieren, und dass Fleisch (bevorzugt Hühnchen und Fisch) Bestandteil der Ernährung sein sollte. Für die als besonders gesund angesehene mediterrane Kost beinhalten die Empfehlungen in Griechenland die Vermeidung von rotem und verarbeitetem Fleisch, den häufigen Verzehr von Fisch (insbesondere kleinen, fetthaltigen Fischen) sowie Meeresfrüchten und von Olivenöl als hauptsächlichem Fett (FAO, 2014). Die Ernährungsempfehlungen von Italien, ebenfalls ein Land mit traditioneller mediterraner Küche, beinhalten hingegen keine so spezifischen Empfehlungen für einzelne Lebensmittel wie die von Griechenland, doch es wird vor Diäten und Nahrungsergänzungsmitteln gewarnt (FAO, 2019b).

Wie zu sehen ist, setzen die länderspezifischen Ernährungsempfehlungen unterschiedliche Schwerpunkte, geben zum Teil wenig spezifische Empfehlungen für bestimmte Nahrungsmittel (z. B. Italien) oder betonen die Art und Weise der Nahrungsaufnahme (z. B. Kanada oder Japan). Obwohl eine unüberschaubare Anzahl wissenschaftlicher Publikation zum Thema „gesunde Ernährung" vorliegt, lassen sich daraus nur wenige widerspruchsfreie Empfehlungen ableiten. Da erscheint es nicht verwunderlich, wenn es für die meisten Konsumenten extrem schwer ist, sich objektiv zu informieren, was eine gesunde Ernährung ausmacht. Somit kann festgehalten werden, dass Empfehlungen für gesunde Ernährung kulturabhängig sind und es schwer ist, von „gesunder Ernährung“ im Allgemeinen zu sprechen. Der kleinste gemeinsame Nenner gesunder Ernährung ist sicherlich eine vielfältige und ausgewogene Ernährung mit einem hohen Anteil an Gemüse und Vollkornprodukten und reduziertem Zucker- und Fettkonsum.

Es ist unbestritten, dass gegenwärtig ein sehr deutlich ausgeprägtes Bewusstsein und großes Interesse für gesunde Ernährung in großen Teilen der Bevölkerung besteht. Hierfür kommen unter anderem folgende drei Gründe in Betracht:

1. Zahlreiche Lebensmittelskandale in den letzten Jahrzehnten mit zum Teil extrem gesundheitsgefährdenden oder ekelerregenden Praktiken der industriellen Herstellung von Lebensmitteln haben zu Recht eine erhöhte Sensibilität für Nahrungsmittel und für gesunde Ernährung geschaffen.
2. Die starke mediale Propagierung eines gesunden Ernährungsstils als Indikator der Selbstidentität und der Selbstoptimierung, was letztlich wohl zu immer weiteren neuen und noch spezifischeren Diäten und Ernährungsregeln führen kann.
3. Die immense und dauerhafte Verbreitung von (wissenschaftlichen) Ernährungsempfehlungen, die häufig nach kurzer Zeit widerlegt sind und somit die Volatilität und das Fehlen von Verlässlichkeit in diesem Bereich aufzeigen. Dies kann dazu führen, dass die Menschen immer weniger den (angeblich) wissenschaftlich erprobten Ernährungsempfehlungen vertrauen und ihre eigenen Ernährungsregeln aufstellen.

Aufgrund dieser Faktoren ist es möglich, dass aus dem verständlichen Interesse an gesunder Ernährung eine Verunsicherung und Desorientierung darüber entsteht, wie gesunde Ernährung dann im Einzelfall konkret umgesetzt werden kann. Diese Verunsicherung kann dazu beitragen, dass selektiv bestimmte Ernährungsregeln ausgewählt oder verschärft werden, was die Grundlage für die Entwicklung einer Orthorexie darstellen kann.

1.1.2 Brain Food, Super Food und Nahrungsergänzungsmittel

Bestimmten Nahrungsmitteln bzw. Nahrungsbestandteilen wird eine besondere und spezifische Funktion für die körperliche oder geistige Gesundheit zugeschrieben. Dabei spricht man von „Brain Food“ oder „Super Food“. Die Einnahme dieser Stoffe erfolgt dann üblicherweise nicht im Rahmen einer bestimmten Diät, sondern selektiv und zusätzlich. Diese Nahrungsbestandteile können in natürlicher Form mit natürlichen Nahrungsmitteln (z. B. Obst, Nüsse) aufgenommen werden, häufig werden sie aber auch synthetisiert in Form von Vitaminen oder Mineralien als Nahrungsergänzungsmittel zusätzlich zugeführt (O’Connor et al., 2022).

Studien aus den USA zeigen, dass 52 % der erwachsenen Bevölkerung mindestens ein Nahrungsergänzungsmittel einnehmen (O'Connor et al., 2022).

Brain Food. Unter „Brain Food" versteht man Nährstoffe, Vitamine und Spurenelemente, die spezifische Wirkungen auf das Gehirn und damit auf seine Leistung, etwa für das Lernen, das Gedächtnis oder die Aufmerksamkeit haben sollen („essen Sie sich schlau"). Es ist unbestritten, dass bestimmte Nahrungsbestandteile wie z.B. Vitamin B9 (Folsäure), Vitamin B12, Vitamin D und Zink eine förderliche Wirkung auf das Gehirn haben, vor allem im Hinblick auf die Gehirnentwicklung und -funktion bei Kindern und älteren Personen (z.B. Bourre, 2006). Allerdings sind die darüber hinaus noch angenommenen Effekte auf spezifische kognitive Leistungsverbesserungen im Vergleich zu der Wirkung anderer Einflüsse auf die Funktion des Gehirns relativ gering. Der aufgrund der Notwendigkeit für die Gehirnfunktion gezogene Schluss, diese Nahrungsbestandteile zusätzlich zu einer ausgewogenen Kost bei gesunden Erwachsenen separat als Nahrungsergänzungsmittel zuzuführen, ist hingegen problematisch, weil dies zu einseitiger Ernährung oder gesundheitlichen Schäden führen kann (O'Connor et al., 2022). Zudem hat sich gezeigt, dass eine Steigerung kognitiver Leistungen durch bestimmte Nahrungsbestandteile nur dann nachzuweisen war, wenn zuvor eine Unterversorgung hinsichtlich dieser Nahrungsbestandteile vorgelegen hatte (Avgerinos, Spyrou, Bougioukas & Kapogiannis, 2018; Protzko, 2017).

Super Food. Der Begriff „Super Food" wird seit einigen Jahren auch vermehrt gebraucht und meint solche Nahrungsmittel, die einen sehr hohen Gehalt an Vitaminen, Mineralstoffen oder bestimmten Pflanzenstoffen aufweisen. Damit bezeichnete man ursprünglich nicht in Mitteleuropa heimische Pflanzen oder Pflanzenextrakte, zunehmend aber auch heimisches Obst, Gemüse oder daraus gewonnene Produkte (Niedersächsisches Landesamt für Verbraucherschutz und Lebensmittelsicherheit, 2022). Typisches Super Food sind Chiasamen, Gojibeeren, Meerrettichbaum, Acai-Beeren, Heidelbeeren, Brokkoli, Grünkohl, Algen, Ingwer, Kurkuma oder Ginseng; letztlich alles Pflanzen, die traditionell der Ernährung dienen. Vor allem exotisches Super Food soll aufgrund der enthaltenen Vitamine, Mineralien und Antioxidantien besonders gesundheitsfördernd sein. Diese sind jedoch auch in anderen (heimischen) Pflanzen enthalten und Super Food weist keinen gesundheitlichen Mehrwert gegenüber heimischem Obst und Gemüse sowie heimischen Beeren auf (Öffentliches Gesundheitsportal Österreichs, 2020). Die Bezeichnung „Super Food" entspricht, ähnlich wie die Bezeichnung „Brain Food", eher Marketingabsichten und dem Zeitgeist der Gegenwart, als ernährungsphysiologisch begründet zu sein, da diese Nahrungsmittel im Rahmen einer ausgewogenen und traditionellen Ernährung teilweise ohnehin konsumiert werden.

Nahrungsergänzungsmittel. Nahrungsergänzungsmittel sind Substanzen, in der Regel Vitamine, Aminosäuren oder Spurenelemente, die als Pulver, Tabletten oder in flüssiger Form zu sich genommen werden, um ein tatsächliches oder vermeintliches Defizit dieser Stoffe durch die gewöhnliche Ernährung auszugleichen. In bestimmten Fällen ist die Einnahme von Nahrungsergänzungsmitteln medizinisch und physiologisch sinnvoll oder gar lebensnotwendig, wie etwa die Einnahme von Vitamin B9 (Folsäure) in der Schwangerschaft oder die Einnahme von Vitamin B12 bei veganer Ernährung. Aktuelle Studien und Metaanalysen zeigen allerdings, dass der gesundheitliche Nutzen von Nahrungsergänzungsmitteln bei gesunden Menschen sehr gering bis gar nicht vorhanden ist, wohingegen es ein erhöhtes Risiko für verschiedene schwerwiegende Erkrankungen bei Überdosierung dieser Nahrungsergänzungsmittel gibt (O'Connor et al., 2022). Der enorme Konsum von Nahrungsergänzungsmitteln in der westlichen Welt legt nahe, dass weitaus mehr Menschen diese regelmäßig zu sich nehmen, als sie es aus medizinischen Gründen tun müssten (O'Connor et al., 2022). Die zwiespältige Rolle der Nahrungsergänzungsmittel – einerseits als ernährungsphysiologisch notwendiges Surrogat und andererseits als unnötiges und teilweise gesundheitsschädliches Supplement – spiegelt sich auch in der Haltung zu Nahrungsergänzungsmitteln bei ernährungsbewussten Menschen wider. Hier finden sich einerseits Personen, die bewusst Nahrungsergänzungsmittel zu sich nehmen, um tatsächliche oder vermeintliche Defizite in ihrer Ernährung auszugleichen, und andererseits Personen, die explizit darauf verzichten, weil solche Präparate keine natürliche (und damit gesunde) Ernährung darstellen.

Fazit

Zusammenfassend lässt sich festhalten, dass „Brain Food", „Super Food" und entsprechende Mittel zur Nahrungsergänzung keine besonderen und notwendigen Nahrungsbestandteile im Rahmen einer gesunden und ausgewogenen Ernährung bei gesunden Personen darstellen. Problematisch ist vielmehr, dass diese Substanzen suggerieren, dass sie für eine gesunde Ernährung notwendig seien, was der Ausbildung eines orthorektischen Ernährungsverhaltens und dem erhöhten Konsum dieser Substanzen Vorschub leisten kann. Und schließlich verhindert diese kognitive Fixierung auf die vermeintlich gesundheitsfördernde Wirkung isolierter Nahrungsbestandteile, die Ernährung in ihrer Gesamtheit und physiologischen Bedingtheit zu sehen, als ein normales physiologisch gesteuertes oder „intuitives" Essen.

1.1.3 Abschließende Betrachtung

Gesunde Ernährung ist durch eine vielseitige, ausgewogene Ernährung mit einem hohen Anteil an Vollkornprodukten und Gemüse sowie einem geringen Anteil an tierischem Fett, Zucker und Salz gekennzeichnet. Bei gesunden Menschen tragen spezifische Ernährungsformen oder Diäten nicht zusätzlich zu einer gesunden Ernährung bei, abgesehen von einer eventuellen Gewichtsreduktion, wie sie auch durch ausgewogene Ernährung bzw. klassische Formen der Reduktionsdiät erreicht werden kann. Die Aufnahme spezifischer Nahrungsmittel (Brain Food, Super Food) hat ebenfalls keinen zusätzlichen gesundheitlichen Nutzen und ist eher einer Überbewertung der Ernährung im Sinne einer Selbstoptimierung und Identitätsbildung geschuldet. Nahrungsergänzungsmittel können in bestimmten Fällen medizinisch und ernährungsphysiologisch sinnvoll und notwendig sein.

1.2 „Normales" Ernährungsverhalten aus psychologischer Sicht

Wie wir gesehen haben, entspricht eine ausgewogene und vielfältige, also eine „normale" und nicht spezifische Form der Ernährung für gesunde Menschen einer physiologisch gesunden Ernährungsweise. Neben diätetischen Faktoren wird das Ernährungsverhalten aber auch stark durch psychologische Faktoren bestimmt. Was entspricht dann einem aus psychologischer Sicht gesunden Ernährungsverhalten?

Psychologische Faktoren können über *motivational-emotionale* Mechanismen (z. B. Appetenz der Nahrung, Belohnungswert der Nahrung), *kognitive* Mechanismen (z. B. kognitive Kontrolle der Nahrungsaufnahme, kognitive Fixierung auf Essen) und *psychosoziale* Faktoren (z. B. veränderte Ernährung beim Essen in Gesellschaft, sozialer Status der Ernährungsweise, Selbstwerterhöhung durch Ernährungsverhalten) auf das Ernährungsverhalten Einfluss nehmen. Grob gesagt, ist ein psychologisch normales Ernährungsverhalten somit eines, welches sich am Anreizwert der Nahrung in Interaktion mit dem Hungerzustand orientiert, das durch eine geringe kognitive Kontrolle der Nahrungsaufnahme gekennzeichnet ist und das nur in nachgeordneter und sozial allgemein akzeptierter Weise der Erfüllung psychosozialer Bedürfnisse dient. Im Folgenden werden wir näher auf diese Punkte eingehen, werden aber auch sehen, dass in vielen Fällen der Übergang zwischen psychologisch normalem und psychologisch auffälligem Essverhalten fließend sowie kulturellen Strömungen unterworfen ist.

Motivational-emotionale Mechanismen. Hinsichtlich motivational-emotionaler Mechanismen zeichnet sich normales Essverhalten dadurch aus, dass im hungrigen Zustand, in dem Nahrungsmittel eine höhere Appetenz haben, mehr gegessen wird als im gesättigten oder teilgesättigten Zustand. Insofern hat die Nahrungsaufnahme im hungrigen Zustand auch einen höheren Belohnungswert als im gesättigten Zustand, was sich physiologisch in einer Ausschüttung von Dopamin und einer Aktivierung des Belohnungssystems, insbesondere des Nucleus accumbens, zeigt (Simon & Friederich, 2022). Hunger geht einher mit einer bedürfnisspezifischen Aktivierung positiv-valenter Aspekte nahrungsspezifischer neuronaler Strukturen, dem Verlangen *(Wanting)* nach Nahrung. Wird diese erhalten, kommt es zur Wahrnehmung des hedonistischen Aspekts der Nahrungsaufnahme *(Liking),* die durch opioide Projektionen in frontalen Hirnregionen moduliert wird (Simon & Friederich, 2022). Auf Verhaltensebene entspricht das motivationale Wanting somit der Belohnungserwartung, dem *Craving* nach einem Nahrungsmittel, und das emotional-affektive Liking der erhaltenen Belohnung, also wie sehr das Nahrungsmittel gemocht wird. Ist das Liking größer als das Wanting, kommt es zu einer weiteren Aktivierung des dopaminergen Belohnungssystems (Simon & Friederich, 2022), wodurch ein belohnungsabhängiges Lernen gefördert wird und sich damit der Belohnungswert der Nahrung erhöht. Unter Sättigung geht die Aktivierung nahrungsspezifischer neuronaler Strukturen und des damit verbundenen Belohnungssystems zurück und kann in eine negativ-valente Bewertung umschlagen, d.h., Nahrungsmittel werden als aversiv empfunden (Pietrowsky, 2022). Ein Beispiel für ein nicht physiologisch gesteuertes Ernährungsverhalten unter Außerkraftsetzung motivationaler Mechanismen wäre etwa die Binge-Eating-Störung, bei der Nahrung in großen Mengen verzehrt wird, obwohl kein Hungergefühl (mehr) besteht (größeres Liking als Wanting). Zu den motivational-emotionalen Faktoren gehört auch, dass sich die Auswahl der Nahrungsmittel an individuellen Geschmacksvorlieben orientiert. Die geschmackliche Appetenz der Nahrung, die in gewissem Maße biografisch erworben ist, bestimmt, welche Nahrungsmittel konsumiert werden. Abweichend wäre hingegen ein Ernährungsverhalten, welches trotz eines biologischen Bedürfnisses nach bestimmten Nahrungsmitteln oder Nahrungsbestandteilen dieses Bedürfnis (Wanting) ignoriert und etwa aufgrund individueller Ernährungsregeln nur bestimmte Nahrungsmittel zulässt. Das gilt selbstverständlich nicht, wenn diese Ernährungsregeln medizinisch begründet sind oder zur notwendigen Gewichtsreduktion angewendet werden.

Kognitive Mechanismen. Kognitive Mechanismen spiegeln sich vorrangig in der kognitiven Kontrolle des Essverhaltens und der kognitiven Fixierung auf Nahrungsreize wider. Unter der kognitiven Kontrolle des Essverhaltens versteht man, dass entgegen biologischer oder motivationaler Prozesse Nahrungsmittel nicht verzehrt werden, obwohl ein biologischer Hunger besteht, weil diese Nahrungsmittel etwa als zu hochkalorisch eingeschätzt oder gar als subjektiv „verbotene" Nahrungsmittel angesehen werden, die grundsätzlich vermieden werden. Ein solches „gezügeltes" Essverhalten *(restrained eating)* wird als ein wichtiger Risikofaktor für die Entwicklung einer Bulimia nervosa und der Binge-Eating-Störung angesehen und kann zum Auftreten von Heißhungerattacken führen, in denen dann gerade diese sonst gemiedenen Nahrungsmittel im Übermaß verzehrt werden. Die Diet-Boundary-Theorie (Herman & Polivy, 1984) liefert eine Erklärung für die Entwicklung eines solchen gezügelten Essverhaltens. Kognitive Kontrolle des Essverhaltens zeigt sich auch sehr deutlich bei dem Störungsbild der Anorexia nervosa, bei dem bestimmte hochkalorische oder vermeintlich hochkalorische Nahrungsmittel vermieden werden. Normales Ernährungsverhalten ist also durch die Abwesenheit einer solchen Diätgrenze und der kognitiven Kontrolle des Essverhaltens gekennzeichnet und damit durch eine hohe Flexibilität im Ernährungsverhalten. Dadurch gibt es keine verbotenen Nahrungsmittel, und jedes Nahrungsmittel kann, in Abhängigkeit von individuellen Vorlieben, gegessen werden.

Eine kognitive Fixierung auf Nahrungsmittel impliziert, dass Personen eine erhöhte selektive Wahrnehmung für bzw. gedankliche Beschäftigung mit bestimmten Nahrungsmitteln haben. Bei einem physiologisch gesteuerten Essverhalten ist es selbstverständlich, dass unter Hunger (motivationaler Mechanismus) eine erhöhte Wahrnehmung und Reaktion auf Nahrungsreize besteht, diese bildet sich aber im gesättigten Zustand zurück. Bei der kognitiven Fixierung auf Nahrungsmittel ist dieser psychologische Prozess jedoch vom biologischen Bedürfnis entkoppelt, und es besteht permanent ein vermehrtes Denken an Nahrungsmittel, eine gedankliche Beschäftigung mit Nahrung und Nahrungszubereitung und eine erhöhte Aufmerksamkeit für Nahrungsreize (Kraft & Pietrowsky, 2001; Pietrowsky, von Wietersheim, Fehm & Born, 1995). Dieses Phänomen lässt sich bei allen Essstörungen, besonders aber bei der Anorexia nervosa, beobachten. Die gedankliche Beschäftigung mit der Ernährung kann sich ganz vom biologischen Bedürfnis zu essen und der Nahrungsaufnahme selbst ablösen und einen wesentlichen Teil des Denkens einnehmen, wie es etwa auch bei der Orthorexie der Fall ist. Ein aus psychologischer Sicht normales Ernährungsverhalten ist somit durch eine fluktuierende gedankliche Beschäftigung mit Ernährung gekennzeichnet, abhängig vom physiologischen Bedürfniszustand.

Psychosoziale Mechanismen. Hinsichtlich psychosozialer Mechanismen wird angenommen, dass die Art der Ernährung von sozialen und kulturellen Faktoren beeinflusst wird (Pietrowsky, 2022). Diese liegen einerseits in den jeweiligen kulturellen Gegebenheiten der Auswahl der Nahrungsmittel und der sozialen Bedeutung des Essens und der Ernährung. Sie liegen andererseits aber auch in bestimmten Merkmalen einer Subkultur, die soziale und psychologische Funktionen der Ernährung bestimmen. So bestimmen kulturelle Faktoren des Ernährungsverhaltens das Verbot bestimmter Nahrungsmittel (z. B. Rindfleisch im Hinduismus, Schweinefleisch im Islam). Zudem gibt es starke kulturelle Unterschiede im idealen Körperbild, sodass etwa Übergewicht oder eine – nach unseren Begriffen – adipöse Figur zu bestimmten Zeiten und in bestimmten Kulturen als ideal und erstrebenswert angesehen wurden und werden. Verbunden ist damit auch die Präsentation von Wohlstand und Gesundheit, während in anderen Kulturen Schlankheit als Indikator von Gesundheit und hohem sozioökonomischen Status gilt (z. B. Furnham & Baguma, 1994). Die soziale Funktion der Ernährung, in Form des gemeinschaftlichen Essens, ist in vielen Kulturen ein wichtiger normativer Faktor und reguliert neben sozialen Aspekten auch die Ernährungsgewohnheiten.

Subkulturelle Faktoren. Subkulturelle Faktoren der Ernährung sind vor allem für die Präsentation des sozialen Status und des Lebensstils in unserer Kultur von Bedeutung. So spielte die Art der Ernährung schon immer eine Rolle zur Demonstration von Standesunterschieden und hat sich gegenwärtig besonders als ein Vehikel etabliert, um den sozialen Status zu demonstrieren und zunehmend auch, um identitätsstiftend und selbstwerterhöhend zu wirken (Beckert-Zieglschmid, 2005; Hirschfelder, 2007). In unserer Kultur ist in den letzten Jahren eine deutliche Zunahme bestimmter Ernährungsweisen (z. B. vegetarisch, vegan) oder auch die Betonung vermeintlich kognitiver Effekte und Wirkungen der Ernährung auf die Selbstoptimierung zu beobachten. Dies soll durch die oben beschriebene Aufnahme spezifischer Nahrungsmittel („Brain Food“, „Super Food“, vgl. Kap. 1.1.2) erreicht werden, die über die Aktivierung bestimmter Stoffwechselprozesse neben einer körperlichen Gesundheit zu besseren kognitiven Leistungen wie Gedächtnis, Aufmerksamkeit und generellem Leistungsvermögen beitragen sollen. Es gibt jedoch kaum wissenschaftliche Belege für diese Annahmen (z. B. Protzko, 2017). Aus psychologischer Sicht ist bedeutsam, dass diese Art der Ernährung bzw. die Fixierung auf derartige hochspezifische und hochspekulative Funktionen von Nahrungsmitteln, das Bedürfnis nach Selbstoptimierung erfüllt und der Ausformung oder Stabilisierung der eigenen Identität dient (Pietrowsky & Barthels, 2016). Zusammenfassend kann festgehalten werden, dass psychosoziale Faktoren einen starken Einfluss auf die Art der Ernährung haben und sich die Ernährungsweise oft an Personen mit vergleichbarem sozialem Status oder vergleichbaren Einstellungen orientiert (Beckert-Zieglschmid, 2005). Somit können auch ungesunde Ernährungsweisen übernommen werden, insofern sie als „normal“ für die jeweilige Subgruppe gelten bzw. dem gegenwärtigen Lebensstil entsprechen.

Fazit

Normales Ernährungsverhalten aus psychologischer Sicht ist dadurch gekennzeichnet, dass es sich an biologischen Bedürfnissen orientiert, das Ernährungsverhalten flexibel und einer geringen kognitiven Kontrolle unterworfen ist und nur in nachgeordneter Weise psychosoziale Funktionen erfüllt. In neuerer Zeit hat die Ernährung in besonderem Maße eine Funktion für die Selbstidentifikation und Selbstoptimierung erhalten. Ein aus psychologischer Sicht normales Ernährungsverhalten kann daher auch ungesunde Ernährungsformen beinhalten, wenn dies aus psychosozialen Gründen für die Person oder ihre „Community“ als normal oder erstrebenswert gilt. Es ist daher auch nicht überraschend, wenn die aus solchen Empfehlungen resultierende Unsicherheit über die „optimale Ernährungsweise“ in Kombination mit den in diesem Kapitel genannten Faktoren dazu führen kann, dass Menschen eine Fixierung auf eine besonders gesunde Ernährungsweise ausbilden.

2 Definition und Begriffsbestimmung

Friederike Barthels und Reinhard Pietrowsky[1]

Orthorektisches Ernährungsverhalten ist definiert als eine Fixierung auf eine nach subjektiven Kriterien gesunde Ernährungsweise. Was unter Umständen recht harmlos mit einer leichten Anpassung des Essverhaltens in Richtung einer gesünderen Ernährungsweise beginnt, kann mit der Zeit zu stärkeren Einschränkungen führen. Dies kann insbesondere dann problematisch werden, wenn sich die individuelle Definition gesunder Ernährung immer weiter von dem entfernt, was allgemeinhin als eine gesunde, ausgewogene Ernährungsweise empfohlen wird, wie beispielsweise von der Deutschen Gesellschaft für Ernährung (DGE, 2017; vgl. Kap. 1.1). So können mit der Zeit körperliche Probleme, wie Mangel- oder Fehlernährung, aber auch psychische Beeinträchtigungen, wie beispielsweise soziale Isolation und Konzentrationsschwierigkeiten, auftreten.

Eine erste Definition orthorektischen Ernährungsverhaltens wurde 2019 von der Arbeitsgemeinschaft Orthorexia Nervosa Task Force vorgeschlagen (Cena et al., 2019). Diese hat sich im Jahr 2016 zusammengefunden, um die Forschung zur Orthorexie voranzutreiben und gemeinsam an der Begriffsbestimmung, der exakten Beschreibung des potenziellen Störungsbildes sowie an diagnostischen Kriterien zu arbeiten. Für den Übersichtsartikel von Cena et al. (2019) wurden alle bis Mitte 2018 erschienenen wissenschaftlichen Publikationen hinsichtlich der genutzten Definition orthorektischen Ernährungsverhaltens analysiert, um daraus den kleinsten gemeinsamen Nenner abzuleiten.

Die Orthorexia nervosa wird in der wissenschaftlichen Literatur demnach hauptsächlich mit drei bzw. vier englischen Begriffen näher beschrieben:

(1) *obsession,* was mit zwanghafter gedanklicher Fixierung übersetzt werden kann,

(2) *fixation,* was stereotypes Verhalten aufgrund der zwanghaften gedanklichen Beschäftigung meint, und

(3/4) *concern/preoccupation,* was als intensive Besorgnis verstanden werden kann.

---

1 Kapitel 2.1, 2.2 und 2.3 hat federführend Friederike Barthels verfasst. Kapitel 2.4 hat federführend Reinhard Pietrowsky verfasst.

Daraus lässt sich folgende Definition ableiten: Orthorektisches Ernährungsverhalten ist die sorgenvolle Beschäftigung mit gesunder Ernährung *(concern),* die dazu führt, dass die Gedanken der betroffenen Person von diesem Thema stark eingenommen sind *(preoccupation),* woraus eine persistierende gedankliche Beschäftigung mit dem eigenen Essverhalten *(obsession)* sowie stereotypes Verhalten *(fixation)* entstehen (Cena et al., 2019). Zudem wurden in den analysierten Publikationen die oben verwendeten Begriffe hinsichtlich der Quantität (u.a. übertrieben, extrem, zeitaufwändig) sowie der Qualität (u.a. ungesund, pathologisch zwanghaft) genauer definiert. Das angestrebte Essverhalten wurde mit Begriffen wie „gesund“, „rein“, „richtig“ und „sicher“ näher definiert. Teilweise beziehen sich diese Beschreibungen auf qualitative Aspekte der Lebensmittel, beispielsweise dass die Betroffenen nur Lebensmittel verzehren, die biologisch angebaut wurden und demnach „rein“ (im Sinne von „frei von Pestiziden und Herbiziden“) sind. Teilweise werden aber auch eher (pseudo)moralische Aspekte genannt, wie beispielsweise die „energetische Reinheit“ der Lebensmittel. Das resultierende Essverhalten wird als restriktiv, kontrolliert oder ritualisiert beschrieben. Es beinhaltet eine ausgeprägte Vermeidung von Lebensmitteln und kann unter Umständen zu Mangel- oder Fehlernährung führen. Der von der Orthorexia Nervosa Task Force erstellte Vorschlag sollte dazu dienen, die in Studien verwendete Definition orthorektischen Ernährungsverhaltens zu vereinheitlichen und somit auch die Ergebnisse zukünftiger Studien vergleichbarer zu machen. In ihrer jüngsten Publikation (Donini et al., 2022) haben die Mitglieder der Orthorexia Nervosa Task Force neben einem Vorschlag für Diagnosekriterien (vgl. Kap. 4.2.6) auch eine neue Definition orthorektischen Ernährungsverhaltens erarbeitet, welche aus einer systematischen, über mehrere Runden laufende Befragung von Orthorexie-Expertinnen und -Experten aus Wissenschaft und Praxis hervorging. Demnach wird die Orthorexie wie folgt definiert:

Definition Orthorexia nervosa

„Die Orthorexia nervosa ist gekennzeichnet durch eine intensive Beschäftigung mit dem eigenen Essverhalten und durch selbst auferlegte, starre und unflexible Ernährungsregeln, welche streng kontrolliert werden, und beinhaltet einen übermäßigen Zeitaufwand für Planung, Beschaffung, Zubereitung und/oder Verzehr von Lebensmitteln.“

(Donini et al., 2022, Absatz „Results“; Übersetzung durch die Verfasserin)

Nach dieser grundlegenden Definition soll im Folgenden ausführlich auf die Symptome orthorektischen Ernährungsverhaltens eingegangen werden.

2.1 Charakteristische Merkmale und Symptome

Die Symptome orthorektischen Ernährungsverhaltens können anhand ihrer psychopathologischen Merkmale in drei Bereiche eingeteilt werden. Einige Verhaltensweisen zeigen deutliche Ähnlichkeiten mit essgestörter Symptomatik, einige weisen Parallelen zur Zwangsstörungssymptomatik auf und manche Verhaltensweisen erinnern an krankheitsängstliche Symptome, die teilweise auch mit körperlichen Beschwerden einhergehen (Barthels, Meyer & Pietrowsky, 2015b).

Essstörungstypische Symptome. Am offensichtlichsten sind essstörungstypische Symptome. Beispielsweise kreisen die Gedanken betroffener Personen den ganzen Tag um die Themen Ernährung und Essen sowie um die Planung und Zubereitung (Barthels & Pietrowsky, 2012; Bratman & Knight, 2000; McGovern, Gaffney & Trimble, 2021). Auch die Recherche weiterer Informationen zur gesunden Ernährung sowie die gedankliche Beschäftigung damit, wie die eigene Ernährungsweise noch gesünder gestaltet werden kann, sind ständig präsent. Diese kognitive Fixierung auf das eigene Essverhalten und das Thema der gesunden Ernährung ist durchaus vergleichbar mit der Symptomatik, die bei anorektischen Patientinnen und Patienten beobachtet werden kann. Während bei diesen die Gedanken vor allem um das Nicht-Essen kreisen, stehen bei orthorektischen Personen Sorgen und Gedanken über eine gesunde Ernährungsweise im Vordergrund. Beispielsweise wird sich intensiv damit beschäftigt, wie die eigene Ernährungsweise weiter optimiert werden kann, wie die nächste Mahlzeit aussehen soll oder welche Einkäufe noch zu tätigen sind. Es können auch sorgenvolle Gedanken auftreten, die direkt das Ernährungsverhalten betreffen, wie beispielsweise „War meine letzte Mahlzeit gesund genug?“, „Hoffentlich habe ich mir mit diesem Snack nicht geschadet.“ oder „Das letzte Essen war nicht ganz optimal, ich muss zusehen, dass die nächste Mahlzeit wieder gesünder wird.“. Aufgrund dieser rationalen Herangehensweise an das Thema Ernährung spielen das eigene Hunger- und Sättigungsgefühl sowie der Geschmack der Lebensmittel, wenn überhaupt eine untergeordnete Rolle (Barthels et al., 2015b; Bratman & Knight, 2000; vgl. Kap. 1.2).

Als ein weiteres essstörungstypisches Symptom ist in vielen Fällen die ausgeprägte Selektion der Nahrung zu nennen. Es wird nicht aus dem breiten Lebensmittelangebot geschöpft, sondern die Auswahl ist auf eine mehr oder weniger geringe Menge „erlaubter“ Lebensmittel beschränkt. Ähnlich wie bei der Anorexia nervosa kann eine fortwährende Reduktion der erlaubten Lebensmittel beobachtet werden, sodass mehr und mehr Lebensmittel als „ungesund“ eingeordnet und folglich vermieden werden (Bratman & Knight, 2000; McGovern et al., 2021). An dieser Stelle ist es wichtig, das Selektionsverhalten bzw. den Ausschluss vermeintlich ungesunder Lebensmittel von anderen Motiven und auch von der medizinischen Notwendigkeit des Verzichts auf bestimmte Lebensmittel zu differenzieren. Eine Person, die aus ethischen Gründen auf Fleisch verzichtet oder aus gesundheitlichen Gründen aufgrund einer Zöliakie Gluten meiden muss, ist selbstverständlich nicht per se als orthorektisch einzustufen. Gleichzeitig kann es natürlich sein, dass andere Motive oder medizinische Empfehlungen Ausgangspunkt für weitere Einschränkungen sind, die dann aber weit über das ursprüngliche Motiv bzw. die eigentliche medizinische Notwendigkeit hinausgehen und in ein als orthorektisch zu bezeichnendes Essverhalten münden.

Im Unterschied zu anderen Essstörungen wird jedoch angenommen, dass bei orthorektischen Personen kein Fokus auf Gewichtskontrolle vorliegt. Sorgen um die eigene Figur und das Gewicht sowie der Wunsch, dünn zu sein, treten bei der Orthorexie deutlich in den Hintergrund – zumindest auf theoretisch-konzeptioneller Ebene. Bratman (1997) schrieb in seiner ersten Veröffentlichung, dass sich anorektische und bulimische Personen mit der Quantität der Nahrungsaufnahme beschäftigen, während sich orthorektische Personen mit der Qualität befassen. Auf symptomatischer Ebene gibt es jedoch teilweise sehr deutliche Überlappungen mit anorektischen Tendenzen, sodass die Trennung von Orthorexie und Anorexie bisweilen schwerfällt. Da dieser Aspekt in Kapitel 6 (Korrelate und Einflussfaktoren) sowie Kapitel 7 (Überlegungen zur nosologischen Einordnung) ausführlich behandelt wird, sei an dieser Stelle deshalb nur ein Beispiel genannt: Die fortwährende Reduktion „erlaubter" Lebensmittel, zunächst anhand qualitativer Aspekte wie beispielsweise der Nährstoffdichte, kann langfristig in einer immer geringeren Auswahl noch „erlaubter" Lebensmittel resultieren, die dann mit einer reduzierten Kalorienaufnahme und infolgedessen mit potenziellem Gewichtsverlust einhergehen kann. Zwar wäre das Motiv dann primär die Gesundheit und nicht die Schlankheit, jedoch fällt es teilweise auch den Betroffenen schwer, die verschiedenen Beweggründe zu differenzieren (vgl. Kap. 3, Fallbeispiele). Das anfänglich orthorektische Motiv der Vermeidung vermeintlich ungesunden Übergewichts kann im weiteren Verlauf, wenn die Gewichtsziele immer niedriger angesetzt werden, ebenfalls in eine anorektische Richtung gehen. Letztendlich sollten im Rahmen essstörungsspezifischer Diagnostik die zugrundeliegenden Motive für das Essverhalten genau geprüft werden. Für den Fall, dass Sorgen um die Figur und Schlankheitsstreben im Rahmen einer Orthorexie auftreten, sollten diese jedoch nicht im Vordergrund der Symptomatik stehen.

Zwangsstörungstypische Symptome. Hinsichtlich zwangsstörungstypischer Symptome ist zunächst das Aufstellen und rigide Befolgen von Ernährungsregeln zu nennen (Bratman & Knight, 2000). Betroffene Personen erarbeiten vielfältige Regeln und Pläne, mit denen sie eine optimal-gesunde Ernährungsweise sicherstellen wollen und die sie unter allen Umständen einzuhalten versuchen. Wie diese Regeln genau aussehen, hängt von der subjektiven Definition gesunder Ernährung ab und kann sich sowohl konkret auf die einzelnen Mahlzeiten (z. B. Kombinationen der Lebensmittel, bestimmte Zubereitungsart) als auch auf äußere Umstände (z. B. Zeitpunkt des Essens, Abstände zwischen den Mahlzeiten) beziehen. Es ist individuell sehr verschieden, ob sich unter allen Umständen an die Regeln gehalten wird (beispielsweise im Notfall lieber nichts als etwas vermeintlich Ungesundes gegessen wird) oder ob gelegentlich auch von diesen Regeln abgewichen wird. Falls abgewichen wird, treten emotionale Konsequenzen wie Angst, Unruhe und Schuldgefühle auf. Auf kognitiver Ebene entstehen beunruhigende Sorgen und Gedanken, wie beispielsweise „Durch diese Mahlzeit könnte ich mich in Gefahr gebracht haben." oder kompensatorische Gedanken wie „Die nächste Mahlzeit wird wieder richtig gesund." Wenn dann zur Vermeidung dieser Gedanken besonders intensiv an den aufgestellten Regeln festgehalten wird, entsteht eine ganz ähnliche Dynamik wie bei Zwangsstörungen, bei denen Zwangsgedanken Auslöser für Zwangshandlungen sein können. Jedoch wird im Unterschied zu den klassischen Zwangsstörungen angenommen, dass die orthorektischen Gedanken und Verhaltensweisen eher ich-synton statt ich-dyston sind. Während beispielsweise Betroffene eines Waschzwangs den Drang, sich eine bestimmte Anzahl von Minuten die Hände zu waschen, als ich-fremd bzw. ich-dyston wahrnehmen, erleben orthorektische Personen die Gedanken über ihre Ernährungsweise als im Einklang stehend mit ihren persönlichen Werten (ich-synton). Diese intensive Überzeugung kann teilweise auch das Ausmaß einer überwertigen Idee annehmen, von der die betroffenen Personen auch angesichts offensichtlicher Gegenbeweise nicht abzubringen sind. Gelegentlich entsteht auch der Wunsch, andere von der eigenen Ernährungsweise zu überzeugen, was Bratman in Form von missionarischem Eifer bei einigen seiner Patientinnen und Patienten beobachtete (Bratman & Knight, 2000).

Manche orthorektischen Personen zeigen zudem eine ritualisierte Beschäftigung mit Ernährung, die nicht kulinarischen Zwecken dient, sondern genutzt wird, um den gesundheitlichen Wert der Lebensmittel bzw. der Mahlzeiten zu erhöhen. Darunter kann beispielsweise eine bestimmte Vorgehensweise beim Waschen oder Schneiden von Gemüse fallen, oder auch die Kombination der Lebensmittel nach gewissen Regeln. Überzeugungen dieser Art können auch ins magische Denken übergehen und teilweise für Außenstehende schwer nachvollziehbar sein.

Krankheitsängste. Krankheitsängste stellen ein weiteres Symptom orthorektischen Ernährungsverhaltens dar und werden als eine mögliche Ursache für die Entstehung der genannten Verhaltensweisen diskutiert (Barthels, Müller, Schüth, Friederich & Pietrowsky, 2021; Bratman & Knight, 2000). Die Angst, durch ungesunde Ernährung zu erkranken, steht bei vielen Betroffenen vermutlich hinter dem strengen Befolgen selbstauferlegter Ernährungsregeln und der rigiden Selektion erlaubter Lebensmittel (vgl. Kap. 8). Insofern könnte orthorektisches Ernährungsverhalten als ein Versuch der Bewältigung von Krankheitsängsten angesehen werden. Auch eine starke Beschäftigung mit körperlichen Vorgängen ist in diesem Zusammenhang zu nennen. Manche Betroffene haben sehr genaue Vorstellungen davon, wie gesunde bzw. ungesunde Lebensmittel auf den Körper wirken, und machen sich deshalb beispielsweise auch Gedanken um die optimale Verdaulichkeit der Mahlzeiten (Barthels & Pietrowsky, 2012). Hier spielen ebenfalls wieder überwertige Ideen eine Rolle, welche beispielsweise die Wirksamkeit und die gesundheitsförderlichen Aspekte bestimmter Lebensmittel und Zubereitungsarten betreffen.

Körperliche Beschwerden. Auch kann es sein, dass Betroffene, obwohl Allergien und Unverträglichkeiten ausgeschlossen wurden, körperliche Beschwerden nach dem Verzehr bestimmter Lebensmittel verspüren. Bauchschmerzen, Verdauungsbeschwerden oder Übelkeit können dann dazu führen, dass Lebensmittel, von denen die Betroffenen vermuten, dass sie diese Symptome auslösen, nicht mehr verzehrt werden. In manchen Fällen scheint die orthorektische Ernährungsweise auch genutzt zu werden, um somatische Beschwerden zu lindern, insbesondere, wenn die Schulmedizin keine weiteren Behandlungsmethoden mehr bereithält (Bratman & Knight, 2000). Bei der näheren Betrachtung dieser Symptome und Verhaltensweisen wird außerdem die starke Funktionalität der Orthorexie deutlich. Die Vielfalt des aus den oben beschriebenen Symptomen resultierenden Essverhaltens soll im Folgenden näher beleuchtet werden.

2.2 Die vielen Gesichter der Orthorexie

Besonders auffällig im Gegensatz zu anderen Abweichungen im Essverhalten ist, dass jede orthorektische Person ihre eigene, individuelle Vorstellung von gesunder Ernährung hat und sich demnach das gezeigte Essverhalten enorm zwischen den Betroffenen unterscheidet. Dies stellt einen bedeutsamen Unterschied zur Anorexia nervosa dar, bei der sich die Betroffenen relativ einig sind, was die Vermeidung von hochkalorischen und fettreichen Lebensmitteln betrifft. Bei Orthorexie-Betroffenen ist hingegen der gemeinsame Nenner lediglich die Bestrebung, sich gesund zu ernähren, aber nicht das, was letztendlich auf dem Teller landet. Dies hat zur Folge, dass die Gefahr für Mangel- oder Fehlernährung zwischen den betroffenen Personen ebenfalls stark variiert. Je nachdem, wie weit sich die subjektive Vorstellung gesunden Essverhaltens von dem entfernt, was beispielsweise von der Deutschen Gesellschaft für Ernährung empfohlen wird (vgl. Kap. 1.1), kann das Risiko für Vitamin- oder Mineralstoffmangel sowie Untergewicht sehr unterschiedlich sein. Umso wichtiger ist es, im Kontakt mit betroffenen Personen das Essverhalten möglichst genau zu erfassen, um etwaige gesundheitliche Risiken gut abschätzen zu können. Im Folgenden sollen einige Beispiele für Varianten orthorektischen Ernährungsverhaltens beschrieben werden, die jedoch die Komplexität und Vielfältigkeit der Orthorexie nur anreißen können und keinesfalls erschöpfend sind.

Vermeidungsverhalten. Orthorektisches Ernährungsverhalten kann sich einerseits durch ein ausgeprägtes Vermeidungsverhalten von vermeintlich ungesunden Lebensmitteln auszeichnen. Manche Betroffene vermeiden lediglich einzelne Lebensmittel, andere schließen ganze Lebensmittelgruppen aus, wie beispielsweise zuckerhaltige oder industriell hergestellte Produkte. Das Vermeidungsverhalten kann auch Lebensmittelzusatzstoffe betreffen, wie beispielsweise Konservierungsstoffe, Farbstoffe und Geschmacksverstärker. Je nachdem, wie breit oder eng diese Kriterien gefasst sind, bleibt eine mehr oder weniger große Auswahl an Lebensmitteln übrig und in Abhängigkeit davon variiert das Risiko für Mangel- oder Fehlernährung erheblich.

Gezielte Wahl von als gesundheitsförderlich angesehenen Lebensmitteln. Bei anderen Betroffenen steht das Gegenteil, nämlich die gezielte Wahl von als gesundheitsförderlich angesehenen Lebensmitteln im Vordergrund. Sie achten beispielsweise darauf, bestimmte Lebensmittel täglich zu sich zu nehmen, oder konsumieren Nahrungsergänzungsmittel, um die Versorgung mit wichtigen Vitaminen und Mineralstoffen sicherzustellen. Betroffene Personen, die ihren Fokus eher auf die gezielte Wahl gesundheitsförderlicher Lebensmittel legen, laufen meist weniger Gefahr, Symptome einer Mangel- oder Fehlernährung zu entwickeln. Die Nutzung von Nahrungsergänzungsmitteln in größerem Ausmaß ohne vorherige medizinische Abklärung birgt jedoch das Risiko der Überdosierung (vgl. Kap. 1.1.2), weshalb entsprechende Symptome ebenfalls als Konsequenz einer orthorektischen Ernährungsweise in Betracht gezogen werden müssen. Auf psychischer Ebene dominieren die Zwanghaftigkeit und der Drang, die entsprechenden Lebensmittel bzw. Nahrungsergänzungsmittel täglich in den Speiseplan zu integrieren, um befürchtete Konsequenzen zu vermeiden.

Zubereitungsart. In manchen Fällen spielt auch die Zubereitungsart eine wichtige Rolle. Beispielsweise wird nur spezielles Kochgeschirr genutzt, oder es werden ausschließlich bestimmte Zubereitungsmethoden gewählt, beispielsweise schonendes Dünsten und Dämpfen statt starken Anbratens. Manchmal wird auch eine rohköstliche Ernährungsweise gewählt, bei der so viele Lebensmittel wie möglich unerhitzt verzehrt werden (Bratman & Knight, 2000).

Kombination und Herkunft der Lebensmittel. Darüber hinaus kann die Kombination der Lebensmittel als besonders bedeutsam eingeschätzt werden, beispielsweise nach dem Prinzip der Trennkost, oder nach individuellen Vorstellungen davon, was eine optimale Nährstoffaufnahme sicherstellt. Für manche orthorektische Personen spielt hingegen die Herkunft der Produkte eine wichtige Rolle, beispielsweise werden nur Obst und Gemüse aus eigenem Einbau oder aus biologisch-dynamischer Landwirtschaft verzehrt.

Die verschiedenen Beispiele zeigen, dass orthorektisches Ernährungsverhalten sehr stark variiert und rein anhand des Essverhaltens nicht zu erkennen ist, ob eine Person eine Tendenz zur Orthorexie aufweist oder nicht. Deshalb ist es vor allem bei scheinbar ungewöhnlichen Ernährungsweisen wichtig, die dahinterliegenden Motive zu explorieren. Wenn Personen beispielsweise aus kulinarischen oder ethischen Gründen bestimmte Lebensmittel präferieren oder bestimmte Zubereitungsarten ablehnen, aber keinerlei Fixierung auf eine besonders gesundheitsbewusste Ernährungsweise vorliegt, dann ist das gezeigte Essverhalten nicht als orthorektisch zu bezeichnen. Dies gilt beispielsweise im Fall veganer und vegetarischer Ernährung. Auch wenn es sicherlich orthorektische Gründe gibt, Lebensmittel tierischen Ursprungs zu vermeiden, so ist es umgekehrt keinesfalls so, dass Menschen, die dies tun, pauschal als orthorektisch eingestuft werden können (Barthels, Poerschke, Müller & Pietrowsky, 2020; Brytek-Matera, 2021b). Obgleich diese Ernährungsformen für Außenstehende sehr eingeschränkt anmuten, so sind es auch hier die dahinterliegenden Motive und die potenziellen Konsequenzen, die darüber entscheiden, ob das Verhalten orthorektisch ist oder nicht. Als Ausnahme ist hier zu nennen, wenn kulinarische, ethische oder sonstige Gründe zur Verschleierung eines möglicherweise problematischen Essverhaltens aufgeführt werden. Dies verdeutlicht erneut die Notwendigkeit der präzisen Exploration des Essverhaltens.

Fazit

Zusammenfassend lässt sich festhalten, dass orthorektisches Ernährungsverhalten sehr vielfältig ist und mit individuellen, selbst auferlegten Einschränkungen und Regeln einher geht, welche sich in essstörungstypischen, zwangsstörungstypischen sowie krankheitsängstlichen und teilweise auch somatischen Symptomen manifestieren. Welche Konsequenzen und Folgeerscheinungen auftreten können, soll in Kapitel 2.3 thematisiert werden.

2.3 Konsequenzen und Folgeerscheinungen

Bisher wurde noch nicht untersucht, mit welcher Häufigkeit und in welcher Intensität Beeinträchtigungen durch orthorektisches Ernährungsveralten auftreten. Daher ist die folgende Aufzählung nicht als Rangreihe zu verstehen, sondern als ungeordnete Nennung potenzieller Konsequenzen, die in Intensität und Häufigkeit in bisher noch unbekannter Art und Weise variieren.

Körperliche Folgeerscheinungen. Welche körperlichen Folgeerscheinungen orthorektisches Ernährungsverhalten hat, hängt vor allem von der Ausprägung und Art der Einschränkungen im Essverhalten ab. Ist die angestrebte Ernährungsform relativ vielseitig, wird regelmäßig gegessen und nur selten eine Mahlzeit ausgelassen, ist die Wahrscheinlichkeit hoch, dass Mikro- und Makronährstoffe in ausreichender Menge verzehrt werden und dementsprechend das Risiko für Mangel- oder Fehlernährung relativ gering ist. Werden jedoch so viele Lebensmittel ausgeschlossen, dass die Ernährungsweise sehr einseitig ist, oder werden häufig ganze Mahlzeiten ausgelassen, dann besteht durchaus ein gewisses Risiko für Mangel- oder Fehlernährung. Zu beachten ist allerdings, dass der Körper manche Vitamine und Mineralstoffe speichern kann, beispielsweise Eisen und Vitamin B12 (Föller & Stangl,

2021), sodass Mangelerscheinungen ggf. erst nach einer gewissen Zeit sichtbar werden. Bei exzessivem Konsum von Nahrungsergänzungsmitteln muss ebenfalls die Gefahr einer potenziellen Überdosierung mit Vergiftungserscheinungen beachtet werden, was z. B. bei Vitamin A und D vorkommen kann (Föller & Stangl, 2021). Auch eine auf körperlicher Ebene eher „harmlose" orthorektische Ernährungsweise kann mit ausgeprägten *psychosozialen Konsequenzen* einhergehen, weshalb Mangel- oder Fehlernährung nicht als einzige Indikatoren für negative Konsequenzen einer Orthorexie herangezogen werden dürfen.

Psychosoziale Konsequenzen. Auf *sozialer Ebene* können Isolation sowie Schwierigkeiten im Zusammensein mit anderen Menschen auftreten. Gemeinsames Speisen steht im Zentrum vieler familiärer und kultureller Zusammenkünfte, an denen orthorektische Personen unter Umständen nicht mehr teilnehmen, um nicht mit ungesunden Lebensmitteln konfrontiert zu werden. Bratman und Knight beschrieben zudem, dass betroffene Personen dazu neigen, andere von ihrer Ernährungsweise überzeugen zu wollen, was einem angenehmen sozialen Miteinander auf Dauer ebenfalls nicht zuträglich ist (Bratman & Knight, 2000). Im Fall zusammenlebender Personen kann es zu Schwierigkeiten in Familie, Beziehung oder Wohngemeinschaft kommen, wenn unterschiedliche Vorstellungen von „gesunder Ernährung" aufeinandertreffen, die unter Umständen nicht miteinander vereinbar sind und infolgedessen zu Konflikten rund um die Zubereitung und das (gemeinsame) Essen führen.

Aufgrund der *ständigen gedanklichen Beschäftigung* mit gesunder Ernährung werden andere Interessen meist zunehmend vernachlässigt. Zudem können Konzentrationsschwierigkeiten und daraus entstehende Probleme, wie beispielsweise Leistungsabfall in der Schule, bei der Arbeit oder im Studium, sowie Beeinträchtigungen bei der Ausübung von Hobbys und Freizeitaktivitäten entstehen. Da sich nicht nur gedanklich, sondern teilweise auch ganz praktisch viele Stunden mit dem eigenen Ernährungsverhalten beschäftigt wird, was sich beispielsweise in intensiver Recherche zu Ernährungs- und Gesundheitsthemen oder langwieriger Zubereitung besonders gesunder Mahlzeiten äußert, kann es unter Umständen auch zur Vernachlässigung anderer wichtiger Tätigkeiten kommen.

Auf *emotionaler Ebene* können Angst, Unruhe und Schuldgefühle auftreten, wenn Betroffene es nicht schaffen, sich zu ihrer Zufriedenheit an ihre Ernährungsregeln zu halten, oder wenn äußere Umstände die Einhaltung der Regeln erschweren oder verhindern. In diesem Zusammenhang ist auch zu erwähnen, dass häufig das Selbstwertgefühl sehr eng mit der Einhaltung der Ernährungsregeln verknüpft ist. Im gleichen Ausmaß wie positive Gefühle entstehen können, wenn sich perfekt an alle Regeln gehalten wird, können auch negative Gefühle aufkommen, wenn von den eigenen Vorgaben abgewichen wird.

Ein unterschiedlicher Umgang und demnach auch unterschiedliche Konsequenzen können in den Fällen beobachtet werden, in denen die Einhaltung der eigenen Ernährungsregeln schwierig ist, beispielsweise unterwegs, bei Dienstreisen, im Urlaub oder bei Einladungen, falls diese nicht ohnehin vermieden werden. Hier reicht die Bandbreite vom Verzicht auf Essen über das Mitbringen eigener Verpflegung bis hin zum Verzehr der vermeintlich ungesunden Lebensmittel im Rahmen einer selbstdefinierten Ausnahme, was dann meist zu den oben beschriebenen emotionalen Konsequenzen führt. In diesem Kontext kommt es neben der Art des Umgangs natürlich auch auf die Häufigkeit an. Gelegentlich auf eine Mahlzeit zu verzichten oder für ein familiäres Essen selbst etwas vorzubereiten ist unproblematisch. Häufigeres Auslassen von Mahlzeiten kann jedoch in ein Kaloriendefizit münden, was langfristig zu Gewichtsverlust führen kann. Regelmäßig für soziale Treffen oder einen gesamten Urlaub die eigene Essensversorgung zu planen und vorzubereiten, stellt jedoch eine größere Belastung für das alltägliche Leben dar.

Eine weitere Folge orthorektischen Ernährungsverhaltens ist, dass die *Freude am Essen und der Genuss verloren gehen.* Für betroffene Personen zählt meist nur noch der gesundheitliche Wert der Lebensmittel und nicht der Geschmack oder das gemeinschaftliche Erlebnis. Auf frühere Lieblingsspeisen wird demnach verzichtet und vielleicht werden auch Lebensmittel verzehrt, die eigentlich nicht gemocht werden, um von deren (vermuteten) gesundheitlichen Vorteilen zu profitieren.

Indirekte Konsequenzen und Folgeerscheinungen können mit im Haushalt lebende Kinder erfahren. Insbesondere, wenn diese noch klein und demnach in hohem Ausmaß abhängig von den Lebensmitteln sind, die die Erziehungsberechtigten darbieten, können bei ihnen Symptome einer Mangel- oder Fehlernährung als sekundäre Problematik auftauchen (Bratman & Knight, 2000). Häufigkeit und Schweregrad einer sogenannten „Orthorexia by proxy" (Cuzzolaro & Donini, 2016) wurden bislang allerdings ebenfalls noch nicht untersucht, sodass das Ausmaß dieser potenziellen Problematik unbekannt ist. An dieser Stelle darf jedoch nicht unerwähnt bleiben, dass eine ungesunde, einseitige Ernährungsweise, beispielsweise mit viel Fett und Zucker, Kinder ebenfalls beeinträchtigen kann. Deshalb sollten Auswirkungen besonderer Ernährungsformen auf Kinder nicht nur im Falle einer Orthorexie, sondern auch in anderen Kontexten Beachtung geschenkt werden.

Abschließend sollen zwei wichtige Punkte erneut betont werden. Da es bislang noch nicht klar ist, in welcher Intensität und Häufigkeit welche Symptome und Konsequenzen auftreten, ist das tatsächliche Gefährdungspotenzial durch orthorektisches Ernährungsverhalten noch unbekannt. Darüber hinaus kann nicht am beobachtbaren Essverhalten allein abgelesen werden, ob es orthorektisch und damit potenziell pathologisch ist. Folglich kann es sehr schwierig sein, betroffene Personen mit einem womöglich gesundheitsgefährdenden Essverhalten zu erkennen, nicht zuletzt, weil negative Auswirkungen der Ernährungsweise auf die psychische Gesundheit möglicherweise verleugnet werden. Gleichzeitig besteht auch die Gefahr der Fehleinschätzung, wenn besondere Ernährungsweisen vorschnell pathologisiert werden, was beispielsweise bei veganem Ernährungsverhalten passieren kann. Jedoch ist es die Gesundheitsbezogenheit und nicht der Ausschluss von Lebensmitteln aufgrund ethischer oder ökologischer Aspekte, die ein Essverhalten orthorektisch werden lassen. Besonders wichtig ist es demnach, nicht nur das Essverhalten exakt zu erfassen, sondern vor allem die dahinterliegenden Motive und Gründe so detailliert wie möglich in Erfahrung zu bringen, um das mögliche Gefährdungspotenzial abschätzen zu können.

2.4 Geschichtlicher Abriss des Störungskonzepts

Der Begriff der Orthorexie oder Orthorexia nervosa wurde von Steven Bratman (1997) geprägt. Bratman hat den Begriff an die Anorexia nervosa angelehnt, weil er unter der Orthorexie ausdrücklich auch eine Essstörung versteht, die – im Gegensatz zur Anorexie – nicht die Quantität, sondern die Qualität der Ernährung betrifft. Während die Erstpublikation zur Orthorexie (Bratman, 1997) nur eine kurze Abhandlung zu diesem Thema ist, wird das Phänomen sehr ausführlich, mit Fallbeispielen, ätiologischen Modellen und Behandlungsempfehlungen, in der Monographie von Bratman und Knight (2000) vorgestellt. Einige der darin beschriebenen Fallbeispiele werden in Kapitel 3.1 dargestellt. Hier soll kurz der geschichtliche Hintergrund vorgestellt werden: Wie kam es zur Entwicklung dieses Konzeptes und wie wurde dieses im weiteren Verlauf rezipiert und verwendet?

2.4.1 Die Orthorexie nach Bratman

Steven Bratman ist Arzt, Alternativmediziner und beschäftigte sich mit Naturheilkunde. Zudem beschreibt er, dass er ab 1975 intensiv und sukzessive verschiedenen Diätformen gefolgt sei (unter anderem Rohkost, Makrobiotik) und dadurch selbst ein ausgeprägtes orthorektisches Ernährungsverhalten entwickelt habe (vgl. Kap. 3.1). Schließlich habe er das Falsche oder Unsinnige an dem orthorektischen Ernährungsverhalten erkannt, was nicht in dem Bestreben, sich gesund zu ernähren, liege, sondern in der zwanghaften, übertriebenen und einseitigen Art, wie dies bei der Orthorexie der Fall sei. Er habe sich dann von dem als orthorektisch erkannten Ernährungsverhalten abgewandt. Wesentlich zu dieser Erkenntnis habe beigetragen, dass sich die extremen Ernährungsformen, denen er gefolgt sei, grundsätzlich widersprächen. Als Beispiele nennt er, dass die Rohkost-Diät nur rohes Obst und Gemüse erlaubt, während genau dies bei der makrobiotischen Diät, die vorschreibt, dass Gemüse gekocht werden müsse und auf keinen Fall roh verzehrt werden darf, verboten ist. Auch darf Obst bei der makrobiotischen Ernährung nur unter bestimmten Bedingungen gegessen werden. Neben dem extremen Befolgen einer wie auch immer gearteten Diät, die keine Ausnahmen oder flexiblen Anwendungen zulässt und die meistens zu einer Verschärfung der Ernährungsregeln führt, benennt Bratman als Kennzeichen einer Orthorexie auch den übermäßigen und in seinen Augen unnötigen Konsum von Nahrungsergänzungsmitteln und die Fixierung auf diese als Allheilmittel. Schließlich sieht er die Orthorexie auch als eine Folge des Zeitgeistes und kulturellen Hintergrundes (Hippie-Bewegung; Zuwendung zu ostasiatischen Religionen, Philosophien und Lebensformen; einseitiger Fokus auf Gesundheit vor anderen Lebensinhalten) und einer zunehmenden Unfähigkeit, harmlose Krankheiten oder normale Unpässlichkeiten auszuhalten und zu tolerieren.

Vor dem Hintergrund der sozialen und kulturellen Bedingungen der 70er und 80er Jahre in den USA und Westeuropa habe sich das orthorektische (Ernährungs-)Verhalten entwickelt, für das Bratman und Knight (2000) folgende, explizite ätiologische Ursachen benennen:

- Illusion einer absoluten Sicherheit,
- Wunsch nach vollständiger Kontrolle,
- verdeckte Konformität,
- Suche nach Spiritualität,
- Nahrungspuritanismus,
- Schaffung einer Identität,
- Angst vor anderen Menschen.

Unter der „Illusion einer absoluten Sicherheit" verstehen Bratman und Knight das Bestreben von Menschen, hinsichtlich ihrer Gesundheit absolute Sicherheit zu erlangen, nicht krank zu werden und das Optimale für ihre Gesundheit zu tun. Wie aber der Begriff der „Illusion" nahelegt, ist das nicht zu erreichen, und es besteht immer das Risiko – oder das Schicksal –, schwer zu erkranken. Und wichtiger noch, durch eine extrem gesundheitsorientierte Ernährung kann sich dieses Bestreben in sein Gegenteil verkehren und zu gesundheitlichen Schäden führen, wie auch die Fallbeispiele in Kapitel 3 zeigen. Nach Bratman und Knight (2000) ist es daher wichtig, sich von der Illusion absoluter gesundheitlicher Sicherheit zu lösen und schicksalhafte Krankheiten in Kauf zu nehmen.

Der „Wunsch nach vollständiger Kontrolle" sei ein weiteres Merkmal und ätiologischer Faktor bei Menschen, die eine Orthorexie entwickeln. Dabei bezieht sich die vollständige Kontrolle nicht nur auf Ernährung und Gesundheit, sondern darüber hinaus auf viele Bereiche des Lebens. Dieser ätiologische Faktor rückt die Orthorexie daher in die Nähe von Zwangsstörungen, bei denen es auch darum geht, möglichst vollständige Kontrolle über aversive oder wenig beeinflussbare Situationen des Lebens zu erlangen. Allerdings ist der Wunsch nach Kontrolle auch ein zentrales Motiv bei Essstörungen. Die Orthorexie würde demgemäß eine Möglichkeit darstellen, auch wenn das Leben sonst wenig kontrollierbar ist, einen bestimmten Lebensbereich kontrollieren zu können, nämlich den der Ernährung und deren Einfluss auf die Gesundheit.

Unter „verdeckter Konformität" verstehen Bratman und Knight einen bei der Orthorexie versteckten Plan, der darin besteht, im Grunde eine schlanke Figur zu erlangen oder zu erhalten, ohne sich dieses einzugestehen. Stattdessen wird eine extrem „gesunde" Ernährung betrieben, die in manchen Fällen mit einer Gewichtsreduktion verbunden ist. Verdeckt ist somit das Motiv, die Quantität der Nahrungsaufnahme zu reduzieren, um ein gesellschaftliches Schlankheitsideal zu erreichen (Konformität), was dann über die Qualität der Ernährung erreicht wird, solange diese unter dem Vorwand, gesund zu sein, ebenfalls eine restriktive Ernährungsweise ist.

Die „Suche nach Spiritualität" als Ursache der Orthorexie bezeichnet das Motiv, dass orthorektisches Ernährungsverhalten aufgrund seiner rigiden Regelhaftigkeit spirituelles Erleben vermitteln und das menschliche Bedürfnis nach Spiritualität erfüllen kann. Viele Ernährungsformen würden ein Gefühl des Gleichgewichts mit der Umwelt, des Im-Reinen-Seins mit sich und der Natur vermitteln und damit eine spirituelle Erfahrung für den Körper und die Seele darstellen. Hierbei beziehen sich Bratman und Knight (2000) insbesondere auf die makrobiotische Ernährung und Rohkost. Dieses erhebende Moment, sich durch die orthorektische Ernährung etwas Transzendentes und Gutes zu tun, sei kennzeichnend für diesen ätiologischen Faktor.

„Nahrungspuritanismus" als ätiologischer Faktor für die Entwicklung einer Orthorexie bezieht sich auf die Tatsache, dass puritanisches Leben vornehmlich in der Alternativmedizin einen hohen Stellenwert einnimmt, der sich dann auch auf die Ernährung übertragen habe. Puritanismus meint den auf die christlichen reformatorischen Bewegungen (Puritanismus, Pietismus) zurückgehenden Verzicht auf Sinnesfreuden, Lust und Vergnügen, um die wahren religiösen Werte zu erkennen. Ein Verzicht auf sinnliche Lust zur Steigerung der religiösen Erfahrung findet sich jedoch auch in nicht christlichen Religionen als Empfehlung. Das (nicht religiöse) Ziel des Nahrungspuritanismus ist der Verzicht auf eine Vielzahl von wohlschmeckenden und damit sinnesbetörenden Nahrungs- und Genussmitteln (von der Schokolade bis zum Wein), um die Gesundheit, als ein in diesem Sinne „heiliges Ziel", zu erreichen. In gewisser Weise kann die Orthorexie als Nahrungspuritanismus auch mit Schuldbewusstsein und Selbstbestrafung in Verbindung gebracht werden: Je rigider und aversiver die Ernährungsregeln sind, desto wirkungsvoller werden sie sein und desto mehr werden sie (Ernährungs-)Fehlverhalten wieder gut machen.

Über die eigene Ernährungsweise würde es auch zur „Schaffung einer Identität" kommen; man sei Makrobiotiker, Rohköstler oder Vegetarier, identifiziere sich also sehr stark mit der gewählten Ernährungsweise. Dadurch würde ein komplexes Persönlichkeitsbild mit Stärken und Schwächen bequemerweise auf ein (gesellschaftlich geschätztes) Merkmal reduziert. Dadurch würden auch sonstige gesellschaftliche oder politische Botschaften transportiert, etwa dass man als Vegetarier dem Tierwohl diene. Somit kann die Ernährungsweise, wie natürlich auch viele andere Verhaltensweisen (Kleidung, Hobbys, Musikgeschmack) dazu beitragen, eine eigene Identität zu finden und diese nach außen zu tragen. Je extremer und ungewöhnlicher die eigene Ernährungsweise ist, desto deutlicher hebt sie sich von der anderer Menschen ab und desto eindeutiger kann ihre identitätsstiftende Funktion sein. Zudem birgt dieses Merkmal der Identitätsstiftung den Aspekt, dass es innerhalb einer Gruppe von Gleichgesinnten die Kohärenz und die Gruppenzugehörigkeit erhöht. Man fühlt sich somit der besonderen Gruppe der „Gesundesser“ zugehörig, die sich deutlich vom Rest der Welt unterscheidet. Als Argument für diesen ätiologischen Faktor benennt Bratman auch, dass vermutlich manche sich orthorektisch Ernährende diese Ernährungsweise aufgeben würden, wenn sich alle Menschen so ernähren würden.

Als letzten ätiologischen Faktor für die Entwicklung einer Orthorexie nennen Bratman und Knight (2000) die „Angst vor anderen Menschen“ und meinen damit, dass ein sehr restriktiver, vermeintlich gesunder Ernährungsstil auch den Kontakt mit anderen Menschen reduzieren kann. Dies scheint vor allem ein Faktor zu sein, wenn soziale Ängste oder Unsicherheiten bestehen, weil das orthorektische Ernährungsverhalten ein Grund oder ein Vorwand sein kann, nicht mit anderen Personen essen zu gehen, eingeladen zu werden oder andere einzuladen. Somit kann es zu sozialer Isolation kommen, die aber dann nicht als bedrohlich oder belastend erlebt wird, sondern auf das besondere Ernährungsverhalten attribuiert werden kann. Die sozialen Ängste und die soziale Isolation seien dann nicht mehr selbstwertbedrohlich, sondern eine logische und akzeptierte Konsequenz des orthorektischen Ernährungsverhaltens.

Bratman und Knight (2000) schlagen auch Kriterien für einen Orthorexie-Selbsttest vor, die im Kapitel 4.1.1 vorgestellt werden. Neben den oben genannten ätiologischen Ursachen einer Orthorexie sehen die Autoren vor allem das Befolgen einer „etablierten“, aber extremen Ernährungsweise, wie etwa der Rohkostdiät oder makrobiotischen Ernährung, oder das strikte Vermeiden von bestimmten Nahrungsmitteln aufgrund von Allergien oder Nahrungsunverträglichkeiten als auslösenden Faktor für die Entwicklung einer Orthorexie.

Sie benennen ferner Lösungsmöglichkeiten, um die Orthorexie zu überwinden. Diese Behandlungsmöglichkeiten sehen sie analog zu den zehn Schritten der Anonymen Alkoholiker zur Überwindung der Alkoholabhängigkeit. Als ersten fundamentalen Schritt bezeichnen sie die Einsicht in das Vorliegen einer Orthorexie. Ohne die Erkenntnis, dass ein gestörtes und übertriebenes Ernährungsverhalten vorliegt, könne es auch nicht zur Verhaltensänderung kommen. Des Weiteren sei es wichtig, die der Orthorexie zugrundeliegenden ätiologischen Faktoren zu identifizieren (s.o.). Da diese die motivationale Grundlage für die Entwicklung und

Aufrechterhaltung einer Orthorexie darstellen, kann eine Orthorexie nur dann dauerhaft überwunden werden, wenn geklärt ist, welche dieser ätiologischen Faktoren bei der jeweiligen Person von Bedeutung sind und wie die diesen Faktoren zugrundeliegenden Bedürfnisse anderweitig befriedigt werden können. Schließlich sei es dann wichtig, einen Mittelweg zwischen völlig ungesunder und orthorektischer Ernährung zu finden, was nach Bratman und Knight eine ausgewogene und flexible Ernährungsweise darstellt. Der Schlüssel zur Gesundheit sei somit Ausgewogenheit und nicht Extremismus.

Unabhängig von der Beschreibung des Phänomens „Orthorexie“ in den USA durch Bratman wurde auch in Deutschland dieses Phänomen „überwertiger Ideen im Ernährungsverhalten“ beschrieben (Diedrichsen, 1990). Auch wenn zu der Beschreibung dieses Verhaltensmusters nicht der Begriff „Orthorexie“ verwendet wird, so handelt es sich doch um sehr ähnliche und vergleichbare Phänomene. Interessant ist die Tatsache, dass das Phänomen zwanghafter, übermäßiger und restriktiver, vermeintlich gesunder Ernährung etwa zeitgleich in unterschiedlichen Ländern beschrieben wurde. Möglicherweise gibt es noch ältere anekdotische oder belletristische Beschreibungen orthorektischen Ernährungsverhaltens, diese sind dem Autor jedoch nicht bekannt.

2.4.2 Die weitere Entwicklung des Orthorexie-Konzeptes

Bratman und Knight sahen als Ursache für die Orthorexie vor allem das einseitige oder übertriebene Befolgen bestimmter Diätempfehlungen (z. B. Rohkost, Makrobiotik) oder Nahrungseinschränkungen aufgrund von Lebensmittelunverträglichkeiten oder -allergien an. Sie benannten aber auch schon einige Faktoren, die zuerst wenig Beachtung in der Forschung zur Orthorexie fanden, und erst später „wiederentdeckt“ wurden. So etwa die Fixierung auf Nahrungsergänzungsmittel als eine mögliche Ursache für die Entstehung einer Orthorexie, ein Faktor, der in der Literatur zur Orthorexie längere Zeit unbeachtet blieb. Auch das von Bratman und Knight (2000) erwähnte Moment der Identitätsstiftung durch Orthorexie wurde in der Folge zunächst wenig beachtet. Im weiteren Verlauf ließ sich feststellen, dass nach und nach wissenschaftliche Belege für einige, aber nicht alle von Bratman und Knight (2000) beschriebenen Aspekte der Orthorexie gefunden wurden.

Das Konzept der Orthorexie wurde in den darauffolgenden Jahren von Bratman selbst nicht weiter beforscht oder elaboriert. Erst Jahre später hat er sich dieses Themas wieder angenommen (Bratman, 2017). Bratman publizierte in wissenschaftlichen Fachzeitschriften zu diesem Thema und hat sowohl Diagnosekriterien für die Orthorexia nervosa vorgeschlagen (Dunn & Bratman, 2016; vgl. Kap. 4.2.4) wie auch sein Orthorexie-Konzept im Lichte von Theorien zum gesunden Essen betrachtet (Bratman, 2017).

Nach der Veröffentlichung des Buches von Bratman und Knight (2000) dauerte es nicht lange, bis erste Forschungsarbeiten, zunächst in Italien und der Türkei, das Thema Orthorexie aufgriffen. Diese begannen mit der Entwicklung von Diagnoseinstrumenten auf der Grundlage des *Orthorexia Self-Tests* von Bratman und Knight (vgl. Kap. 4.1). Die frühe Forschung zur Orthorexie konzentrierte sich dabei im Wesentlichen auf zwei Bereiche: (1) die Identifikation des möglichen Störungsbildes in verschiedenen Populationen und die Bestimmung seiner Prävalenz sowie (2) die nosologische Einordnung der Orthorexie, also die Frage, ob es sich dabei überhaupt um eine eigenständige Störung handelt und ob dieses Phänomen eher den Essstörungen, den Zwangsstörungen oder den somatoformen Störungen zuzurechnen ist. Zudem waren viele Publikationen zur Orthorexie in den frühen Jahren nur narrative Zusammenfassungen der bisherigen Literatur oder weitere Überlegungen zur Orthorexie, nicht aber empirische Forschungsarbeiten, die Hypothesen geprüft oder aus denen Neues hätte abgeleitet werden können (z.B. Brytek-Matera, 2012; Varga, Dukay-Szabó, Túry & van Furth, 2013). In den letzten Jahren hat die Forschungs- und Publikationstätigkeit zur Orthorexie deutlich zugenommen und neben den beiden genannten Bereichen sind auch vermehrt andere Fragestellungen untersucht worden, wie etwa kognitive und emotionale Prozesse bei der Orthorexie (z.B. Albery, Michalska, Moss & Spada, 2020; Hayatbini & Oberle, 2019).

Interessanterweise gab es in den ersten Jahren der Orthorexieforschung kaum Bestrebungen, dieses Phänomen (oder Störungsbild) durch exakte und empirisch gestützte Diagnosekriterien eindeutig zu erfassen. Und ebenso gab es auch kaum Vorschläge für den Umgang mit Personen mit einer Orthorexie bzw. konkrete Behandlungsempfehlungen. Dies war möglicherweise auch dadurch mitbedingt, dass – zumindest in Deutschland – Personen mit orthorektischem Ernährungsverhalten, wenn überhaupt, Hilfe bei der Ernährungsberatung suchten und weniger im psychologischen oder medizinischen Bereich (vgl. Kap. 5.2). Entsprechend führte das Thema „Orthorexie" lange ein Schattendasein in der akademischen Psychologie und wurde als eine Variante der Anorexie oder Zwangsstörung angesehen, die aufgrund der vermeintlich geringen Zahl von Betroffenen nicht von Relevanz zu sein schien.

Etwa seit 2015 gibt es neben der enorm gestiegenen Zahl an Publikationen zur Orthorexie aus einer Vielzahl von Ländern und Arbeitsgruppen auch deutliche Bestrebungen, klare Diagnosekriterien für die Orthorexie zu entwickeln. Hierzu ist vor allem die Gründung einer international besetzten Task Force zur Orthorexie zu nennen, die hierzu Vorschläge erarbeitet hat (Cena et al., 2019), aber auch individuell entwickelte Diagnosekriterien etwa von Barthels (2014) oder von Dunn und Bratman (2016; vgl. Kap. 4.2). Ein aktueller Ansatz zur Entwicklung von Diagnosekriterien ist die von Donini und Lombardo im Jahr 2021 initiierte Befragung von fast 50 international als Orthorexie-Experten und -Expertinnen ausgewiesenen Personen, bei der in einem mehrstufigen Prozess (Delphi-Methode) Diagnosekriterien erarbeitet wurden (Donini et al., 2022). Jedoch sind in der einschlägigen Literatur Vorschläge und Ansätze zur Behandlung der Orthorexie bislang immer noch recht rar und wenig spezifisch. Es ist damit zu rechnen, dass mit dem in den letzten Jahren stattgefundenen deutlichen Zuwachs an Publikationen zur Orthorexie und dem dahinterstehenden Interesse an diesem Thema in nächster Zeit konkretere und hilfreiche Vorschläge zur Behandlung veröffentlicht werden.

3 Fallbeispiele

Friederike Barthels und Reinhard Pietrowsky[2]

Fallbeispiele stellen eine wichtige Möglichkeit dar, menschliches Erleben und Verhalten, insbesondere im Hinblick auf mögliche pathologische Verhaltensmuster, besser zu verstehen. Die umfangreichste Sammlung an Fallbeispielen orthorektischer Personen veröffentlichten Bratman und Knight (2000) in ihrem Buch „Health Food Junkies". Einige Beispiele sollen in Kapitel 3.1 vorgestellt werden. In Kapitel 3.2 werden Fallbeispiele orthorektischer Personen zusammengefasst, die in den letzten Jahren in der wissenschaftlichen Literatur publiziert wurden. In Kapitel 3.3 werden anschließend drei Fallbeispiele präsentiert, die wir im Rahmen einer Studie zum orthorektischen Ernährungsverhalten dokumentiert haben.

3.1 Fallbeispiele von Bratman

In dem Buch von Bratman und Knight (2000) wird von zahlreichen Beispielen orthorektischen Ernährungsverhaltens berichtet, angefangen mit Bratmans eigener Orthorexie.

Steven Bratman

Bratman lebte als junger Mann in einer Art landwirtschaftlicher Kommune im Norden des Staats New York. Er war Vegetarier, verzehrte kein Gemüse, das vor mehr als 15 Minuten geerntet wurde, kaute jeden Bissen Gemüse 50-mal, aß nur allein an einem ruhigen und abgeschiedenen Ort und hörte vor Erreichung eines Sättigungsgefühls auf zu essen. Diese selbst auferlegten Ernährungsregeln führten dazu, dass er sich leicht, stark, klar im Kopf und selbstgerecht fühlte. Am Morgen wachte er mit dem Gedanken daran auf, was er abends kochen würde, und nachts überlegte er, was er die nächsten Tage essen oder nicht essen würde. An-

2 Kapitel 3.1 und 3.2 hat federführend Reinhard Pietrowsky verfasst. Kapitel 3.3 hat federführend Friederike Barthels verfasst.

dere Menschen, die die übliche (ungesunde) amerikanische Kost aßen, waren in seinen Augen wie Tiere, die beim Essen nur ihre Lust am Geschmack befriedigten. Er begann damit, seine Freunde und seine Familie von seiner Ernährungsweise zu überzeugen, da er sehr an die Richtigkeit dieser glaubte. Allmählich merkte er, dass etwas mit ihm nicht stimmte. Das Bedürfnis, Nahrungsmittel ohne tierische Produkte, Fett und künstliche Zusätze zu essen, hatte alle anderen sozialen Formen des Essens ausgeschlossen. Er konnte nur noch an Essen denken und die Schönheit („poetry“) war aus seinem Leben verschwunden. Selbst nachdem er festgestellt hatte, dass sein Wühlen im Dreck nach rohem Gemüse und Wildpflanzen eine Obsession geworden war, fiel es ihm sehr schwer, sich daraus zu befreien. Der Sinn seines Lebens war jahrelang gewesen, sich absolut gesund zu ernähren. Es waren dann eher externe Ereignisse, die ihn von seiner Orthorexie befreit haben, beispielsweise dass andere Personen (Vorbilder für ihn) ihre extrem einseitige Ernährung aufgaben, was ihn dazu brachte, seine orthorektische Ernährungsweise aufzugeben. Dies bedeutete, dass er sich weiterhin gesund (vegetarisch), aber flexibel ernährte und das Essen nicht mehr in den Mittelpunkt seines Lebens stellte.

Kommentar und Überlegungen zur Diagnose

Steven Bratmans Orthorexie ist primär dadurch gekennzeichnet, dass er aus ethischen, gesundheitlichen und ideologischen Gründen heraus eine Diät begonnenen hat, aus der sich dann eine Ernährungsweise entwickelte, die zunehmend das Leben des Betroffenen bestimmte. Damit wird eine flexible Anwendung der Ernährungsweise unmöglich gemacht und andere Lebensbereiche werden affiziert, die dann in den Hintergrund traten. Es scheint sich bei ihm um eine Form der Orthorexie mit überwertigen Ideen und sozialem Rückzug bei gleichzeitig missionarischem Verhalten gehandelt zu haben.

Andrea

Andrea leidet unter chronischem Asthma und ist auf mehrere Medikamente angewiesen, die sie regelmäßig einnimmt, um ihre asthmatischen Beschwerden unter Kontrolle zu halten. Um ihr Asthma zu heilen und sie von der Medikamentenabhängigkeit zu befreien, wurden von Bratman ihre Nahrungsmittelunverträglichkeiten bestimmt, um ihr dann zu ermöglichen, auf die entsprechenden Lebensmittel zu verzichten. In einem ersten Schritt wurden Unverträglichkeiten gegen Milch, Weizen, Soja und Mais festgestellt, weshalb sie diese Nahrungsmittel vermeiden und auf ein Medikament verzichten konnte. Damit war Andrea jedoch nicht zufrieden und es wurden weitere Nahrungsmittelunverträglichkeiten eruiert. Als Allergene stellten sich auch Eier, Avocados, Tomaten, Gerste, Roggen, Hühnerfleisch, Rindfleisch, Putenfleisch, Lachs und Thunfisch heraus. Durch den Verzicht auf diese Lebensmittel konnte ein weiteres Medikament abgesetzt werden. Nach dem zusätzlichen Verzicht auf Brokkoli, Kopfsalat, Äpfel, Buchweizen und Forellen habe sie alle ihre Medikamente absetzen können und sie habe sich drei Monate wohlgefühlt. Dann habe sie festgestellt, dass sie wohl noch gegen weitere Nahrungsmittel allergisch sei, etwa Orangen, Pfirsiche, Sellerie, Kartoffeln und Amaranth. Letztlich konnte sie nur Lammfleisch und (erstaunlicherweise) raffinierten Zucker problemlos essen. Da sie sich nicht nur von Lammfleisch und Zucker ernähren könne, habe sie eine „Rotationsdiät" entwickelt, indem sie verschiedene Getreidearten alternativ von Mahlzeit zu Mahlzeit esse, mit einer „Reinigungsphase" dazwischen, in der sie kein Getreide esse. Die Abfolge der Getreidearten rotiere sie von Tag zu Tag. Ebenso würde sie mit Gemüse verfahren. Somit müsse sie ziemlich komplizierte Ernährungspläne aufstellen, um diese „Rotationsdiät" einhalten zu können. Um diese für sich selbst entwickelte Rotationsdiät, von der sie auf gar keinen Fall abweichen wollte, einhalten zu können, trage sie ständig einen Vorrat an Nahrungsmitteln mit sich. Allerdings gehe sie nicht viel aus und sei meistens zuhause, um gewissenhaft ihre Ernährung vorzubereiten und durchführen zu können. Durch diese Ernährungsweise sei das Asthma geheilt worden, aber sie habe Kopfschmerzen, Übelkeit und Stimmungsschwankungen entwickelt.

Kommentar und Überlegungen zur Diagnose

Die Orthorexie von Andrea entspricht dem von Bratman häufig beschriebenen Fall, dass sich aufgrund von Nahrungsmittelallergien eine Orthorexie entwickelt. Der anfangs vermutlich sinnvolle und richtige Verzicht auf bestimmte Nahrungsmittel entwickelte aber eine starke Eigendynamik, sodass letztlich auch auf Nahrungsmittel verzichtet wurde, auf die entweder keine Nahrungsallergie bestand, oder deren Verzicht eine so starke Einschränkung der Lebensqualität bedeutete, dass dieser nicht mehr in angemessener Relation zu dem erworbenen Nutzen stand. Markant an diesem Beispiel ist der von Andrea entwickelte Rotationsplan, der notwendig war, um sich überhaupt noch einigermaßen vielfältig ernähren zu können, der zugleich aber ein gutes Beispiel für selbstentwickelte (idiosnykratische) Ernährungsregeln darstellt. Weiterhin charakteristisch an diesem Fallbericht sind der durch die orthorektischen Ernährungsregeln entstandene soziale Rückzug und die soziale Isolation. Schließlich weist dieses Fallbeispiel noch auf die mögliche iatrogene Verursachung einer Orthorexie hin, also eine Orthorexie, die durch ärztliche Behandlung selbst entstanden ist. In dem von Bratman berichteten Fallbeispiel von Andrea war er es selbst, der ihre Nahrungsunverträglichkeiten als mögliche Auslöser des Asthmas identifizierte und ihr zum Verzicht auf die entsprechenden Nahrungsmittel riet. Es lag vermutlich nicht mehr in der Schuld des Arztes, dass Andrea dann eigenmächtig weitergehende Eliminationen von Nahrungsmitteln betrieb. Jedoch weist das Verhalten des Arztes, der zu dem Verzicht auf Nahrungsmittel geraten hatte, gegen die Unverträglichkeiten bestanden, auf eine iatrogen bedingte Mitverursachung der Orthorexie hin. Schließlich stellte Bratman selbst die Frage, ob es für Andrea nicht besser gewesen wäre, wenn sie diese Art der ernährungsbezogenen Therapie für ihr Asthma nie kennengelernt hätte.

Janice

Janice wird von Bratman als eine Frau beschrieben, die sehr wenig isst. Jede Woche komme noch ein weiteres Nahrungsmittel hinzu, das sie nicht essen könne. Das sei schon so weit gegangen, dass sie nur noch Topinambur-Nudeln, Rapsöl und Wassermelonen esse. Sie sei stark abgemagert, die Muskulatur sei geschwunden, dennoch esse sie keinerlei Proteine, da sie etwa Bohnen nicht vertragen würde und Tofu zu künstlich sei, weil es ein verarbeitetes Nahrungsmittel ist. Laut Bratman ähnelt ihr Erscheinungsbild dem einer anorektischen Person, obwohl sie offensichtlich nicht das Verlangen hat, abzunehmen, sondern wegen vermeintlicher Allergien ihre Nahrungszufuhr extrem einschränkt. Janice sei sehr darauf fokussiert, immer mehr Nahrungsmittel von ihrem Speiseplan zu streichen. Je weniger sie esse, desto besser fühle sie sich. Begonnen habe der immer weiter um sich greifende Verzicht auf Nahrungsmittel aufgrund eines Allergietests, den ihr Hausarzt durchgeführt hatte, wobei es unklar sei, ob überhaupt Nahrungsmittelunverträglichkeiten bestanden hätten.

Kommentar und Überlegungen zur Diagnose

Dieses Fallbeispiel zeigt die Nähe der Orthorexie zur Anorexie, da die beschriebene Frau einige Merkmale aufweist, die sich bei der Anorexie finden. Das orthorektische Ernährungsverhalten kann hier eindeutig als Essstörung aufgefasst werden. Es ist möglich, dass es aufgrund der orthorektischen Ernährung zu der Unterernährung kam, die dann selbstverstärkend, wie bei der Anorexia nervosa, eine weitere Gewichtsabnahme begünstigte. Ob ein Wunsch nach einer Gewichtsabnahme vor Beginn der orthorektischen Entwicklung vorlag, kann nicht erschlossen und nicht ausgeschlossen werden. So ist es denkbar, dass sich der Wunsch nach Gewichtsreduktion hinter dem leichter kommunizier- und akzeptierbaren Motiv einer gesunden Ernährung verborgen hatte. Das Fallbeispiel illustriert eindrücklich die Gefahr der Fehl- und Mindererernährung, die durch eine rigide und restriktive Ernährungsweise auftreten kann, und auch die Vehemenz, mit der daran festgehalten wird, obwohl sich bereits negative Auswirkungen auf die Gesundheit zeigen.

Claire

Claire ist eine junge Frau, die bei David Knight in Psychotherapie war. Sie sehnte sich sehr nach einer Beziehung zu einem Mann, tat sich aber habituell schwer, einen Partner zu finden, da sie sich in Männer verliebte, die kein Interesse an ihr zeigten. In jeder Therapiesitzung sprach sie mindestens 15 Minuten davon, wie gut sie sich die Woche davor ernährt hätte, was laut Bratman schon ein klarer Hinweis für eine Orthorexie gewesen sei. Irgendwann lernte Claire einen Mann kennen, der gut zu ihr passen würde und der sich auch in sie verliebt habe. Eines Tages jedoch habe Claire die Beziehung beendet, da ihr Partner Kaffee getrunken habe. Zu Anfang der Beziehung hätte sie nicht gemerkt, dass er jeden Morgen „Gift in sich hineinschütte", wie sie seinen Kaffeekonsum bezeichnete. Sie hätte den Geruch seines Kaffeeatems nicht ertragen können und wäre auch nicht bereit gewesen, diesen zu ignorieren. Sie habe ihrem Partner noch eine Chance für die Beziehung gegeben, sofern er seinen Kaffeegenuss einstellen würde, was dieser aber nicht gewollt habe. Als besonders schlimm habe sie es auch empfunden, dass er seinen Kaffee mit Zucker gesüßt hätte, was es für Claire absolut unmöglich gemacht habe, diese Beziehung, auch wenn sie sonst glücklich und erfüllend gewesen sei, noch weiterzuführen.

Kommentar und Überlegungen zur Diagnose

Über das genaue Ernährungsverhalten von Claire wird wenig berichtet, nur dass sie sich viel mit ihrer Ernährung beschäftigte. Auffallend ist aber, dass sie so extrem auf den Kaffeekonsum ihres Freundes reagierte; der Kaffee war für sie „das reinste Gift", sodass von einer orthorektischen Grundhaltung auszugehen ist. Diese ist in ihrem Fall aber nicht klar als Essstörung zu identifizieren, vielmehr scheinen überwertige Ideen („ich kann nicht mit einem Partner zusammen sein, der sich total ungesund ernährt") zu dominieren. Das Fallbeispiel illustriert auch sehr eindrücklich, wie das orthorektische Verhalten Beziehungen zerstören kann und wie es wichtiger wird als andere Ziele im Leben.

Shirley und Jane

Shirley ist eine junge Frau, die unter Migräne leidet und Mutter einer sechsjährigen Tochter (Jane) ist. Die Migräne werde vermutlich aufgrund von Nahrungsallergien ausgelöst, weshalb Shirley auf einige Nahrungsmittel verzichte. Da sie in Sorge sei, dass ihre Tochter Jane auch eine Migräne entwickeln könne, verbiete sie dieser prophylaktisch eine ganze Reihe von Nahrungsmitteln, die potenziell migräneauslösend sind, unter anderem Milchprodukte, Weizen, Obst, Haferflocken, pflanzliche Öle, Zucker, Erdnussbutter, Mais und Eier. Jedoch habe Jane zu dieser Zeit gar keine Migräne oder andere Kopfschmerzen gehabt. Jane habe diese Ernährungsregeln von ihrer Mutter schon so verinnerlicht, dass sie immer schlechtgelaunt würde, wenn sie „schlechtes" Essen gegessen habe. So habe Jane einmal ihre beste Freundin angeschrien, als diese sie nicht auf die Schaukel ließ. Den Grund für das Anschreien glaubte Jane darin zu sehen, dass sie selbst vor diesem Ereignis Schokolade gegessen habe. Der Verzehr ungesunder Nahrungsmittel habe somit „ein böses Kind“ aus ihr gemacht. Bis ins jugendliche Alter hinein habe sich Jane an die Ernährungsvorschriften ihrer Mutter gehalten, weil sie Angst gehabt hätte, einen Migräneanfall zu bekommen und daran zu sterben, was ihr ihre Mutter suggeriert habe. Als sie dann als Jugendliche diese von ihrer Mutter verordnete strenge Diät aufgegeben habe, habe sie zwar gelegentlich Migräneattacken gehabt, diese seien aber viel weniger schlimm und belastend gewesen als die eingeschränkte Ernährungsweise und die Angst vor dem Sterben, falls sie sich nicht an die Ernährungsregeln halten würde, die sie aufgrund der Äußerungen der Mutter entwickelt habe.

Kommentar und Überlegungen zur Diagnose

Dieser eindrucksvolle Fall veranschaulicht die Manipulation von anderen Personen (in dem Fall der Tochter) durch die Orthorexie und das erzwungenermaßen dieser Person beigebrachte orthorektische Verhalten. Man könnte von einer *Orthorexie by proxy* sprechen (siehe auch Cuzzolaro & Donini, 2016). Bei der Mutter Shirley liegt höchstwahrscheinlich eine Orthorexie vor, die sich aufgrund von Nahrungsmittelunverträglichkeiten entwickelt hat, die dann weit über das medizinisch notwendige Maß zur Migräneprophylaxe hinausging. Dies wurde dann, ohne dass die Notwendigkeit dafür bestand, aus prophylaktischen Gründen auf die Tochter übertragen, was diesem Kind nicht nur Jahre gustatorischen Genusses genommen, sondern auch aus psychologischer Sicht zu sehr bedenklichen Einstellungen bei dieser geführt hat. So attribuierte die kleine Jane emotionale Zustände (z. B. Ärger) nicht auf die dafür verantwortlichen situativen Gegebenheiten, sondern auf eigenes Fehlverhalten in ihrer Ernährung. Abgesehen davon, dass solche invalidierenden Emotionsregulationsprozesse für die weitere psychische Entwicklung eines Kindes höchst problematisch sind, zeigt dieses Beispiel auch die Problematik einer möglichen Verletzung der Fürsorgepflicht gegenüber Schutzbefohlenen durch Orthorexie.

Warren

Warren ist ein Mann mittleren Alters, der mit ca. 30 Jahren begann, eine ausgeprägte Angst vor einer Krebserkrankung zu entwickeln. Es habe mit einer schlimmen Erkältung begonnen, in deren Folge auch seine Lymphdrüsen angeschwollen seien. Er habe dann ständig seine Lymphdrüsen betastet und kontrolliert, ob sie kleiner oder noch größer geworden seien. Als die Erkältungssymptome zurückgegangen seien, habe die Schwellung der Lymphdrüsen angehalten. Dadurch habe seine Angst, Lymphdrüsenkrebs zu haben, enorm zugenommen, da auch seine Mutter Lymphdrüsenkrebs gehabt habe und daran verstorben sei (im Alter von

82 Jahren). Er sei von dem Gedanken besessen gewesen, ebenfalls an Lymphdrüsenkrebs erkrankt zu sein. Auch eine negative Biopsie habe seine Überzeugung, Lymphdrüsenkrebs zu haben, nicht schmälern können. Er habe sich mit Heilmethoden zur Behandlung von Krebs befasst und sei schließlich zu dem Entschluss gekommen, sich „entgiften" und seinen Körper „reinigen" zu müssen. Hierzu habe er mehrere Ernährungsmethoden angewandt, wie etwa fast ausschließlich Rohkost zu essen, Fastentage einzulegen, Darmspülungen (Klistiere) zu machen und zahlreiche Kräuter und Nahrungsergänzungsmittel einzunehmen. Als nach etwa einem Monat die Lymphknotenschwellung zurückgegangen sei, habe er dies auf die „Entgiftung" und „Reinigung" durch seine Ernährung zurückgeführt. Seine Angst vor Krebs sei zurückgegangen und er sei der festen Überzeugung gewesen, dass mit seiner Ernährungsweise das Risiko zu erkranken gebannt sei. Er habe diese Ernährungsweise (Rohkost) daher fortgesetzt, bis er an Pfeifferschem Drüsenfieber (infektiöse Mononukleose) schwer erkrankt sei. Als er von diesem geheilt war, ernährte er sich makrobiotisch, weil er glaubte, möglicherweise dadurch vor Krankheiten geschützt zu sein.

Kommentar und Überlegungen zur Diagnose

Das Besondere an diesem Fallbeispiel ist die Krankheitsangst, die zu orthorektischem Verhalten geführt hat. Bei einer Krankheitsangst liegen nicht unbedingt tatsächlich Erkrankungen vor, sondern diese werden von der betroffenen Person befürchtet, was aber eine Reihe von Verhaltensmaßnahmen, wie das Kontrollieren des Körpers auf Krankheitssymptome, mit sich bringen kann. In diesem Fall war es die Ernährungsumstellung hin zu einer recht einseitigen Ernährung mit Rohkost und zusätzlich die Aufnahme von Nahrungsergänzungsmitteln, die zur Bekämpfung der Krankheitsangst eingesetzt wurden. Gemäß den Angaben Bratmans sei die Lymphknotenschwellung bei Warren schlichtweg eine außergewöhnlich starke Immunreaktion auf dessen Erkältung gewesen, die sich auch spontan, also ohne die besondere Ernährungseise zurückgebildet hätte. Insofern illustriert dieses Beispiel die Möglichkeit, dass eine Krankheitsangst (oder auch eine sonstige Form einer somatoformen Störung, was in dem Fallbeispiel jedoch nicht gegeben war) die Ursache einer Orthorexie sein kann. Diagnostisch könnte bei Warren eine Orthorexie angenommen werden, weil er an seiner Ernährungsweise weiterhin festhielt, obwohl keine akuten Krankheitssymptome mehr vorhanden waren, und seine Ernährungsweise somit auch dem Schutz vor Krankheiten diente. Für eine Orthorexie spricht auch die starke Fixierung auf das Ernährungsverhalten. Als Warren trotz der Rohkost an Pfeifferschem Drüsenfieber erkrankte, stellte er nicht den Schutz vor Krankheiten durch diese Art der Ernährung in Frage, sondern wechselte von der Rohkost zur makrobiotischen Ernährung, die Rohkost verbietet. Der Glaube an die heilende Kraft der Ernährung hingegen ist geblieben.

Fazit

Resümierend kann festgehalten werden, dass diese Auswahl der von Bratman geschilderten Fallbeispiele die Vielgestaltigkeit möglicher Ursachen der Orthorexie verdeutlicht (vgl. auch Kap. 2.2): Von Nahrungsallergien und nahrungsassoziierten Krankheiten über den Wunsch abzunehmen bis hin zum Schutz vor Krankheiten. Da Bratman als Alternativmediziner gearbeitet hat und daher der Auffassung war, dass mit gesunder Ernährung in vielen Fällen eine Heilung oder Linderung von Beschwerden erreicht werden könne, überwiegen in seinen Fallbeispielen die Fälle einer Orthorexie, die aus einer besonderen Diät resultierten. Er verschweigt aber auch nicht, dass mitunter der wohlgemeinte ärztliche Rat zu einer besonderen Ernährungsweise den Anstoß für eine (iatrogen verursachte) Orthorexie gab. Und schließlich verweist er in seinen Fallbespielen sogar auf tödlich endende Verläufe von Orthorexie aufgrund der orthorektischen Mangelernährung, die ihm in seiner ärztlichen Praxis untergekommen seien.

3.2 Fallbeispiele aus der wissenschaftlichen Literatur

In der wissenschaftlichen Literatur wurden ebenfalls einige Fallberichte über Orthorexie publiziert. Angesichts der sonstigen Veröffentlichungen zu diesem Thema sind Fallbeispiele zur Orthorexie jedoch eher selten. Im Folgenden werden solche Fallbeispiele berichtet, die sich in gewisser Weise von den Fallbeispielen Bratmans (die charakteristisch für viele Formen orthorektischen Ernährungsverhaltens sind) oder unseren eigenen Fallbeispielen (vgl. Kap. 3.3) unterscheiden bzw. weitere Aspekte hinzufügen.

Der Fall eines unterernährten Mannes

Moroze, Dunn, Holland, Yager und Weintraub (2015) beschrieben den Fall eines 28-jährigen, extrem unterernährten Mannes mit einem Body-Mass-Index (BMI) von 12,3 kg/m^2, Mangelernährung sowie zahlreichen somatischen Krankheitssymptomen aufgrund der Unterernährung. Herr A. sei sich seines Untergewichts und seiner Mangelernährung bewusst und habe keine suizidalen Absichten. Sein auffälliges Ernährungsverhalten habe begonnen, nachdem er mehrmals unter Verstopfung gelitten und daraufhin seine Ernährung umgestellt habe. So begann er, seine eigenen „Proteinshakes" zuzubereiten, die nur aus reinem Aminosäuren-Pulver bestanden. Im Gegensatz zu kommerziell erhältlichen Proteinshakes fehlten diesen viele essenzielle Mineralien. Er habe zahlreiche körperlichen Beschwerden, etwa Schluckbeschwerden, in Kauf genommen und sei darauf fixiert gewesen zu kontrollieren, wie und wann er seine Medikamente eingenommen habe. So habe er etwa die Hälfte einer Multivitamintablette morgens und die andere Hälfte am Nachmittag eingenommen, weil er der Meinung war, dass sie ihm zu diesen Zeiten einen Extrastoß an Energie gäben. Er habe auch Annahmen über Nahrungsmittel gehabt, die als überwertige Ideen beschrieben werden können, wie beispielsweise etwa über magische Eigenschaften von Brokkoli. Er beschreibt sich als darauf fokussiert, seinen Körper „wie einen Tempel“ zu behandeln und ihm die reinen Bausteine zu geben, die er benötige.

Kommentar und Überlegungen zur Diagnose

Dieser Fallbericht zeigt als ein Merkmal der Orthorexie das magische Denken über Nahrungsmittel, aber auch über den Körper und seine Funktionen. Dieses bizarre Denken zeigt sich etwa in der Annahme über magische Eigenschaften von Brokkoli und dem Glauben, dass Multivitamintabletten nur zu bestimmten Tageszeiten einen ganz bestimmten Effekt hätten. Im Gegensatz zu dem von Bratman beschriebenen Fall von Janice (vgl. Kap. 3.1), die bewusst immer weniger gegessen hat, nicht zunehmen wollte und sich besser fühlte, je weniger sie aß, ist die reduzierte Nahrungsaufnahme von Herrn A. kein Ziel von ihm und sein extremes Untergewicht auch nicht von ihm gewünscht, sondern eine kollaterale Folge seiner aufgrund seines magischen Denkens eingeschränkten und sehr einseitigen Nahrungszufuhr.

Der Fall einer Orthorexie mit Depression

Einen Fall von Orthorexia nervosa mit komorbider Depression berichten Lopes, Melo und Dias Pereira (2020). Dabei handelt es sich um eine 18 Jahre alte Frau, die seit circa einem Jahr ein auffälliges Essverhalten zeige, insoweit als dass sie täglich mehrere Stunden damit verbringe, sich im Internet über Nahrungsbestandteile, Vitamine und den Kaloriengehalt der Nahrung zu informieren. Besonders fixiert sei sie auf Inkompatibilitäten von Nahrungsmitteln, da sie der Ansicht sei, dass bestimmte Nahrungsmittel nicht zusammen verzehrt werden dürften, weil sie sich nicht vertragen würden. Ebenso sei sie auf „reine“ Nahrung fixiert, also Nahrungsmittel ohne Konservierungsstoffe oder Zusätze. Somit esse sie nur noch Gemüse, Früchte, Fisch, Beeren und Nüsse, was per se eine sehr gesunde Ernährung ist. Sie achte aber darauf, dass sie auch diese „gesunden“ Nahrungsmittel nur in bestimmten und spezifischen Kombinationen verzehre. Sie bereite mehr und mehr ihre Mahlzeiten selbst zu und nehme sie in Plastikbehältern mit, wenn sie außer Haus gehe, sodass sie stets ihr Essen bei sich habe. Auch in Restaurants esse sie ihr mitgebrachtes Essen, wenn die Nahrungszubereitung nicht nach ihren Regeln erfolge. Es komme zunehmend zu Konflikten mit der Familie und ihrem Freund und schließlich zu einem Beziehungsabbruch mit ihrer Mutter. In dem Jahr seit dem orthorektischen Ernährungsstil hat die Frau 15 kg an Gewicht verloren (BMI: 16,2 kg/m^2). Für ihr Ernährungsverhalten gebe es keine medizinische Veranlassung, sie leide nicht an Allergien oder Nahrungsmittelunverträglichkeiten. Seit einem Monat leide die Patientin auch unter einer depressiven Episode von mittlerer bis schwerer Ausprägung. Im ORTO-15 (vgl. Kap. 4.1.2) erreicht sie einen Wert von 19, was für das Vorliegen einer Orthorexie spricht.

Kommentar und Überlegungen zur Diagnose

Dieser Fallbericht ist insofern interessant, als hier die vermutete Inkompatibilität von Nahrungsmitteln im Vordergrund steht, eine Annahme, die häufiger bei Personen mit orthorektischem Ernährungsverhalten zu beobachten ist. Diese Inkompatibilität bezieht sich dabei nicht auf gustatorische Aspekte, wie sie allgemein vorkommen kann und normal ist, sondern auf die Gesundheit: Nahrungsmitteln wird eine ungesunde oder gar gefährliche Wirkung zugeschreiben, wenn sie zusammen konsumiert werden. Eine weitere Besonderheit dieses Falles ist, dass sich im Verlauf der Orthorexie eine Depression entwickelte, die vermutlich – so die Autor:innen – auf die Orthorexie zurückzuführen ist, da es aufgrund dieser zu einem starken sozialen Rückzug und sozialer Isolation kam. Dieser Fallbericht beschreibt auch die Behandlung der Patientin, deren Depression erfolgreich mit 15 mg/d Mirtazapin und deren Orthorexie mit Psychoedukation und Ernährungsberatung behandelt wurde. Die Defizite aus der Mangelernährung konnten mit Vitaminpräparaten und Magnesium beseitigt werden. Diese Behandlung führte nach etwa sechs Wochen zu einer Verbesserung der Stimmung und ihrer schulischen Leistungen sowie zu einer Reduktion ihrer Fixierung auf gesundes Essen und nahrungsassoziierter Gedanken. Ihr orthorektisches Ernährungsverhalten ging zurück und sie begann, wieder eine größere Vielfalt an Nahrungsmitteln zu essen. Im Verlauf von sechs Monaten kam es zu einer Normalisierung des Körpergewichts.

Berichte über Orthorexie in Online-Blogs

Einen sehr interessanten Ansatz zur Erfassung und Dokumentation orthorektischen Verhaltens, auch wenn es sich nicht um Fallberichte im klassischen Sinne handelt, wählten Greville-Harris, Smithson und Karl (2020), indem sie in Online-Blogs berichtete orthorektische Verhaltensweisen auswerteten. So beschrieb eine Bloggerin die (typische) zunehmende Restriktion ihres Essverhaltens von vegetarischer zu veganer Kost, dann zu glutenfreier Diät und schließlich zu Rohkost, immer im Bestreben, sich perfekt zu ernähren. Des Weiteren wurden in den Blogs Abwärtsvergleiche als ein typisches Merkmal der Orthorexie beschrieben. Ein Blogger schrieb, dass er andere Menschen, die sich nicht wie er nach der Paläo-Diät ernährten, extrem abwerte. Das steigere sich dann weiter, dass er sogar andere Personen, die sich auch an eine Paläo-Diät hielten, aber diese nicht so streng oder so extrem einhielten wie er (etwa keine fermentierten Nahrungsmittel aßen) abwertete. Etliche Blogger und Bloggerinnen berichteten auch, dass ihr früher anorektisches Essverhalten in ein orthorektisches übergegangen sei, als ihre zwanghafte Fixierung auf gesunde Ernährung zugenommen habe. Eine Bloggerin berichtete jedoch auch den Übergang von der Orthorexie hin zur Anorexie.

Erwähnenswert ist auch, dass mehrere Blogger und Bloggerinnen berichteten, dass eher Angst vor ungesunden Lebensmitteln als das Streben nach gesunder Ernährung ein wesentliches Motiv für ihr orthorektisches Verhalten sei. So hatte eine Bloggerin ihre Nahrungsaufnahme auf nur noch wenige Nahrungsmittel begrenzt, aber nicht, weil sie gesünder sein wolle, sondern weil sie Angst davor habe, sich durch andere Lebensmittel einen körperlichen und geistigen Schaden zuzufügen. Diese Angst und Vermeidung würden dann auch dazu führen, dass sich Ekel vor diesen Nahrungsmitteln entwickle, und die dadurch hervorgerufene Ablehnung dieser Lebensmittel würde wiederum als Beleg für ihre Gesundheitsgefährdung durch diese Nahrungsmittel fehlinterpretiert. So würde ein Teufelskreis entstehen, schrieb eine Bloggerin, der darin bestünde, dass sie, wenn sie bestimmte, vermeintlich gefährliche Lebensmittel esse, dies zu Ekel und Angst führen würde und eine Kampf-Flucht-Reaktion ausgelöst würde. Diese hätte dazu geführt, dass ihre Verdauung und Immunfunktion beeinträchtigt würden, weshalb sie chronischen Durchfall und Symptome gestörter Immunabwehr bekommen habe. Das belege für sie die Gefährlichkeit dieser Nahrungsmittel. In den Worten einer anderen Bloggerin heißt es: „Ich habe die Theorie, ... dass wenn wir ständig negativ und angstvoll über Nahrung denken, beginnt unser Körper, diese Nahrungsmittel buchstäblich als Bedrohung wahrzunehmen. Unser Immunsystem reagiert darauf, unser Verdauungstrakt weist sie zurück und unser Gehirn sieht sie als Quelle der Angst. Was einst notwendig war ist jetzt der Feind – körperlich und psychologisch“ (Greville-Harris et al., 2020, S. 1698).

Viele Blogger und Bloggerinnen merkten zudem an, dass das Internet und die sozialen Medien mit falschen oder unbewiesenen Annahmen über die Entgiftung des Körpers, den gesundheitlichen Effekt der Nahrungsrestriktion oder der Elimination von Lebensmitteln das gestörte Essverhalten noch weiter befeuern würden. Das Thema „Orthorexie“ würde unreflektiert in Blogs zur sogenannten „gesunden Ernährung“ erklärt und gepriesen. Es finde sich in Entgiftungs- und Entschlackungsprogrammen und in den Empfehlungen vermeintlicher Ernährungsexperten, entweder auf gar keinen Fall bestimmte Nahrungsmittel zu konsumieren oder unbedingt bestimmte Nahrungsmittel zu sich zu nehmen. Nach der Aussage vieler Blogger und Bloggerinnen ist diese Selbstverständlichkeit und Omnipräsenz, mit der diese vermeintlichen Expertenratschläge zur angeblich gesunden Ernährung in den sozialen Medien gegeben werden, für die Orthorexie und vor allem das fehlende Hinterfragen dieses Verhaltens mitverantwortlich. Verstärkend kommt hinzu, dass viele Blogger und Bloggerinnen auch ihre eigenen Ernährungsblogs haben oder Fotos von ihrem Essen auf Instagram hochladen. Damit würden sie diese Fehlinformationen über gesunde Ernährung weitertragen und den „Kreislauf von angstbesetzten Nahrungsinformationen" fortsetzen (Greville-Harris et al., 2020; S. 1697).

Fazit

Auch wenn die Fallbeispiele aus der Literatur nicht zahlreich sind, so beschreiben sie einerseits doch viele Fälle von Orthorexie aufgrund von vorangegangenen Erkrankungen, die zu einem restriktiven Ernährungsstil geführt haben, und andererseits die sehr individuellen Ernährungsregeln der orthorektischen Personen. Auch in diesen Fallbeispielen imponiert die Gefährlichkeit der Orthorexie, die zu extremen Mangelerscheinungen oder Depression führen kann. Besonders aufschlussreich sind auch in Internet-Blogs vorzufindende Berichte von Betroffenen über ihr orthorektisches Verhalten, die einerseits die vermuteten Ursachen und Symptome orthorektischen Verhaltens bestätigen und andererseits den verstärkenden und aufrechterhaltenden Effekt solcher Blogs auf das orthorektische Verhalten thematisieren.

3.3 Fallbeispiele aus einer eigenen Studie

Die beiden vorherigen Kapitel zeigen, dass bislang kaum Fallbeispiele aus dem deutschsprachigen Raum vorliegen. Nachfolgend werden drei Fallbeispiele orthorektischer Personen vorgestellt, die in den Jahren 2021 und 2022 im Rahmen einer Studie unserer Arbeitsgruppe gesammelt wurden.

Im Aufruf zu dieser Studie wurde explizit nach Personen gesucht, die sich besonders gesund ernähren, denen gesunde Ernährung wichtig ist und die ggf. bereits bemerkt haben, dass die Beschäftigung mit gesunder Ernährung überhandnimmt und zunehmend das Leben dominiert. Rekrutiert wurden die Personen sowohl über Aushänge in Universitäten, Supermärkten, Bio-Läden und Fitnessstudios, als auch über soziale Medien wie Instagram und Facebook. Zentrales Element der Studie war ein ausführliches diagnostisches Interview zu orthorektischen Ernährungsgewohnheiten, welches auf Basis der vorläufigen Diagnosekriterien von Barthels (vgl. Kap. 4.2.2) erstellt wurde. Die interviewten Personen wurden gebeten, ihr Essverhalten zu beschreiben und dabei insbesondere die Gründe und Motive für ihre Ernährungsweise darzulegen. Diesem Aspekt kam besondere Bedeutsamkeit zu, um orthorektische Tendenzen sowohl von anderen Essstörungen als auch von ausgeprägtem Diät- oder Sportverhalten zu differenzieren (vgl. Kap. 2 und Kap. 7). Abschließend wurde anhand der im Interview gesammelten Informationen beurteilt, inwiefern die Personen die vorläufigen Diagnosekriterien, operationalisiert anhand von elf Fragen, erfüllen. Es wurde vorab festgelegt, dass mindestens sieben der elf Kriterien eindeutig erfüllt sein müssen, um als orthorektisch zu gelten.

Neben dem Interview beantworteten die teilnehmenden Personen auch soziodemografische Fragen und machten Angaben zu ihrem Gesundheitszustand, zu körperlichen und psychischen Erkrankungen, ggf. zum Behandlungsstatus sowie zu Allergien und Unverträglichkeiten. Darüber hinaus füllten die Personen einige Fragebogen aus, deren diagnostische Kennwerte im Folgenden ebenfalls berichtet werden. Die *Düsseldorfer Orthorexie Skala* (Barthels, Meyer & Pietrowsky, 2015a; vgl. Kap. 4.1.5) wurde zur Erfassung der dimensionalen Ausprägung orthorektischen Ernährungsverhaltens verwendet, und das *Eating Disorder Inventory-2* (Paul & Thiel, 2005) wurde zur Messung psychopathologischer Merkmale, die mit gestörtem Essverhalten assoziiert sind, genutzt. Außerdem sollten die *Skala zur Allgemeinen Selbstwirksamkeitserwartung* (Schwarzer & Jerusalem, 2003) sowie die *Basic Psychological Needs Scale* (adaptierte Version der allgemeinen BPNS von Deci & Ryan, 2000; Gagné, 2003) ausgefüllt werden, um das Vertrauen in die Effektivität eigener Handlungen sowie die Bedürfniserfüllung im Bereich der Ernährung zu erfassen. Des Weiteren wurde die *Intuitive Eating Scale* (van Dyck, Herbert, Happ, Kleveman & Vögele, 2016) verwendet, welche eine Form des adaptiven Essverhaltens erfasst, bei dem orientiert an Hunger- und Sättigungsgefühlen gegessen wird (vgl. Kap. 1.2). Ein Screening zu aktuell und/oder in der Vergangenheit vorliegenden psychischen Störungen, angelehnt an die Screening-Fragen des *Strukturierten Klinischen Interviews für DSM-IV* (Wittchen, Zaudig & Fydrich, 1997), wurde ebenfalls durchgeführt.

Vorgestellt wird im Folgenden eine Auswahl von drei Personen mit mutmaßlich orthorektischem Ernährungsverhalten. Alle beschriebenen Personen gaben ihr Einverständnis zur Veröffentlichung ihrer pseudonymisierten Daten. Bei der Auswahl der Fallberichte wurde besonderer Wert daraufgelegt, eine möglichst große Bandbreite an orthorektischen Verhaltensweisen vorzustellen.

3.3.1 Frau A. – Angst vor ungesundem Übergewicht

Deskriptive Charakterisierung

Frau A. ist 27 Jahre alt und beschreibt ihre Ernährungsweise als „sehr gesund, sehr diszipliniert und recht eintönig". Sie achte auf frische, unverarbeitete Lebensmittel sowie auf die Zusammensetzung ihrer Ernährung und habe sich ein Programm erstellt, um die Nährstoffe immer im Blick zu behalten. Dies beinhalte unter anderem, dass sie täglich mindestens 1,5 g Eiweiß pro Kilogramm ihres Idealgewichts zu sich nehme und maximal 1700 bis 1800 Kalorien verzehre. Sie habe sehr regelmäßige Mahlzeiten definiert, drei Hauptmahlzeiten und zwei kleine Zwischenmahlzeiten, und erlaube sich in der Woche maximal 100 g Süßigkeiten. Zudem sei es ihr wichtig, in ihren Mahlzeiten pflanzliche und tierische Lebensmittel zu kombinieren sowie ihre Mahlzeiten sehr schonend zuzubereiten. Beispielsweise brate sie mit Wasser an statt mit Öl. Häufig verzehre sie Gemüse, das sie stets frisch auf dem Markt kaufe, roh oder nur schwach erhitzt, jedoch nie frittiert oder stark angebraten. Auch wenn sie sich nichts komplett verbiete, achte sie dennoch darauf, dass ihre Lebensmittel so wenig wie möglich Zusatzstoffe enthielten, was beim gelegentlichen Verzehr verarbeiteter Lebensmittel jedoch unvermeidbar sei. Insbesondere Fast Food sei für sie extrem ungesundes Essen, sie empfände regelrecht Ekel, wenn sie sich das triefende Fett vorstelle. Sie denke dann daran, wie die Arterien verstopften, und dass es „viele tausend Kalorien ohne sinnvollen Inhalt" seien.

Insgesamt beschäftige sie sich ca. 4 bis 5 Stunden pro Tag mit ihrer Ernährung. Sie koche sehr aufwändig und nehme sich hierfür auch viel Zeit. Dadurch komme es gelegentlich vor, dass sie andere alltägliche Aufgaben weniger sorgfältig mache, diese nach hinten verschiebe oder nicht ganz bei der Sache sei, wenn sie diese erledige. Um keine ungesunden Lebensmittel essen zu müssen, biete sie sich gerne an, für andere zu kochen, oder bringe ihr eigenes Essen mit. Notfalls würde sie auch sagen, dass sie keinen Hunger habe.

Hauptmotivation für ihre Ernährungsweise sei, Krankheiten zu vermeiden und ihre Gesundheit zu fördern. Dazu gehöre, zu verhindern, dass sie in alte Muster zurückfalle und wieder an Gewicht zunehme. Aktuell wiege sie 80 kg bei einer Größe von 174 cm, was einem Body-Mass-Index (BMI) von 26,4 kg/m^2 und somit leichtem Übergewicht entspricht. Sie gibt an, früher über 150 kg gewogen und seitdem bereits 80 kg abgenommen zu haben. Sie habe Angst vor einem Schlaganfall, vor „verfetteten Arterien" und auch vor Bluthochdruck, weshalb sie nun besonders auf ihre Ernährungsweise achte. Der Normalzustand eines Menschen sei „gesund", und sie ernähre sich gesund, um diesen Zustand zu erhalten. Tabletten wolle sie im Zweifelsfall nicht nehmen, weil diese nicht in der Natur vorkämen. Da sie inzwischen ihr Übergewicht deutlich reduziert habe, mache sie sich weniger Sorgen als früher, eine ernsthafte Erkrankung zu haben, empfinde aktuell dennoch gelegentlich Ängste, die „eigentlich komplett unnötig" seien.

Häufig fühle sie sich durch ihre Ernährungsweise beeinträchtigt. Dies läge vor allem daran, dass es ein elementarer Teil ihres Lebens sei, der sehr viel Zeit in Anspruch nähme. Sie müsse viel über ihre Ernährungsweise nachdenken und stoße immer wieder Menschen vor den Kopf. Wenn sie wüsste, dass es ihr nicht schaden könne, würde sie daher gerne lockerer mit ihrer Ernährungsweise umgehen. Sie fühle sich, als habe sie wieder versagt, wenn sie gelegentlich gegen ihre Ernährungsregeln verstoße. Meistens gehe sie dann direkt zum Sport als Ausgleich. Sie nutze zudem eine App für ihre sportliche Routine und gönne sich keine Pausen, außer wenn sie krank sei.

Diagnostische Kennwerte

Frau A. bezeichnet ihren subjektiven Gesundheitszustand als sehr gut und gibt weder körperliche noch psychische Erkrankungen an. Auf der Düsseldorfer Orthorexie Skala erreicht sie 30 Punkte, was genau dem Schwellenwert für orthorektisches Ernährungsverhalten entspricht. Im Eating Disorder Inventory-2 erreicht sie in nahezu allen Bereichen erhöhte Werte. Insbesondere die Subskalen Schlankheitsstreben, Unzufriedenheit mit dem Körper, Angst vor dem Erwachsenwerden, Perfektionismus und soziale Unsicherheit sind stark erhöht. Ihr Selbstwirksamkeitserleben fällt durchschnittlich aus, was sich auch in der Bedürfniserfüllung im Bereich der Ernährung widerspiegelt. Am stärksten ist ihr Kompetenzbedürfnis erfüllt, gefolgt von sozialer Verbundenheit und Autonomie. In Bezug auf intuitives Essverhalten ist festzuhalten, dass Frau A. sich nahezu nie bedingungslos erlaubt, zu essen, was sie eigentlich möchte. Jedoch isst sie meist aus körperlichen statt aus emotionalen Gründen und verlässt sich in der Regel auch auf ihr Hunger- und Sättigungsgefühl. Im Screening zu psychischen Störungen gibt sie an, dass im Laufe ihres Lebens Symptome im Bereich der sozialen Phobie, der Zwangsgedanken, der Anorexia und Bulimia nervosa sowie der Depression aufgetreten seien.

Kommentar und Überlegungen zur Diagnose

Das Essverhalten von Frau A. wird vor allem von der Angst vor Übergewicht und den möglichen gesundheitlichen Folgen determiniert. Angesichts des aktuell noch vorhandenen Übergewichts sind die hohen Werte im Eating Disorder Inventory-2 nicht als Hinweise auf eine Anorexia nervosa, sondern vielmehr als Maßnahme zur weiteren Gewichtsregulation zu interpretieren. Im Interview wurde deutlich, dass Frau A. sich sehr viel mit ihrer Ernährungsweise auseinandersetzt und die Gesundheitssorgen ihr größter Antrieb sind. Im Hinblick auf die vorläufigen Orthorexie-Diagnosekriterien kann festgehalten werden, dass das erste Kriterium hinsichtlich der intensiven Beschäftigung mit Ernährung eindeutig erfüllt ist. Auch die ausgeprägten Ängste hinsichtlich bestimmter Lebensmittel, insbesondere fetthaltiger Mahlzeiten, sowie die daraus resultierende Vermeidung können als erfüllt betrachtet werden. Überwertige Ideen bezüglich der Wirksamkeit und gesundheitsförderlicher Effekte von Nahrungsmitteln scheinen jedoch nicht vorzuliegen. Die von Frau A. geäußerten Sorgen bewegen sich in einem angemessenen Rahmen. Ernährungsbezogene Rituale scheinen insofern eine Rolle zu spielen, als dass Frau A. von einem „Programm" spricht, das sie sich zurechtgelegt habe, um ihre Nährstoffaufnahme immer im Blick zu behalten. Leidensdruck und Beeinträchtigungen spricht Frau A. indirekt an, jedoch scheinen diese weniger stark ausgeprägt zu sein im Vergleich zu den Sorgen, die sie sich bei einer ungesünderen Ernährungsweise machen würde. Zu Mangelerscheinungen kann keine Aussage getroffen werden, da die Interviewte hierzu keine Auskunft gab. Hinsichtlich des letzten Kriteriums ist festzuhalten, dass Gewichtsverlust zwar ein wichtiger Aspekt bei ihrem Ernährungsverhalten ist, dies jedoch primär aus einer gesundheitlichen Motivation heraus erfolgt. Insgesamt kann bei Frau A. von einer leichten Ausprägung orthorektischen Ernährungsverhaltens gesprochen werden.

3.3.2 Frau B. – Orthorexie als Bewältigung einer Essstörung

Deskriptive Charakterisierung

Die 20-jährige Frau B. gibt an, sich ausschließlich pflanzlich mit „gesunden und frischen Lebensmitteln“ zu ernähren. Zudem achte sie bei ihrer Ernährung sehr auf ihre körperlichen Bedürfnisse. Sie kaufe nach Möglichkeit Bio-Lebensmittel und esse generell nichts Verarbeitetes wie z. B. Weißmehl und Industriezucker. Sie bekäme Angst bei dem Gedanken, ein Fertiggericht essen zu müssen, auch wenn es beispielsweise ein veganes Schnitzel sei. Ihr Speiseplan umfasse Hülsenfrüchte, Vollkorngetreide, Haferflocken, Urgetreide wie z. B. Quinoa und Buchweizen, frisches Gemüse, Obst und sehr viel Wasser. Zudem habe sie Zeiten festgelegt, zu denen sie esse. Frühstück gäbe es immer gegen 8 Uhr, Mittagessen gegen 13 Uhr und Abendessen gegen 18 Uhr. Zwischendurch gäbe es kleine Snacks. Sie gibt an, dass die Beschäftigung mit gesunder Ernährung, also beispielsweise die Planung, Besorgung und Zubereitung der Mahlzeiten sowie die Informationssuche über gesunde Ernährung pro Tag ca. 5 Stunden beanspruche. Es komme durchaus vor, dass ihre Beschäftigung mit gesunder Ernährung in Konflikt mit ihren alltäglichen Aufgaben gerate. Wenn sie beispielsweise unterwegs sei, passiere es, dass sie extra früher nach Hause gehe, um ihre Essenszeiten einhalten zu können.

Früher habe sie regelrecht Angst vor Fett und Kohlenhydraten gehabt. Heute habe sie keine Angst mehr vor Fetten, verzehre jedoch nur gesunde Fette wie beispielsweise Olivenöl und Nüsse. Zudem spüre sie, dass es ihr besser gehe, wenn sie auch Kohlenhydrate esse, allerdings sei die Menge immer noch geringer als bei Freundinnen und Freunden. Diese sagten über ihre Ernährungsweise, dass sie „bunt und gesund“ aussehe und dass sie es niemals durchhalten könnten. Sie verzichte auf viel, jedoch fühle es sich für sie nicht so an. Insgesamt sei ihre Ernährungsweise sehr gut geplant, sodass sie gar nicht erst in die Situation gerate, etwas Ungesundes essen zu müssen. Wenn es im Zusammensein mit anderen um gemeinsames Essen ginge, sage sie beispielsweise, dass sie keinen Hunger hätte oder schon gegessen habe. Es komme daher nie vor, dass sie gegen ihre Ernährungsregeln verstoße. Im Zweifelsfall würde sie eher kurzfristig Hunger aushalten, statt etwas Ungesundes zu essen.

Frau B. gibt an, sich bereits im Alter von 12 Jahren viel mit ihrer Ernährungsweise auseinandergesetzt zu haben. Sie habe zudem einige Jahre eine Essstörung gehabt und der Fokus auf gesunde Ernährung habe ihr geholfen, „Ernährung in etwas Gesundes umzufunktionieren“. Dass sie kein Fleisch esse, habe jedoch ausschließlich ethische Gründe. Mit ihrer Ernährungsweise wolle sie sich selbst etwas zurückgeben. Sie habe mehr Energie und fühle sich so, als würde sie sich gut um sich kümmern, wenn sie sich an ihre gesunde Ernährungsweise halte. Zudem sei ihre Leistung besser. Einbußen bemerke sie allerdings dann, wenn sich die Verbote zu sehr häufen. Insgesamt habe sie das Gefühl, mit ihrem Körper verbunden zu sein und ihm zu geben, was er brauche. Seitdem sie die Essstörung überwunden habe, sei zwar gelegentlich noch Untergewicht aufgetreten, jedoch seien ihre Blutwerte trotz des geringen Gewichts gut gewesen, was auch die Ärztinnen und Ärzte verwundert hätte.

Gelegentlich gerate sie aufgrund ihrer Ernährungsweise allerdings in Schwierigkeiten, insbesondere mit ihrer Mutter. Diese habe Sorge, dass angesichts ihrer Essstörungsgeschichte die Spontanität ihres Essverhaltens weiter verlorenginge. Auch von Freundinnen und Freunden würde gelegentlich Spontanität vermisst. Manchmal komme es auch vor, dass sie unkonzentriert sei. Insgesamt fühle sie sich oft durch ihre Ernährungsweise beeinträchtigt. Zwar täten ihr die Routinen gut, jedoch vermisse sie selber gelegentlich etwas Flexibilität. Deshalb würde sie ab und zu auch gerne lockerer mit ihrer Ernährungsweise umgehen. Aktuell überwögen jedoch Zufriedenheit und auch Stolz, dass sie es so gut hinbekomme, immer gesund und frisch zu kochen.

Diagnostische Kennwerte

Frau B. bezeichnet ihren aktuellen Gesundheitszustand als „gut" und verneint die Frage nach körperlichen Erkrankungen oder Unverträglichkeiten. Sie befinde sich aktuell in ambulanter Therapie aufgrund einer Anorexia nervosa. Bei einer Größe von 161 cm wiege sie aktuell 39 kg, was einem BMI von 15,0 kg/m^2 entspricht.

In der Düsseldorfer Orthorexie Skala hat Frau B. 33 Punkte erreicht, womit sie den Schwellenwert für orthorektisches Ernährungsverhalten überschreitet. Im Vergleich zu einer weiblichen Kontrollgruppe erreicht Frau B. im Eating Disorder Inventory-2 niedrige Werte. Lediglich die Subskala Schlankheitsstreben liegt leicht über der durchschnittlichen Ausprägung. Ihre empfundene Selbstwirksamkeit ist sehr hoch ausgeprägt, was auch zu ihrer Bedürfniserfüllung im Bereich Ernährung passt. Ihr Autonomieempfinden erreicht den Maximalwert, und auch im Hinblick auf Kompetenz ist ihre Bedürfniserfüllung sehr hoch ausgeprägt. Lediglich im Bereich soziale Verbundenheit fällt die Bedürfniserfüllung ein wenig niedriger aus. Auf der Skala zum intuitiven Essverhalten wird deutlich, dass sie sich nur selten die bedingungslose Erlaubnis erteilt, zu essen, worauf sie gerade Lust hat. Sie achtet sehr stark darauf, ihre Lebensmittel im Einklang mit ihrem Körper auszuwählen, und meist isst sie aus körperlichen statt aus emotionalen Gründen. Auch auf ihr Hunger- und Sättigungsgefühl verlässt sie sich recht oft. Im Screening zu psychischen Störungen gibt sie an, im Laufe ihres Lebens Symptome einer sozialen Phobie sowie einer Anorexia nervosa gehabt zu haben, was zu ihrer berichteten Krankheitsgeschichte passt.

Kommentar und Überlegungen zur Diagnose

Frau B. ist ein Beispiel für die Nutzung von orthorektischem Essverhalten, um den Weg aus einer schwerwiegenderen Essstörung zu finden (vgl. Kap. 7.1.2). Zwar ernährt sich Frau B. immer noch sehr stark reglementiert und angesichts ihres Gewichts ist zu vermuten, dass die Kalorienaufnahme weiterhin recht gering ist. Jedoch scheint die Auseinandersetzung mit Ernährung auf einer viel positiveren und gesünderen Basis stattzufinden, die sich mehr und mehr von klassischen essgestörten Gedanken und Verhaltensweisen entfernt. Dafür spricht auch, dass laut ihrer Aussage die Blutwerte stets gut gewesen seien, trotz bestehenden Untergewichts. Da Frau B. sich aktuell in psychotherapeutischer Behandlung befindet, ist zu vermuten, dass sie die Essstörung noch nicht lange überwunden hat und es ihr möglicherweise mit fortschreitender Therapie immer weiter gelingen wird, die Restriktionen zu lockern.

Im Hinblick auf die vorläufigen Diagnosekriterien kann festgehalten werden, dass diese in moderatem Ausmaß auf Frau B. zutreffen. Eine intensive Beschäftigung mit gesunder Ernährung ist bei ihr zu beobachten, die teilweise auch zu Einschränkungen in ihrem Alltag führt. Sie berichtet über Ängste vor bestimmten Lebensmitteln und auch von Strategien, um den Verzehr zu vermeiden, sodass dieses Kriterium als erfüllt angesehen werden kann. Überwertige Ideen hinsichtlich der Wirksamkeit und gesundheitsförderlicher Effekte von Lebensmitteln scheinen bei ihr nicht vorzuliegen. Eine ritualisierte Beschäftigung mit Ernährung, insbesondere im Hinblick auf feste Essenszeiten, scheint bei ihr gegeben zu sein. Abweichungen lässt sie nicht zu, sondern nimmt eher in Kauf, z. B. bei Erledigungen früher nach Hause zu gehen, um ihre Essenszeiten einzuhalten. Leidensdruck und Beeinträchtigungen liegen in moderatem Ausmaß vor. Sie spricht hier vor allem fehlende Flexibilität und Spontanität an, die auch von ihrem sozialen Umfeld bemerkt wurde. Im Hinblick auf körperliche Aspekte ist weiterhin das geringe Gewicht auffällig, jedoch berichtet sie über gute Blutwerte. Angesichts der Tatsache, dass sich Frau B. in therapeutischer Behandlung mit der Diagnose einer Anorexia nervosa befindet, kann das Kriterium zum Ausschluss einer akut vorliegenden Essstörung nicht eindeutig als erfüllt betrachtet werden. Jedoch scheint sie zum Zeitpunkt des Interviews nicht mehr aktiv einen Gewichtsverlust herbeiführen zu wollen, obgleich sie vermutlich noch zu wenige Kalorien zu sich nimmt, sodass möglicherweise inzwischen von einer Anorexia nervosa in Remission gesprochen werden kann. Da die Orthorexie als Bewältigungsstrategie für andere Essstörungen, insbesondere für die Anorexia nervosa diskutiert wird (vgl. Kap. 7.1.2), spricht die Tatsache, dass parallel noch Symptome einer Anorexie vorliegen, jedoch nicht gegen das zeitgleiche Bestehen einer Orthorexie. Insgesamt kann daher von einer moderat ausgeprägten Orthorexie gesprochen werden, die mutmaßlich als Versuch der Überwindung einer Anorexia nervosa entstanden ist.

3.3.3 Herr C. – Nur Fleisch, kein Gemüse

Deskriptive Charakterisierung

Der 53-jährige Herr C. gibt an, sich ausschließlich von tierischen Produkten zu ernähren. Er verzehre keinerlei Obst oder Gemüse, sondern esse Fleisch, Fisch, Butter sowie Eier. Auch Innereien stünden auf seinem Speiseplan, die er gelegentlich auch roh verzehre. Ansonsten brate er Fleisch nur kurz in der Pfanne an, salze es und „dann wird es gegessen". Essen sei für ihn keine Zeremonie, sondern nur Nahrungsmittelaufnahme. Gelegentlich koche er für zwei Wochen vor und friere dann alles ein.

Er verfolge insgesamt eine sehr fett- und proteinreiche Ernährung, wobei er Fett als den wichtigsten Nährstoff ansähe, während er auf Kohlenhydrate komplett verzichte. Lediglich bei Fisch bevorzuge er kleine, fettarme Fische, da fettreiche Fische, wie beispielsweise Lachs, „von der schwedischen Regierung als das giftigste Nahrungsmittel der Welt" bezeichnet würden. Zucker, Alkohol und Koffein konsumiere er ebenfalls nicht. Er lege regelmäßig Fastenkuren ein, die er nur unterbreche, falls er zu dünn würde. Davon abgesehen könne er „für immer" fasten, da er dies als „Heilung" ansehe, bei der Stammzellen und Wachstumshormone aktiviert würden.

Herr C. verfolge diese Ernährungsform aus gesundheitlichen Gründen seit ca. 15 Jahren. Damals habe ihm Rheuma „wahnsinnige Schmerzen" bereitet, die niemanden interessiert hätten, auch seine Familie und ärztliches Fachpersonal nicht. Keine Behandlung habe geholfen, weshalb er heute die Achtung vor der Medizin verloren habe. Erst der Ausschluss etlicher Lebensmittel habe zu einer Besserung geführt. Diese Ernährungsform habe er sich selber durch intensive Recherche erarbeitet und dabei unter anderem herausgefunden, dass Obst und Gemüse teilweise giftig seien. Als Beispiel führt er Spinat und Erdbeeren an, welche Oxalat enthielten, was zu Nierensteinen führen könne. Dies würde „von der Industrie gar nicht propagiert". Auch „Ärzte wissen gar nichts mehr, haben keine Ahnung von Ernährung". Insbesondere Bio-Lebensmittel seien „fake". Des Weiteren sei „die Propaganda, dass Fett schlecht ist – aber es ist genau andersrum". Durch den Verzehr von Obst bekäme man eine „nichtalkoholische Fettleber" und „alles, was mehr als zwei Inhaltstoffe hat, ist Quatsch". Da er sich zu Beginn seiner heutigen Ernährungsweise so intensiv damit auseinandergesetzt habe, sei sein Informationsbedarf heute gesättigt. Er brauche keinen Rechercheaufwand mehr, weil er einfach das meiste weglasse.

Es sei ihm darüber hinaus „extrem wichtig", Sport zu treiben. Er übertreibe auch gelegentlich und besorge mit Absicht nicht alle Lebensmittel, damit er noch mal losgehen müsse, „wie ein Jäger in der Stadt". Er tue so, als würde er sich sein Mammut stückchenweise ins Haus holen. Dreißig Kilometer würde er am Tag gehen, außerdem fahre er Rad, betreibe Fitness und sei früher geschwommen.

Aktuell fühle sich Herr C. „pudelwohl", sein Rheuma sei besser, und er habe „Blutwerte wie ein 16-Jähriger". Er sei immer wach und könne sich „mit 10 Leuten gleichzeitig unterhalten", da er nicht in „diesem Kohlenhydrat-Nebel" sei. Sobald er von seiner aktuellen Ernährungsform abweiche, gehe es im direkt schlechter, z. B. machten dann seine Augen Probleme und er habe wieder vermehrt Schmerzen. Kleinere Sünden bereue er daher sofort, beispielsweise wenn er früher alle drei bis vier Monate Milchprodukte oder Nüsse verzehrt habe, die er gelegentlich vermisse. Es käme dann auch zu Binge Eating, weshalb er diese Dinge gar nicht erst im Haus habe.

Seine Ernährungsweise führe jedoch auch zu Schwierigkeiten. Herr C. verspüre „Ekel und Horror" angesichts dessen, was andere Menschen essen. Er erkenne an der „Aura" anderer, dass diese „metabolisch krank" seien. Er müsse „Schleichwege" gehen, um Essensgerüche in der Stadt und auch die Gerüche anderer Menschen zu vermeiden. Deshalb habe er keinen Kontakt mehr zu seiner Familie und auch keine Freundinnen und Freunde. Er würde als Spinner abgetan, auch von Ärztinnen und Ärzten, die aber „null Ahnung" hätten, er selbst sei in metabolischen Fragen gebildet. Gelegentlich machten sich die Leute über ihn lustig. Dabei sei er kein mäkeliger Mensch, sondern wolle sich einfach so ernähren. Er gibt außerdem an, dass die Leute ihm gelegentlich leidtäten, beispielsweise wenn er junge Menschen sähe, die adipös seien und Bubble Tea tränken. Dann käme ihm der Ekel und er denke, warum das nicht verboten werde. Teilweise sei ihm jedoch auch egal, dass die anderen Menschen sündigten, alle in seiner Altersgruppe sähen schrecklich aus. Im Hinblick auf andere Menschen wäre er insgesamt aber gerne etwas entspannter.

Diagnostische Kennwerte

Herr C. hat seinen subjektiven Gesundheitszustand im Fragebogen lediglich als „befriedigend" bezeichnet, was im leichten Widerspruch zu seinen Aussagen im Interview steht. Zudem hat er nicht näher bezeichnete Allergien und Unverträglichkeiten angegeben. Aktuell wiege er bei einer Größe von 182 cm 80 kg, was einem BMI im Bereich des Normalgewichts von 24,2 kg/m^2 entspricht. In der Düsseldorfer Orthorexie Skala erreicht er die maximale Anzahl von 40 Punkten. Im Eating Disorder Inventory-2 erreicht er im Vergleich zu einer männlichen Kontrollgruppe ebenfalls hohe Werte. Die höchsten Ausprägungen sind auf den Skalen Misstrauen und soziale Unsicherheit zu finden. Auch auf den Skalen Askese sowie Schlankheitsstreben erreicht er hohe Werte, sehr niedrige Werte weist er hingegen auf der Skala Unzufriedenheit mit dem eigenen Körper auf. Sein subjektives Gefühl der Selbstwirksamkeit ist hoch ausgeprägt. Passend dazu fühlt Herr C. sich im Hinblick auf Bedürfniserfüllung im Bereich Ernährung sehr kompetent und auch weitestgehend autonom. Im Einklang mit seinen berichteten Schwierigkeiten fällt die Bedürfniserfüllung im sozialen Bereich sehr niedrig aus. Im Hinblick auf intuitives Essverhalten verlässt Herr C. sich häufig auf sein Hunger- und Sättigungsgefühl, wählt Lebensmittel, die im Einklang mit seinen körperlichen Bedürfnissen stehen, und isst eher aus körperlichen denn aus emotionalen Gründen. Passend zu seinen starken Einschränkungen gibt er sich selbst jedoch nicht die bedingungslose Erlaubnis, alles zu essen, wonach ihm gerade ist. In der Selbstauskunft zum Screening psychischer Störungen hat Herr C. angegeben, Symptome folgender Störungsbilder erlebt zu haben: Alkoholkonsumstörung, Medikamentenabhängigkeit, Panikstörung, Agoraphobie, sonstige Phobien, Zwangsgedanken, Bulimia nervosa sowie Depression. Unsicher war Herr C., ob er Symptome einer sozialen Phobie oder eine Anorexia nervosa erlebt habe.

Kommentar und Überlegungen zur Diagnose

Herr C. gab in dem Interview sehr bereitwillig und ausführlich zu seinem Ernährungsverhalten Auskunft, was dazu führte, dass das Gespräch statt der üblichen 45 bis 60 Minuten über zwei Stunden dauerte. Die von ihm beschriebene Ernährungsweise ist in allen Punkten ganz klar auf gesundheitliche Aspekte fokussiert. Ein bestimmtes Körpergewicht spielt nur indirekt eine Rolle und dann auch nur dahingehend, dass er darauf achtet, nicht zu viel Gewicht während einer Fastenkur zu verlieren. Auch die Motive hierfür beschrieb er sehr glaubwürdig als rein gesundheitsorientiert. Obwohl er also recht hohe Werte auf den essstörungsassoziierten Skalen des Eating Disorder Inventory-2 aufwies, sind die Kriterien für eine Anorexie nervosa eindeutig nicht erfüllt.

Im Hinblick auf die vorläufigen Kriterien zur Diagnose einer Orthorexia nervosa lässt sich festhalten, dass Herr C. diese eindeutig erfüllt. Da er die Phase intensiver Recherche zum Thema Ernährung bereits vor Jahren abgeschlossen hat, ist seine heutige Beschäftigung mit dem Thema zwar nicht sehr zeitintensiv, kann jedoch trotzdem als sehr andauernd und extrem eingeordnet werden. Sein Essverhalten ist von Vermeidungsverhalten bestimmt, womit auch das zweite Kriterium erfüllt ist. Die berichtete Abneigung gegen jegliche Art von pflanzlichen Lebensmitteln basiert neben Ängsten bezüglich der potenziellen Wirkung auch sehr stark auf Ekel, führt jedoch zu dem gleichen Ergebnis, nämlich zum kompletten Ausschluss dieser Lebensmittelgruppe. Er hat zudem sehr klare Vorstellungen davon, warum pflanzliche Lebensmittel ungesund sind. Aufgrund der Vehemenz, mit der er diese Ansichten vertritt, kann von überwertigen Ideen gesprochen werden, womit er auch das dritte Kriterium erfüllt. Eine ritualisierte Zubereitung ist jedoch nicht zu beobachteten, im Gegenteil, er spricht davon, dass Essen für ihn keine Zeremonie sei und er sein Fleisch nur kurz brate und dann verzehre. Klinisch bedeutsame Beeinträchtigungen liegen im sozialen Bereich definitiv vor, womit ein weiteres Kriterium erfüllt ist. Herr C. nimmt dies in Kauf, weil ihm seine gesunde Ernährungsweise wichtiger ist, jedoch klang im Gespräch an mehreren Stellen auch Bedauern über die Abwesenheit jeglicher Sozialkontakte an. Auch wenn er behauptet, sich aktuell vollkommen gesund zu fühlen und Blutwerte „wie ein 16-Jähriger" zu haben, gab er im Fragebogen nur einen befriedigenden Gesundheitszustand an. Es stellt sich zudem die Frage, wann die Blutwerte zuletzt kontrolliert wurden, da er außerdem angab, das Vertrauen in die Medizin verloren zu haben, und demnach vermutet werden kann, dass er sich aktuell nicht ärztlich untersuchen lässt. Angesichts seines sehr reduzierten Speiseplans kann vermutet werden, dass früher oder später Mangelerscheinungen auftreten können; aktuell kann dieses Kriterium jedoch nicht eindeutig beurteilt werden. Weder selbst herbeigeführter Gewichtsverlust noch Untergewicht liegen vor, womit auch das letzte Kriterium erfüllt ist. Alles in allem liegen also deutliche Hinweise auf eine recht stark ausgeprägte Orthorexie vor.

3.3.4 Abschließende Betrachtung

Die Fallbeispiele verdeutlichen vor allem eines: Die Orthorexie ist sehr vielgestaltig (vgl. auch Kap. 2.2). Während die Essgewohnheiten anorektischer Personen einem relativ ähnlichen Muster folgen (wenig Kalorien, wenig Fett, viel Bewegung – auch wenn es hier in der konkreten Umsetzung des Verhaltens ebenfalls eine gewisse interindividuelle Varianz gibt), ist die Bandbreite orthorektischen Ernährungsverhaltens wesentlich größer. Die Berichte zeigen deshalb, dass es nicht „die" orthorektische Person mit charakteristischen, leicht erkennbaren Merkmalen und Gewohnheiten gibt. Daraus ergeben sich zwei bedeutsame Konsequenzen:

1. Es kann nicht anhand des Essverhaltens erkannt werden, ob eine Person orthorektisch ist oder nicht. Hierfür müssen die zugrundeliegenden Motive genau exploriert werden, wobei die Abgrenzung von verschiedenen verwandten Phänomenen besonderer Aufmerksamkeit bedarf.
2. Es hängt vom individuellen Ernährungsmuster ab, inwiefern das an den Tag gelegte Essverhalten Risiken für die Gesundheit der betroffenen Person bietet. Während die Ernährung von Frau A. zwar als sehr stark reglementiert, aber dennoch ausgewogen angesehen werden kann, birgt sie wahrscheinlich nur ein geringes Risiko für Mangel- oder Fehlernährung, wohingegen bei Herrn C. schon eher denkbar ist, dass langfristig ernährungsmitbedingte körperliche Probleme auftreten. Insofern ist es von besonderer Bedeutsamkeit, das Ernährungsverhalten potenziell orthorektischer Personen sehr genau zu erfassen, um mögliche negative Konsequenzen frühzeitig erkennen zu können.

4 Diagnostik

Friederike Barthels und Reinhard Pietrowsky[3]

Eine Diagnostik der Orthorexie kann im Grunde nur erfolgen, wenn eindeutige diagnostische Kriterien vorliegen. Diese gibt es bislang noch nicht, es liegen aber sehr weit ausgearbeitete und differenzierte Vorschläge vor, die in Kapitel 4.2 näher erläutert werden. Bisherige Untersuchungen zur Orthorexie, etwa deren Prävalenz (Kapitel 5) und die nosologische Abgrenzung (Kapitel 7), haben dennoch versucht, die Ausprägung orthorektischen Ernährungsverhaltens zu erheben und zu quantifizieren. Dies erfolgte mit Messinstrumenten (zumeist Fragebogen), die als Screening-Instrumente zu verstehen sind und die den Schweregrad des orthorektischen Ernährungsverhaltens messen und Hinweise (Cut-off-Werte) auf das Vorliegen einer Orthorexie liefern. Die Diagnose einer Orthorexie lässt sich mit diesen Messinstrumenten aber nicht stellen, da wie erwähnt bislang noch keine anerkannten Diagnosekriterien vorliegen. Zudem kann grundsätzlich nicht über Fragebogen eine Diagnose gestellt werden, sondern diese bedarf natürlich immer eines klinischen Interviews. Nachfolgend sollen die zum gegenwärtigen Zeitpunkt bestehenden diagnostischen Instrumente vorgestellt werden, wobei dies in chronologischer Reihenfolge ihrer Publikation erfolgt.

4.1 Diagnostische Instrumente

4.1.1 Orthorexia Self-Test von Bratman

Bratman, der das Konzept der Orthorexie entwickelte, beschrieb in seiner Publikation mit Knight (2000) dazu auch einen aus zehn Fragen bestehenden Selbsttest, der das Vorliegen einer Orthorexie erfassen sollte. Diese zehn Fragen, in manchen Publikationen fälschlicherweise als Bratman Orthorexia-Test (BOT) bezeichnet, sind als Screening zu verstehen und explizit nicht zur Diagnosestellung einer Or-

3 Kapitel 4.1 hat federführend Reinhard Pietrowsky verfasst. Kapitel 4.2 hat federführend Friederike Barthels verfasst.

thorexie intendiert (Bratman, 2017). Obwohl es sich beim Orthorexia Self-Test von Bratman ausdrücklich um kein diagnostisches Instrument handelt, wurde er in der Literatur vielfach für diesen Zweck eingesetzt, weshalb er dennoch im Folgenden vorgestellt wird. Auch viele Prävalenzschätzungen der Orthorexie (vgl. Kap. 5.1) wurden mit diesem Test durchgeführt. Die zehn Fragen (vgl. Kap. 4.2.1) sind jeweils mit „ja" oder „nein" zu beantworten. Dem Vorschlag Bratmans folgend weisen zwei bis drei Ja-Antworten auf eine leichte Ausprägung der Orthorexie hin, vier oder mehr Ja-Antworten deuten auf das Vorliegen einer Orthorexie hin. Sollten alle Fragen mit ja beantwortet werden, würde die entsprechende Person dringend Hilfe benötigen.

Der Orthorexia Self-Test nach Bratman ist mehrfach kritisiert worden (z. B. Klotter, Depa & Humme, 2015; Niedzielski & Kaźmierczak-Wojtaś, 2021). Entsprechend wurde angenommen, dass der Orthorexia Self-Test nach Bratman vermutlich eher ein ernährungsbewusstes Essverhalten misst als tatsächlich orthorektisches Verhalten. Somit ist seine Kriteriumsvalidität fraglich. Auf der anderen Seite konnte eine neuere Studie zeigen, dass der Orthorexia Self-Test eine hohe Interkorrelation mit anderen Orthorexie-Fragebogen (EHQ und DOS; vgl. Kap. 4.1.4 und Kap. 4.1.5) aufweist, was wiederum seine Kriteriumsvalidität stützt (Meule et al., 2020). Zudem erfolgte auch keine systematische Überprüfung der Reliabilität (Niedzielski & Kaźmierczak-Wojtaś, 2021), wenngleich eine neuere Studie dem Orthorexia Self-Test eine hinreichende Reliabilität bescheinigt (Meule et al., 2020). Faktorenanalytisch konnte die Eindimensionalität des Fragebogens nicht immer bestätigt werden. So fanden etwa Andreas, Schedler, Schulz und Nutzinger (2018) in einer Stichprobe von Psychotherapiepatient:innen eine zweifaktorielle Struktur der deutschen Version des Tests, während Meule et al. (2020) die Eindimensionalität der deutschen Version bestätigen konnten. Dennoch wurde und wird der Orthorexia Self-Test nach Bratman viel genutzt und diente als Prototyp für die Entwicklung weiterer Diagnoseinstrumente, was nicht verwunderlich ist, da er als erster wesentliche Merkmale orthorektischen Ernährungsverhaltens abfragt.

4.1.2 ORTO-15-Familie

Der ORTO-15 ist ein Fragebogen, der von Donini, Marsili, Graziani, Imbriale und Cannella (2005) entwickelt wurde und auf dem Orthorexia Self-Test nach Bratman aufbaut. Da aus ihm viele weitere Fragebogen mit unterschiedlicher Itemanzahl abgeleitet wurden, sprechen wir von der ORTO-15-Familie. In den ORTO-15 sind die zehn Fragen des Orthorexia Self-Test eingegangen, die jedoch abgewandelt und um fünf weitere Fragen ergänzt wurden. Infolge der Abwandlungen und Ergänzungen gegenüber dem Orthorexia Self-Test erfasst der ORTO-15 auch die Zwanghaftigkeit beim Einkauf und der Auswahl von Lebensmitteln, den Konsum und die Zubereitung von subjektiv als gesund eingeschätzten Lebensmitteln, aber auch den Einfluss der Ernährung auf das Selbstwertgefühl und psychosoziale Faktoren.

Die 15 Items des ORTO-15
(aus Missbach, Hinterbuchinger, Dreiseitl, Zellhofer, Kurz & König, 2015)

1. Achten Sie beim Essen auf den Kaloriengehalt der Lebensmittel?
2. Fühlen Sie sich beim Lebensmitteleinkauf überfordert?
3. Haben Sie sich in den letzten 3 Monaten beim Gedanken an Lebensmittel Sorgen gemacht?
4. Bestimmt die Sorge um Ihren Gesundheitszustand Ihre Essensauswahl?
5. Ist Ihnen der Geschmack wichtiger als der gesundheitliche Aspekt von Lebensmitteln?
6. Sind Sie bereit, mehr Geld für gesünderes Essen auszugeben?
7. Sorgt Sie der Gedanke an Ihre Ernährung mehr als 3 Stunden täglich?
8. Erlauben Sie sich, gegen Ihre Essprinzipien zu verstoßen?
9. Glauben Sie, dass Ihre Stimmung Ihr Essverhalten beeinflusst?
10. Glauben Sie, dass die Überzeugung ausschließlich gesunde Lebensmittel zu essen, das Selbstwertgefühl steigert?
11. Glauben Sie, dass gesund zu essen Ihren Lebensstil verändert? (Häufigkeit von Restaurantbesuchen, Freizeitaktivitäten, usw.)
12. Glauben Sie, dass gesundes Essen Ihr Aussehen verbessern könnte?
13. Fühlen Sie sich schuldig, wenn Sie gegen Ihre Essprinzipien verstoßen?
14. Glauben Sie, dass es auch ungesunde Lebensmittel im Handel gibt?
15. Sind Sie während Ihrer Mahlzeiten alleine?

Die 15 Items des ORTO-15 können drei (nicht faktorenanalytisch gestützten) Faktoren orthorektischen Verhaltens zugeordnet werden: kognitiven, klinischen und emotionalen Aspekten. Eine Faktorenanalyse des ORTO-15 konnte jedoch auch die Eindimensionalität des Fragebogens nicht bestätigen (Meule et al., 2020). Die Antworten erfolgen im ORTO-15 in einem vierstufigen Format („immer", „oft", „manchmal", „nie"; wobei den Antwortalternativen Werte von 1 bis 4 zugewiesen sind), was eine differenziertere Antwort- und Erhebungsmöglichkeit darstellt als die binäre Antwortmöglichkeit im Orthorexia Self-Test. Minimal kann somit ein Wert von 15, maximal ein Wert von 60 erreicht werden, wobei ein niedrigerer Wert eine höhere Orthorexie-Ausprägung indiziert. Die Autor:innen schlagen als Kriterium für das Vorliegen einer Orthorexie einen Wert von < 40 vor. Dieser Wert führt jedoch zu einer systematischen Überschätzung der Orthorexie-Prävalenzen (Dunn et al., 2017; vgl. auch Kap. 5.1), weshalb ein Cut-off-Wert von < 35 vorgeschlagen und teilweise auch angewandt wurde (Ramacciotti et al., 2011; Segura-Garcia et al., 2012). Der Cut-off-Wert von < 40 ist testtheoretisch begründet und damit nicht willkürlich festgelegt, erfasst aber wohl auch häufig eher gesunde Ernährung anstatt Orthorexie. Die Validierung des ORTO-15 und die Bestimmung des Cut-off-Wertes erfolgte anhand der Zwanghaftigkeit, gemessen mit der Skala 7 der MMPI (Minnesota Multiphasic Personality Inventory) und der Einstufung von Lebensmitteln als gesund oder ungesund, weshalb eine Verzerrung des Fragebogens in diese Richtung angenommen werden kann, sodass er vornehmlich zwanghafte Verhaltens- und Ernährungsweisen und gesundes Essverhalten misst. Ferner wurde die Reliabilität des ORTO-15 testpsychologisch in verschiedenen Studien und Sprachversionen überprüft. Sie schwankt zwischen den Studien stark und liegt bei maximal .72 (Cronbachs Alpha), also im fragwürdigen Bereich (Meule et al., 2020; Niedzielski & Kaźmierczak-Wojtaś, 2021). Der ORTO-15 wurde in mehrere Sprachen übersetzt und in Studien verwandt, z. B. ins Arabische, Englische, Portugiesische, Polnische, Schwedische, Spanische und Türkische (Niedzielski & Kaźmierczak-Wojtaś, 2021). Aufgrund seiner testpsychologischen Mängel kann der ORTO-15 jedoch nicht empfohlen werden (Meule et al., 2020).

Neben den oben erwähnten Übersetzungen des ORTO-15 erfolgten seit seiner Publikation etliche Adaptationen des Fragebogens, die nicht nur den eigentlichen ORTO-15 mit seinen Übersetzungen umfassten, sondern auch die daraus abgeleiteten anderen Fragebogen. Von diesen Adaptationen des ORTO-15 wurde als erstes der ORTO-11 vorgestellt, bei dem es sich um eine an die türkische Bevölkerung angepasste und basierend auf einer Faktorenanalyse um vier Items gekürzte Version des ORTO-15 handelt (Arusoğlu, Kabakçi, Köksal & Merdol, 2008). Der ORTO-11 weist eine fragwürdige Reliabilität (Cronbachs Alpha) von .62 auf. Ein Cut-off-Wert wurde nicht berichtet. Auch eine ungarische Variante des ORTO-11 existiert, in der ebenfalls vier Items des ORTO-15 ausgeschlossen wurden, allerdings andere als in der türkischen Version des ORTO-11 (Varga, Thege, Dukay-Szabó, Túry & van Furth, 2014). Ebenso gibt es eine spanische Version des ORTO-11 (Parra-Fernandez, Rodríguez-Cano, Perez-Haro et al., 2018), in der aber wiederum zum Teil andere Items eliminiert wurden als in der türkischen und ungarischen 11-Item-Version des ORTO. Aus Brasilien stammt der ORTO-12, bei dem drei Items des ORTO-15 entfernt wurden, die auch in der türkischen Version des ORTO-15 gestrichen wurden (Alvarenga et al., 2012). Eine weitere Version mit ebenfalls zwölf Items des ORTO stammt aus Frankreich (Babeau et al., 2020), in der allerdings drei andere Items entfernt wurden als in der brasilianischen Version des ORTO-12. Eine englischsprachige Version des ORTO-15 mit zehn Items, der ORTO-10, stammt aus Australien (Halim, Dickinson, Kemps & Prichard, 2020). Die in dieser Version des ORTO-Fragebogens eliminierten fünf Items wurden auch in der einen oder anderen ORTO-11-Variante ausgeschlossen. Der ORTO-9 (Missbach et al., 2015) stellt eine deutsche Variation des ORTO-15 dar, bei dem sechs der ursprünglichen Items des ORTO-15 eliminiert wurden, jedoch nicht dieselben, die in den ORTO-11-Varianten oder im ORTO-12 eliminiert wurden. Dieselben sechs Items wie in der deutschen Version des ORTO-9 wurden auch in einer englischsprachigen Version des ORTO-9 aus Australien eliminiert (Barnes & Caltabiano, 2017) und gleichfalls in einer polnischen 9-Item-Version des ORTO-15 (Brytek-Matera, Krupa, Poggiogalle & Donini, 2014). Eine Version des ORTO-15 mit sieben Items stammt ebenfalls aus Australien (Moller, Apputhurai & Knowles, 2019). Die kürzeste Version des ORTO-15 mit nur noch sechs Items (ORTO-6), bei der also mehr als die Hälfte der ursprünglichen Items des ORTO-15 eliminiert wurde, wurde in englischer Sprache von Kaźmierczak-Wojtaś (2019) vorgestellt. Ein sogenannter „Ortho-10" stellt keinen Fragebogen auf Basis des ORTO-15 dar, sondern ist die deutsche Übersetzung des Orthorexia Self-Test von Bratman (Andreas et al., 2018), wie sie auch bereits von Kinzl, Hauer, Traweger und Kiefer (2005) vorgestellt wurde.

Faktorenanalytisch konnte für die Abkömmlinge des ORTO-15 sowohl eine dreifaktorielle Struktur nachgewiesen werden, wie sie für den ORTO-15 selbst auch angenommen wird (ORTO-12 – Brasilien, ORTO-12 – Frankreich, ORTO-11 – Spanien), als auch eine zweifaktorielle Struktur (ORTO-9 – Polen). Am häufigsten wurde jedoch eine einfaktorielle Struktur berichtet (ORTO-11 – Türkei, ORTO-11 – Ungarn, ORTO-9 – Deutschland, ORTO-7 – Australien).

Die Vielzahl der unterschiedlichen Versionen des modifizierten ORTO-15 mit Itemanzahlen zwischen sechs und zwölf und unterschiedlichen Items bei gleicher Itemanzahl (z. B. ORTO-11, ORTO-12) erschwert es, die mit den verschiedenen Versionen des ORTO-15 erhobenen Ergebnisse zu vergleichen. Es bleibt letztlich unklar, ob die verschiedenen Varianten dasselbe Konstrukt messen (fehlende Konstruktvalidität), was auch die unterschiedliche Anzahl von in Faktorenanalysen ermittelten Faktoren zeigt. Des Weiteren sollten dann für die verkürzten Varianten entsprechend niedrigere Cut-off-Werte für das Vorliegen einer Orthorexie gelten, diese werden aber teilweise nicht berichtet. Auch die Reliabilitäten der unterschiedlichen ORTO-15-Abkömmlinge sind eher gering, nur für zwei (ORTO-11 – Ungarn und ORTO-7 – Australien) sind sie als gut zu bezeichnen. Aufgrund dieser Mängel aller Fragebogen der ORTO-15-Familie sind diese nicht für das Screening oder gar die Diagnosestellung einer Orthorexie geeignet, auch wenn diesen Fragbogen historisch eine wichtige Rolle bei der Entwicklung von Messinstrumenten für die Orthorexie zukommt.

4.1.3 Orthorexia Screen

Beim Orthorexia Screen handelt es sich um ein Messinstrument, das auf der Beschreibung der Orthorexie durch Bratman, nicht aber auf dem Orthorexia Self-Test, basiert. Es wurde von Robinson (2011) im Rahmen einer Abschlussarbeit vorgestellt und enthält zehn Fragen, die das Vorhandensein orthorektischer Verhaltensweisen innerhalb der letzten drei Monate erfragen, wobei der Schwerpunkt auf negativen Gefühlen beim Verzehr „ungesunder" Nahrung und der Beeinträchtigung in verschiedenen Lebensbereichen aufgrund des orthorektischen Verhaltens liegt. Das Antwortformat ist binär, es kann nur mit „ja" oder „nein" geantwortet werden. Als Kriterium für eine Orthorexie werden mehr als acht „Ja"-Antworten angenommen. Die Kriteriumsvalidität scheint gegeben, da Personen (ausschließlich Studierende), die mit diesem Fragebogen als orthorektisch klassifiziert wurden, auch im ORTO-15 signifikant niedrigere Werte (die für eine Orthorexie sprechen) erzielten als eine nicht als orthorektisch klassifizierte Kontrollgruppe.

4.1.4 Eating Habits Questionnaire (EHQ)

Der EHQ ist ein Fragebogen, der aus 21 Items besteht und entwickelt wurde, um drei Merkmale orthorektischen Verhaltens zu messen: Wissen über gesunde Ernährung, Probleme mit gesunder Ernährung und positives Gefühl bei gesunder Ernährung (Gleaves, Graham & Ambwani, 2013). Die Items sind auf einer vierstufigen Likert-Skala (1=falsch, keinesfalls wahr, 2=etwas wahr, 3=hauptsächlich wahr, 4=sehr wahr) zu beantworten, wobei höhere Werte für eine stärkere Orthorexie-Ausprägung stehen. Die Reliabilitäten (Cronbachs Alpha) dieser Subskalen sind als gut bis sehr gut einzuschätzen (Wissen über gesunde Ernährung: .82; Probleme mit gesunder Ernährung: .90; positives Gefühl durch gesunde Ernährung: .86). Faktorenanalytisch konnte die angenommene dreidimensionale Struktur des Fragebogens bestätigt werden (Gleaves et al., 2013)

Eine Modifikation des EHQ erfolgte durch Oberle, Samaghabadi und Hughes (2017). Dabei ergab eine Faktorenanalyse zwar auch eine dreifaktorielle Struktur, doch war der Hauptfaktor nicht – wie im Originalmodell – „Wissen über gesunde Ernährung", sondern ein neuer Faktor: „gesundes Essverhalten". Die beiden anderen Faktoren „Probleme mit gesunder Ernährung" und „positives Gefühl durch gesunde Ernährung" konnten bestätigt werden. Darüber hinaus wurden drei Items der ursprünglichen Subskala „Probleme mit gesunder Ernährung" der neuen Subskala „gesundes Essverhalten " zugeordnet. Auch in einer polnischen Version des EHQ konnten die drei Subskalen, wie bei Oberle et al. (2017) beschrieben, gefunden werden (Brytek-Matera, Plasonja & Décamps, 2020).

Beim EHQ handelt es sich um einen testpsychologisch gut fundierten Fragebogen mit sehr guter Reliabilität (Cronbachs Alpha=.90 für den Gesamtfragebogen) und guter Kriteriumsvalidität aufgrund hoher Interkorrelationen mit anderen Orthorexie-Fragebogen (Meule et al., 2020).

4.1.5 Düsseldorfer Orthorexie Skala (DOS)

Die Düsseldorfer Orthorexie Skala (DOS) wurde von der Autorin und dem Autor dieses Buches entwickelt (Barthels, Meyer & Pietrowsky, 2015a) und ist ein Fragebogen, der aus zehn Items besteht, die das orthorektische Ernährungsverhalten, wie es von Bratman beschrieben wurde, erfassen. Die Beantwortung der Items erfolgt gemäß einer vierstufigen Likert-Skala von 1 bis 4, mit der maximal 40 Punkte erreicht werden können. Hohe Punktwerte sprechen für ein orthorektisches Ernährungsverhalten. Aufgrund inhaltlicher und statistischer Analysen wurde ein Cut-off-Wert von 30 oder größer als Hinweis für das Vorliegen einer Orthorexia nervosa bestimmt. Die Items bilden einen gemeinsamen Faktor ab (Meule et al., 2020).

Die Düsseldorfer Orthorexie Skala
(aus Barthels, Meyer & Pietrowsky, 2015a)

1. Dass ich gesunde Nahrungsmittel zu mir nehme, ist mir wichtiger als Genuss.
2. Ich habe Ernährungsregeln aufgestellt.
3. Ich kann Essen/Nahrungsmittel nur genießen, wenn ich sicher bin, dass sie gesund sind.
4. Eine Einladung zum Essen bei Freunden versuche ich zu vermeiden, wenn sie nicht auf gesunde Ernährung achten.
5. Ich finde es positiv, mehr als andere Menschen auf eine gesunde Ernährung zu achten.
6. Wenn ich etwas Ungesundes gegessen habe, mache ich mir große Vorwürfe.
7. Ich habe das Gefühl, dass ich wegen meiner strengen Ernährungsmaßstäbe von Freunden und Kollegen ausgegrenzt werde.
8. Meine Gedanken kreisen ständig um gesunde Ernährung und ich richte meinen Tagesablauf danach aus.
9. Es fällt mir schwer, gegen meine Ernährungsregeln zu verstoßen.
10. Wenn ich etwas Ungesundes gegessen habe, fühle ich mich niedergeschlagen.

Die DOS ging aus einem ursprünglichen Itempool von 190 Items hervor, der nach induktiver Vorgehensweise erstellt wurde und Aussagen aus sechs Themenbereichen (Nahrungsmittelzusammenstellung und Nahrungsbestandteile; Nahrungsergänzungsstoffe; Wirkungen von Nahrung auf Körperfunktionen, Psyche und Krankheiten; allgemeine Fragen zur Ernährung und Gesundheit; Wissen um Ernährung und ernährungsphysiologische Zusammenhänge; allgemeine Meinung zur Gesundheit) umfasste. Anhand einer Itemanalyse wurden aufgrund der Trennschärfe und der Itemschwierigkeit sowie aufgrund fehlender eindeutiger Zuordnung der Items zu faktorenanalytisch bestimmten Faktoren 169 Items ausgeschlossen. Somit verblieb eine erste Version der DOS mit 21 Items, die faktorenanalytisch drei Faktoren zugeordnet werden konnten, die als „orthorektisches

Ernährungsverhalten", „Vermeidung von Zusatzstoffen" und „Zufuhr von Mineralstoffen" bezeichnet wurden. Da sich in weiteren Studien herausstellt, dass die beiden letztgenannten Faktoren hauptsächlich durch ernährungsphysiologisches Wissen und nicht durch orthorektisches Ernährungsverhalten beeinflusst werden, wurden die diesen beiden Skalen zugordneten Items entfernt und es verblieb die DOS mit zehn Items, die einfaktoriell nur das orthorektische Ernährungsverhalten abbilden.

Es liegen umfangreiche Untersuchungen zu den testpsychologischen Merkmalen der DOS vor, die als gut bis sehr gut bezeichnet werden können. So liegt die Reliabilität (Cronbachs Alpha) bei .84 (Barthels, 2014; Barthels et al., 2015a). Die Retest-Reliabilität liegt zwischen r=.67 und r=.79. Die Konstruktvalidität ist ebenfalls als hoch einzuschätzen, da die DOS mit anderen Orthorexie-Fragebogen (Orthorexia Self-Test, EHQ) hoch korreliert (Barthels et al., 2015a; Meule et al., 2020). Die DOS korreliert ebenfalls hoch mit den Subskalen „Schlankheitsstreben" und „Bulimie" des essstörungsspezifischen Fragebogens EDI-2, gering aber mit der Subskala „Unzufriedenheit mit dem Körper" und dem Whiteley-Index, einem Fragebogen zur Erfassung krankheitsängstlichen und hypochondrischen Verhaltens (Barthels et al., 2015a). Diese Korrelationen legen die Nähe des mit der DOS erfassten Verhaltens zu bestimmten Aspekten der Essstörungen, weniger aber zu krankheitsängstlichen Aspekten nahe. Die konvergente Konstruktvalidität der DOS wird auch dadurch gestützt, dass sie hoch mit einem Gesundheitsindex korreliert, der basierend auf den Empfehlungen der DGE das Ausmaß gesunder Ernährung anhand protokollierten Essverhaltens einschätzt, sowie mit der Skala „Kognitive Kontrolle" des Fragebogens zum Essverhalten (Barthels, Meyer, Amrhein, Scharmach & Pietrowsky, 2018).

Neben der originalen deutschen Version liegen zahlreiche, gute psychometrische Kennwerte (z. B. Reliabilitäten zwischen .84 und .88) aufweisende Übersetzungen der DOS vor, so etwa auf Englisch (Chard, Hilzendegen, Barthels & Stroebele-Benschop, 2019), Chinesisch (He, Ma, Barthels & Fan, 2019), Spanisch (Parra-Fernández, Onieva-Zafra, Fernández-Muñoz & Fernández-Martínez, 2019), Polnisch (Brytek-Matera, 2021a) und Arabisch (Rogoza, Hallit, Soufia, Barthels & Obeid, 2021). Für die polnische und chinesische Version ergab sich abweichend eine dreifaktorielle Struktur mit den Faktoren „obsession in healthy food" (Zwanghaftigkeit bezüglich gesunder Ernährung), „adherence to strict nutrition rules" (Einhalten strikter Ernährungsregeln) und „emotional symptoms" (emotionale Symptome).

Bei der DOS handelt es sich, wie auch beim EHQ, um einen testpsychologisch gut fundierten Fragebogen mit guter Reliabilität und hoher Kriteriumsvalidität (Meule et al., 2020), der zudem in zahlreichen, testpsychologisch evaluierten Sprachversionen vorliegt.

4.1.6 Teruel Orthorexia Scale (TOS)

Die Teruel Orthorexia Scale (TOS) ist ein in Spanien entwickelter Fragebogen zur Erfassung der Orthorexie mit 17 Items (Barrada & Roncero, 2018). Der Fragebogen beruht auf dem Konzept, dass neben der pathologischen Orthorexie auch eine gesunde Ausprägung der Orthorexie („healthy orthorexia“) besteht, die Ausdruck eines Interesses an gesunder Ernährung ist (vgl. Kap. 6.5). Die TOS misst mit ihren beiden Faktoren diese angenommenen unterschiedlichen Aspekte pathologischen und gesunden orthorektischen Verhaltens, wobei der erste Faktor mit neun Items die gesunde Orthorexie („healthy orthorexia“) und der zweite Faktor mit acht Items die pathologische Orthorexie (Orthorexia nervosa) repräsentiert. Die beiden Subskalen zeigen eine gute interne Reliabilität: Cronbachs Alpha der Subskala „gesunde Orthorexie“ beträgt .85 und das der Subskala Orthorexia nervosa .81. Die Retest-Reliabilität nach 18 Monaten liegt für die „gesunde Orthorexie“ bei .73 und für die Orthorexia nervosa-Subskala bei .82, was beides als hoch zu bezeichnen ist. Die Konstruktvalidität ist aufgrund einer mittleren Korrelation von .48 mit der ORTO-15 als mäßig einzuschätzen, was aber vermutlich an der schlechteren Güte des ORTO-15 liegt. Die diskriminante Validität der Subskala „gesunde Orthorexie“ ist hoch, da diese nur schwach mit essstörungsspezifischen Fragebogen, zwangsstörungsspezifischen Fragebogen und Perfektionismus korreliert. Die Subskala der TOS zur Messung der Orthorexia nervosa weist hingegen mittlere Korrelationen mit Zwangsstörungen und Perfektionismus und hohe Korrelationen mit Aspekten von Essstörungen auf, sodass für diese Subskala eine geringe diskriminante Validität vorliegt. Ob das Konzept einer „gesunden Orthorexie“ sinnvoll ist oder ob damit nicht eher ein übliches gesundes Ernährungsverhalten abgebildet wird, sei dahingestellt; zukünftige Studien mögen darüber Klarheit schaffen.

4.1.7 Barcelona Orthorexia Scale (BOS)

Die Barcelona Orthorexia Scale (BOS) wurde, wie der Name nahelegt, in Spanien entwickelt und ist ein Orthorexie-Fragebogen, der aus 64 Items besteht, die sechs Dimensionen zugeordnet werden (Bauer, Fusté, Andrés & Saldaña, 2019). Diese sechs Dimensionen sind

- Kognitionen,
- Emotionen,
- Verhalten,
- negative Gesundheitsfolgen,
- negative Folgen für die soziale oder berufliche Leistungsfähigkeit,
- Differentialdiagnosen gegenüber anderen Essstörungen.

Die BOS wurde nach der Delphi-Methode entwickelt, weshalb die sechs Dimensionen vorab festgelegt wurden. Die Items der BOS basieren auf den von Dunn und Bratman (2016) vorgeschlagenen Orthorexie-Kriterien sowie der wissenschaftlichen Literatur zur Orthorexie. Das Besondere an ihr ist ihre Entwicklung nach der Delphi-Methode, d.h., Expertenmeinungen und -urteile wurden zu den Itemvorschlägen eingeholt und aufgrund dieser Urteile wurden die geeignetsten Items ausgewählt. Nach gegenwärtigem Wissensstand sind die Items der BOS publiziert, aber es gibt noch keine Angaben darüber, wie das Antwortformat sein wird. Ebenso liegen daher noch keine psychometrischen Eigenschaften dieses Fragebogens vor.

4.1.8 Orthorexia Nervosa Inventory (ONI)

Das Orthorexia Nervosa Inventory (ONI) wurde von Oberle, De Nadai und Madrid (2021) als eine Synthese des EHQ und der DOS entwickelt. Es enthält 24 Items, die auf einer 4-Punkte-Likert-Skala zu beantworten sind. Der Fragebogen besteht aus drei Subskalen:

- körperliche und soziale Einschränkungen (10 Items),
- Verhalten (9 Items),
- Emotionen (5 Items).

Ein besonderes Bestreben bei der Entwicklung des ONI war es, zwischen gesunder Ernährung und pathologischem (orthorektischem) Ernährungsverhalten gut differenzieren zu können. Als erster Orthorexie-Fragebogen erfasst er explizit körperliche Beschwerden und Einschränkungen. Seine psychometrischen Eigenschaften können als sehr gut betrachtet werden (Cronbachs Alpha = .94 für den Gesamtfragebogen und .88 bis .90 für die einzelnen Subskalen, Retest-Reliabilität = .91 für den Gesamtfragebogen und .86 bis .87 für die einzelnen Subskalen). Die Konstruktvalidität scheint ebenfalls gut zu sein, da der ONI sehr hoch mit dem (Selbst- und Fremd-)Rating einer Orthorexia nervosa korreliert. Anderseits korreliert er sehr stark mit anderen Ess- und Zwangsstörungen, weshalb seine diskriminante Validität noch fraglich ist. Aufgrund seines relativ jungen Erscheinungsdatums liegen wenige Ergebnisse über seine praktische Anwendbarkeit vor. Er scheint ein gutes, aber eher konservatives Instrument zur Bestimmung der Orthorexie zu sein.

4.1.9 Abschließende Betrachtung

Es gibt zahlreiche Fragebogen zum Screening oder zur Erfassung orthorektischen Ernährungsverhaltens. Vor allem die später entwickelten Fragebogen EHQ, DOS und ONI haben sich mit ihren guten psychometrischen Eigenschaften in verschiedenen Studien bewährt, sodass sie dafür empfohlen werden können, orthorektisches Verhalten zu erfassen, wenngleich die Diagnose einer Orthorexia nervosa mit ihnen nicht möglich ist.

4.2 Diagnosekriterien

Im Folgenden sollen die bislang sechs Vorschläge für Diagnosekriterien, die im letzten Jahrzehnt erarbeitet wurden, in chronologischer Reihenfolge vorgestellt werden. Die verschiedenen Autorinnen und Autoren haben dabei unterschiedliche Schwerpunkte gesetzt, stimmen jedoch auch in einigen Aspekten überein, was einen guten Überblick über die vermuteten psychopathologischen Charakteristika orthorektischen Ernährungsverhaltens gibt.

4.2.1 Vorschlag von Bratman und Knight

Auch wenn nicht explizit als Diagnosekriterien benannt, so kann der von Bratman und Knight (2000) erstellte Selbsttest (vgl. Kap. 4.1.1) als erste Überlegung zu den psychopathologischen Merkmalen orthorektischen Ernährungsverhaltens dienen. Eine Zusammenfassung der Kriterien findet sich im folgenden Kasten.

Vorgeschlagene Diagnosekriterien für die Orthorexia nervosa anhand des Orthorexia Self-Test von Bratman und Knight (2000)
(zusammengefasst von Barthels & Pietrowsky, 2012)

1. Mehr als drei Stunden am Tag gedankliche Beschäftigung mit gesunder Ernährung.
2. Planung der Ernährung für den nächsten Tag.
3. Qualität der konsumierten Lebensmittel ist wichtiger als der Genuss beim Essen.
4. Anstieg der Qualität der Ernährungsweise geht mit einer Verringerung der Lebensqualität einher.
5. Ernährungsweise wird mit der Zeit strenger und rigider.
6. Verzicht auf Lebensmittel, die früher gerne gegessen wurden, um heute die „richtigen“ Lebensmittel zu essen.
7. Gesteigertes Selbstwertgefühl, wenn gesunde Lebensmittel gegessen werden, und Gefühl der Überlegenheit gegenüber anderen, die keine gesunden Lebensmittel essen.
8. Gefühle von Schuld und Selbstablehnung, wenn von Ernährungsweise abgewichen wird.
9. Soziale Isolation aufgrund der Ernährungsgewohnheiten.
10. Beruhigendes Gefühl totaler Kontrolle, wenn sich entsprechend der Ernährungsregeln ernährt wird.

Bratman und Knight (2000) empfehlen, ab zwei erfüllten Kriterien von einer leichten Neigung zur Orthorexie zu sprechen. Ab vier oder mehr erfüllten Kriterien liegt ein ernsthafteres Problem im Bereich des Ernährungsverhaltens vor. Wenn alle Kriterien erfüllt sind, ist aus Sicht von Bratman und Knight (2000) dringend Hilfe von Nöten.

Während einige Kriterien eindeutig pathologische Aspekte thematisieren, wie die Neigung, immer strenger mit sich zu werden (Kriterium 5), das Auftreten von Schuldgefühlen nach Abweichungen vom eigenen Ernährungsplan (Kriterium 8) sowie soziale Isolation aufgrund der Ernährungsgewohnheiten (Kriterium 9), werden auch Bereiche abgefragt, die nicht unbedingt mit einer Pathologie in Verbindung stehen müssen. Beispielsweise kann die Vorausplanung von Mahlzeiten (Kriterium 2) auch den allgemeinen Lebensumständen geschuldet sein, weshalb dieser Aspekt vermutlich nicht dazu geeignet ist, trennscharf zwischen Personen mit hohem vs. niedrigem orthorektischen Ernährungsverhalten zu unterscheiden. Die in Kriterium 1 mit drei Stunden als pathologisch quantifizierte Dauer der Beschäftigung mit gesunder Ernährung kann ebenfalls als kritisch angesehen werden. Darunter fällt laut der weiterführenden Erläuterungen nämlich nicht nur die gedankliche Beschäftigung mit Ernährung, sondern auch die Zubereitung, der Einkauf und etwaige Recherchen. Auch hier sind Szenarien denkbar, in denen Personen aus nicht pathologischen Gründen, beispielsweise weil sie eine große Familie zu versorgen haben oder aus medizinischen Gründen, ihre Ernährung gut planen müssen und mehrere Stunden täglich mit ihrer Ernährung beschäftigt sind, ohne dass dies einen orthorektischen Hintergrund hat. Da bereits ab zwei erfüllten Kriterien von einer leichten Tendenz zur Orthorexie ausgegangen wird, können diese nicht unbedingt für die Orthorexie spezifischen Kriterien schnell zu falsch-positiven Klassifikationen eigentlich nicht orthorektischer Personen führen.

Sehr passend zum potenziellen Störungsbild erscheinen Kriterium 3 und 6. Hier geht es einerseits darum, ob der befragten Person der gesundheitliche Wert ihrer Ernährung wichtiger ist als der Genuss und andererseits, ob früher gerne gegessene Lebensmittel zugunsten einer „besseren“ Ernährung nun vermieden werden. Beide Aspekte betonen den übermäßigen Stellenwert gesunder Ernährung, welcher langfristig vermutlich zu Leidensdruck führen kann. Immer strenger mit sich zu werden (Kriterium 5) und die Beobachtung, dass mit einem Anstieg der Ernährungsqualität eine Reduktion der Lebensqualität einher geht (Kriterium 4), sind darüber hinaus Kriterien, welche die stetige Zuspitzung orthorektischen Ernährungsverhaltens verdeutlichen. Einen übergroßen Einfluss des orthorektischen Ernährungsverhaltens auf das Selbstwertgefühl betonen Kriterien 7 und 10, welche somit auch aufrechterhaltende Faktoren thematisieren.

Sowohl die liberalen Grenzwerte als auch die Merkmale, die zu unspezifisch zur Erfassung orthorektischen Ernährungsverhaltens erscheinen, lassen die von Bratman und Knight (2000) vorgeschlagenen Merkmale als ungeeignet für eine präzise Diagnosestellung erscheinen. Dennoch ist festzuhalten, dass dieser erste Vorschlag in Form eines Selbsttestes einen wichtigen Grundstein zur Erforschung orthorektischen Ernährungsverhaltens gelegt hat.

4.2.2 Vorschlag von Barthels

Einen Vorschlag für Diagnosekriterien habe ich im Rahmen meiner Dissertation entwickelt, die 2014 publiziert wurde. Eine kompakte Zusammenfassung dieser fünf Kriterien, welche orientiert an den DSM-5-Kriterien für Anorexia nervosa formuliert wurden, befindet sich in Tabelle 1 auf Seite 76 (vgl. Barthels, 2014; Barthels et al., 2015b).

Eine intensive Beschäftigung mit gesunder Ernährung wurde als Kernmerkmal in Kriterium A definiert. Eine genauere Definition, was „andauernd" oder „intensiv" bedeutet, wurde nicht vorgenommen. Dies lässt einerseits ungünstigen Interpretationsspielraum, ermöglicht andererseits, die Beschäftigung mit gesunder Ernährung vor dem Hintergrund der individuellen Gegebenheiten der betroffenen Person zu betrachten. In Kriterium B werden Angst und Vermeidungsverhalten von nach subjektiven Vorstellungen ungesunden Lebensmitteln in den Vordergrund gestellt. Die in der ausführlichen Version der Kriterien genannten Beispiele, wie Verzicht auf Essen oder Ablehnung von Einladungen zum Essen, sollen bei der Beurteilung helfen (ausführliche Version der Kriterien siehe Barthels, 2014). Kriterium C ist zweigeteilt. Im ersten Abschnitt werden mindestens zwei überwertige Ideen bezüglich der Wirksamkeit und der gesundheitsförderlichen Effekte von Nahrungsmitteln gefordert, an denen intensiv festgehalten wird und die weit über die üblicherweise angenommene Wirkung von Lebensmitteln hinausgehen. Das intensive Festhalten an Gedanken und Überzeugungen zur Wirkungsweise von Lebensmitteln scheint in einigen Fällen orthorektischer Personen zentral zu sein (vgl. Kap. 3), jedoch ist dieser Vorschlag bislang der Einzige, der explizit überwertige Ideen als ein Orthorexie-Kriterium definiert. Da es hierzu bisher keine Forschung gibt, ist aktuell unklar, ob dieser Aspekt auch empirisch haltbar ist. Alternativ oder in Kombination mit überwertigen Ideen soll eine ritualisierte Beschäftigung mit Lebensmittelbeschaffung, -zubereitung und -verzehr vorliegen, bei deren Nicht-Einhaltung intensive Angst entstehen soll. Auch wenn fraglich ist, ob eine kombinierte Abfrage mit überwertigen Ideen dem Symptomkomplex der Orthorexie entspricht, spiegelt die Beurteilung des Vorliegens von Ritualen eine weitere Facette unflexiblen Essverhaltens wider, die auch in anderen Vorschlägen für Diagnosekriterien erfasst wird. In Kriterium D wird gefordert, dass entweder auf körperlicher oder auf psychischer Ebene Leidensdruck und Beeinträchtigungen vorliegen. An dieser Stelle wird außerdem thematisiert, dass Krankheitseinsicht nicht erforderlich ist, sondern wenn sie fehlt unter Umständen sogar auf eine besonders aus-

Tabelle 1: Vorgeschlagene Diagnosekriterien für die Orthorexia nervosa von Barthels (2014)

	Kriterium
A	Andauernde und intensive Beschäftigung mit gesunder Ernährung, gesunden Lebensmitteln und gesundem Essen.
B	Ausgeprägte Ängste vor und extensive Vermeidung von nach subjektiven Vorstellungen ungesunden Nahrungsmitteln.
C(1)	Mindestens zwei verschiedene überwertige Ideen bezüglich der Wirksamkeit und der gesundheitsförderlichen Effekte von Lebensmitteln.
	UND/ODER
C(2)	Stark ritualisierte Beschäftigung mit Lebensmittelbeschaffung, -zubereitung und -verzehr, die nicht aus kulinarischen Gründen stattfindet, sondern aus überwertigen Ideen heraus entsteht. Bei Abweichung oder Unmöglichkeit der Einhaltung der Regeln entsteht intensive Angst, die durch genaue Einhaltung der Rituale vermieden wird.
D(1)	Die Fixierung auf gesunde Ernährung verursacht in klinisch bedeutsamer Weise Leiden oder Beeinträchtigungen in sozialen, beruflichen oder anderen wichtigen Funktionen und/oder beeinträchtigt Kinder (zum Beispiel mit altersunangemessener Ernährung).
	UND/ODER
D(2)	Vorliegen von Mangelerscheinungen, die auf das veränderte Essverhalten zurückzuführen sind. Krankheitseinsicht ist nicht erforderlich.
E	Kein im Vordergrund stehender, bewusst selbst herbeigeführter Gewichtsverlust (Gewichtsverlust und/oder Untergewicht können bestehen, Sorgen um Figur und Gewicht sollten aber nicht im Vordergrund der Symptomatik stehen).
Zur Diagnosestellung müssen die Kriterien A, B, C und E eindeutig und Kriterium D mindestens teilweise erfüllt sein. Wenn Kriterium E nicht eindeutig erfüllt ist, wird die Diagnose einer atypischen Anorexia nervosa empfohlen.	

Mit freundlicher Genehmigung von mpm Fachmedien abgedruckt aus Barthels, Meyer & Pietrowsky (2015b, S. 159).

geprägte Symptomatik hinweisen kann. Insbesondere letzterer Aspekt wurde im Kontext orthorektischen Ernährungsverhaltens als Kriterium bislang kaum thematisiert, findet aber in zahlreichen Fallberichten Erwähnung (z.B. Bratman & Knight, 2000; vgl. auch Kap. 3). Zudem gehen die beiden Autoren indirekt darauf ein, indem sie schreiben, dass betroffene Personen sich unter Umständen sogar besonders selbstbewusst fühlen, wenn sie ihren strengen Ernährungsregeln folgen (Bratman & Knight, 2000), was wahrscheinlich mit fehlender Einsicht in das problematische Verhalten einhergeht. Ob mit oder ohne Krankheitseinsicht, negative Konsequenzen auf körperlicher und/oder psychischer Ebene sind insgesamt jedoch essenziell für die Einordnung eines Verhaltens als pathologisch und demnach für die Stellung einer Diagnose.

Abschließend wird im letzten Kriterium E gefordert, dass Untergewicht und/oder Gewichtsverlust zwar vorhanden sein dürfen, aber nicht im Vordergrund stehen sollen, und ebenfalls Sorgen um Figur und Gewicht die Symptomatik nicht dominieren dürfen. Dieses Kriterium ist besonders wichtig, um eine Abgrenzung von den Essstörungen vorzunehmen, weshalb empfohlen wird, bei nicht eindeutiger Erfüllung eher die Diagnose einer atypischen Anorexie zu vergeben.

Insgesamt sollten für eine Orthorexie-Diagnose die Kriterien A, B, C und E eindeutig erfüllt sein. Kriterium D sollte zumindest teilweise erfüllt werden, andernfalls wird empfohlen, die Orthorexie als subklinisch einzuordnen.

Insbesondere hinsichtlich der Spezifität und der Präzision geht dieser Vorschlag für Diagnosekriterien einen Schritt weiter als die ersten Überlegungen von Bratman und Knight (2000). Zudem wird hier eine klare Abgrenzung von Essstörungen, insbesondere von der Anorexia nervosa vorgenommen, was notwendig ist, wenn man die Orthorexie als eigenständiges Störungsbild ansehen möchte. Dies ist bislang empirisch allerdings nicht bestätigt (vgl. Kap. 7).

4.2.3 Vorschlag von Moroze et al.

Im Jahr 2015 wurde ein weiterer Vorschlag für Diagnosekriterien von einer Arbeitsgruppe aus den USA publiziert (Moroze et al., 2015; vgl. Tab. 2).

Tabelle 2: Vorgeschlagene Diagnosekriterien der Orthorexia nervosa von Moroze, Dunn, Holland, Yager & Weintraub (2015)

	Kriterium
A	Zwanghafte Beschäftigung mit dem Verzehr „gesunder Lebensmittel", wobei die Sorgen um die Qualität und die Zusammensetzung der Mahlzeiten im Vordergrund stehen (zwei oder mehr der folgenden Kriterien müssen erfüllt sein): • Verfolgen einer unausgewogenen Ernährungsweise aufgrund von beunruhigenden Vorstellungen hinsichtlich der „Reinheit" der Lebensmittel. • Sorgen und Ängste, unreine oder ungesunde Lebensmittel zu essen, sowie bezüglich der Effekte der Lebensmittelqualität und -zusammensetzung auf die körperliche und/oder psychische Gesundheit.

Tabelle 2: Fortsetzung

	Kriterium
	• Strenge Vermeidung von Lebensmitteln, die der Patient/die Patientin für „ungesund" hält, wie z. B. Lebensmittel, die Fett, Konservierungsstoffe, Lebensmittelzusatzstoffe, tierische Bestandteile oder andere Inhaltsstoffe enthalten, die die betroffene Person als ungesund erachtet. • Personen, die keine Ernährungsfachkräfte sind, verbringen exzessiv viel Zeit (z. B. drei oder mehr Stunden pro Tag) damit, sich über gesunde Ernährung zu informieren, sowie mit dem Einkauf und der Zubereitung von bestimmten Lebensmitteln entsprechend ihrer Vorstellungen von Qualität und Zusammensetzung. • Schuldgefühle und Sorgen, wenn abweichend „ungesunde" oder „unreine" Lebensmittel konsumiert werden. • Intoleranz gegenüber den Ernährungsvorstellungen anderer. • Im Verhältnis zum eigenen Einkommen übermäßig hohe finanzielle Aufwendung für Lebensmittel aufgrund ihrer wahrgenommenen Qualität und Zusammensetzung.
B	Die zwanghafte Beschäftigung wird durch eines der beiden nachfolgenden Kriterien beeinträchtigt: • Beeinträchtigung der körperlichen Gesundheit aufgrund ernährungsbedingter Ungleichgewichte, z. B. Mangelernährung aufgrund unausgewogener Ernährung. • Starker Leidensdruck oder Beeinträchtigung des sozialen, akademischen oder beruflichen Funktionsniveaus aufgrund der zwanghaften Gedanken und Verhaltensweisen, die sich auf die Überzeugungen der Patientin/des Patienten hinsichtlich „gesunder Ernährung" beziehen.
C	Die Störung ist nicht lediglich eine Verschlimmerung der Symptome einer anderen Störung, wie beispielsweise einer Zwangsstörung, einer Schizophrenie oder einer anderen psychotischen Störung.
D	Das Verhalten lässt sich nicht besser durch orthodox-religiöse Ernährungsweisen erklären oder mit Bedenken bezüglich spezieller Ernährungsvorschriften, die im Zusammenhang mit medizinisch diagnostizierten Nahrungsmittelallergien oder körperlichen Erkrankungen eine spezielle Diät erfordern.

Mit freundlicher Genehmigung von Elsevier aus dem Englischen übersetzt und abgedruckt aus Moroze, Dunn, Holland, Yager & Weintraub (2015, S. 401).

In Kriterium A wird orthorektisches Ernährungsverhalten zunächst definiert, was eine gute Bewertungsgrundlage für die sieben nachfolgenden Unterkriterien darstellt, von denen mindestens zwei für eine Diagnose erfüllt werden müssen. Die

Unterkriterien beinhalten unter anderem das Vorliegen einer unausgewogenen Ernährungsweise, Sorgen über verunreinigte Lebensmittel und die Vermeidung von als ungesund erachteten Lebensmitteln. Die Kombination aus Beispielen mit dem Verweis auf mögliche andere Vermeidungsgründe erlauben ein gutes Maß an Spielraum, um das Ernährungsverhalten einer Person beurteilen zu können. In zwei weiteren Kriterien wird gefordert, dass die Personen erhebliche Mengen an Zeit und/oder Geld in ihre Ernährungsweise investieren. Erhebliche Geldausgaben für eine gesunde Ernährungsweise sind ein Alleinstellungsmerkmal dieser Diagnosekriterien, jedoch ist unklar, inwiefern dies tatsächlich eine relevante Verhaltensweise im Rahmen einer Orthorexie darstellt. Je nachdem, wie eingeschränkt die Ernährungsweise ist, könnte es auch sein, dass besonders wenig Geld für die Ernährung ausgegeben wird, da kaum Lebensmittel verzehrt werden. Die Frage nach Schuldgefühlen und Sorgen nach einem Verstoß gegen die selbstaufgestellten Ernährungsregeln greift potenzielle psychische Konsequenzen auf, welche auch in anderen Vorschlägen für Diagnosekriterien genannt werden und als Indikator für Leidensdruck unabdingbar für eine Diagnosestellung sind. Intoleranz gegenüber Einstellungen anderer zum Thema Ernährung wird auch in den Orthorexie-Merkmalen von Bratman und Knight (2000) erwähnt. Hier ist kritisch anzumerken, dass Einstellungen und Meinungen zu anderen Personen nur bedingt geeignet erscheinen, um über das Vorliegen einer psychischen Störung zu urteilen. Insgesamt betrachtet erscheint die Forderung, dass lediglich zwei dieser sieben Unterkriterien erfüllt sein müssen, etwas niedrig angesetzt, da die Gefahr falsch-positiver Einordnungen bei leicht abweichenden Ernährungsweisen recht hoch erscheint. In Kriterium B werden durch die zwanghafte Beschäftigung mit Ernährung hervorgerufene Beeinträchtigungen gefordert, entweder auf körperlicher Ebene oder auf psychischer Ebene, womit ein wichtiges grundsätzliches Merkmal psychischer Störungen definiert wird. Die Kriterien C und D können als Ausschlusskriterien bzw. Differenzialdiagnostik verstanden werden. Hier wird eine ausreichende Abgrenzbarkeit sowohl von anderen Störungsbildern als auch von aus medizinischen Gründen einzuhaltenden Diäten sowie religiösen Ernährungsritualen gefordert. Im Kontrast zu den anderen Vorschlägen kommt jedoch die Abgrenzung von Essstörungen zu kurz, beispielsweise wird nicht darauf eingegangen, wie mit Schlankheitsstreben und/oder Gewichtsverlust umgegangen werden soll, welche häufig mit orthorektischem Ernährungsverhalten zusammenhängen (vgl. Kap. 6 und Kap. 7).

Im Vergleich zu den beiden zuvor berichteten Vorschlägen finden sich in diesen Diagnosekriterien sowohl neue und einzigartige als auch bereits recht gut etablierte Charakteristika orthorektischen Ernährungsverhaltens. Insbesondere die Präzision ist in diesen Kriterien positiv anzumerken. Jedoch sind auch Aspekte enthalten, bei denen bislang unklar ist, inwiefern diese bei der Orthorexie eine Rolle spielen.

4.2.4 Vorschlag von Dunn und Bratman

Dunn und Bratman haben sowohl jeweils mit anderen Co-Autoren als auch gemeinsam einen Vorschlag für Diagnosekriterien publiziert (Dunn & Bratman, 2016). Dieser umfasst die zwei Hauptkriterien A und B, ergänzt um jeweils drei Unterkriterien, wobei nicht genau definiert wird, wie viele dieser Kriterien für eine Diagnose erfüllt sein müssen (vgl. Tab. 3).

In Kriterium A wird zunächst eine Definition orthorektischen Ernährungsverhaltens vorgenommen, wobei betont wird, dass das dahinterliegende theoretische Konstrukt bzw. die Glaubensätze in ihren spezifischen Details variieren können. Dies ist angesichts der Vielgestaltigkeit orthorektischen Ernährungsverhaltens (vgl. Kap. 2.2 und Kap. 3) als sehr sinnvoll einzuordnen. Drei Unterkriterien charakterisieren das orthorektische Ernährungsverhalten näher. Eine gedankliche Fokussierung auf Ernährung, die Entstehung von Angst und Schuldgefühlen bei Abweichungen von den selbstauferlegten Ernährungsregeln sowie immer strenger werdende Einschränkungen sollen vorliegen, wobei nicht genau spezifiziert ist, wie viele Kriterien erfüllt sein müssen. Zunehmende Einschränkungen im Essverhalten können auch zu Gewichtsverlust führen, obgleich die Absicht, Gewicht zu verlieren, nicht vorhanden ist. Hier wird also implizit eine Abgrenzung von der Anorexia nervosa vorgenommen, auch wenn dieser Vorschlag ansonsten keine Hinweise zur Differenzialdiagnostik beinhaltet. In Kriterium B wird durch das orthorektische Ernährungsverhalten entstehender Leidensdruck auf körperlicher sowie auf psychischer Ebene definiert. Das Merkmal, dass Körper- sowie Selbstbild und auch Identitätsgefühl stark von dem als gesund definierten Essverhalten abhängen, wird nur in wenigen anderen Vorschlägen thematisiert. Basierend auf den in diesem Buch beschriebenen Fallberichten scheint dies bei einigen Personen ein relevantes Symptom zu sein, welches bislang jedoch nicht empirisch untersucht wurde, weshalb unklar ist, welche Rolle es tatsächlich im Zusammenhang mit orthorektischem Ernährungsverhalten spielt und welche Nützlichkeit es für die Diagnostizierung orthorektischen Ernährungsverhaltens hat.

Interessanterweise liegt der Fokus in diesem Vorschlag sehr stark auf der zwanghaften Komponente orthorektischen Ernährungsverhaltens. Während in allen anderen Vorschlägen die Nähe zu den Essstörungen sehr deutlich ist, wird hier mehrmals das Wort „zwanghaft“ benutzt. Dies lässt vermuten, dass die beiden Autoren bei der Orthorexie die zwanghafte Komponente als vordergründig verstehen. Welche Symptome tatsächlich bei der Orthorexie vorherrschend sind und ob demnach eher eine Anlehnung der Diagnosekriterien an die Ess- oder an die Zwangsstörungen sinnvoll ist, muss die zukünftige Forschung noch zeigen (vgl. auch Kap. 6 und Kap. 7).

Tabelle 3: Vorgeschlagene Diagnosekriterien für die Orthorexia nervosa von Dunn und Bratman (2016)

	Kriterium
A	Zwanghafte Fokussierung auf „gesundes“ Ernährungsverhalten, definiert durch eine Ernährungstheorie oder eine Reihe von Glaubenssätzen, deren spezifische Details variieren können, gekennzeichnet durch übertriebenen emotionalen Leidensdruck im Hinblick auf die Wahl von Lebensmitteln, die als ungesund wahrgenommen werden. Gewichtsverlust kann infolge des gewählten Essverhaltens auftreten, ist aber nicht das primäre Ziel. Dies zeigt sich in den folgenden Aspekten: 1. Zwanghaftes Verhalten und/oder gedankliche Beschäftigung mit restriktivem Ernährungsverhalten[a], von dem die betroffene Person überzeugt ist, dass es die Gesundheit[b] bestmöglich fördert. 2. Ein Verstoß gegen selbstaufgestellte Ernährungsregeln verursacht eine übertriebene Angst vor Krankheiten, ein Gefühl der Unreinheit und/oder negative körperliche Empfindungen, die von Angst und Schamgefühlen begleitet werden. 3. Die Ernährungseinschränkungen weiten sich mit der Zeit immer weiter aus, können ganze Lebensmittelgruppen beinhalten und umfassen immer häufigere und/oder intensivere „Reinigungen“ (z. B. Fasten), welche als entschlackend oder entgiftend angesehen werden. Diese Steigerung führt meist zu Gewichtsverlust, aber der Wunsch, Gewicht zu verlieren, ist nicht vorhanden, versteckt oder der Idealvorstellung einer gesunden Ernährung untergeordnet.
B	Das zwanghafte Verhalten und die gedankliche Beschäftigung werden zu einer klinisch relevanten Beeinträchtigung durch eines der folgenden Merkmale: 1. Mangelernährung, deutlicher Gewichtsverlust oder medizinische Komplikationen aufgrund des restriktiven Essverhaltens. 2. Subjektiver Leidensdruck oder Beeinträchtigung des sozialen, akademischen oder berufsbezogenen Funktionsniveaus aufgrund von Überzeugungen oder Verhaltensweisen in Bezug auf die gesunde Ernährung. 3. Ein positives Körperbild, das Selbstwertgefühl, das Identitätsgefühl und/oder die Zufriedenheit hängen stark davon ab, inwiefern das selbstdefinierte „gesunde“ Essverhalten eingehalten wird.

Anmerkungen:

[a] Das Ernährungsverhalten kann die Einnahme von Nahrungsergänzungsmitteln beinhalten.

[b] Sportliche Leistungsfähigkeit und/oder ein auf „Fitness“ bezogenes Körperbild können als Hinweise auf Gesundheit angesehen werden.

4.2.5 Vorschlag von Setnick

Im Jahr 2017 veröffentlichte die Ernährungswissenschaftlerin Jessica Setnick einen weiteren Vorschlag für Diagnosekriterien. Den Kriterien vorangestellt ist die Beschreibung, dass die Orthorexie eine „weit über das notwendige Maß hinausreichende, sorgenvolle Beschäftigung mit Ernährung und Diät" ist, was zunächst die Frage aufwirft, was genau mit „notwendig" im Kontext der Gesunderhaltung des Körpers gemeint ist. Der individuelle Spielraum, auch fernab von orthorektischen Tendenzen, ist hier sicherlich sehr groß, weshalb die nachfolgend aufgeführten Kriterien unabdingbar für eine akkurate Einordnung sind (vgl. Tab. 4).

Setnicks Vorschlag umfasst vier Kriterien, wobei Kriterium A sechs Unterkriterien beinhaltet, ohne genauere Spezifizierung, wie viele Merkmale vorliegen müssen. In den Unterkriterien wird unter anderem die Vermeidung von als ungesund empfundenen Lebensmitteln betont, welche den phobischen Charakter unterstreicht, den die Orthorexie laut dem Verständnis von Setnick auszeichnet. Das Vorhandensein von Leidensdruck und Selbstverletzung nach dem Verzehr von vermeintlich ungesunden Lebensmitteln ist etwas, das in besonderem Ausmaß über die Pathologie des orthorektischen Essverhaltens entscheidet. Allerdings kann dieses Kriterium nur sinnvoll bewertet werden, wenn die betroffene Person tatsächlich zumindest gelegentlich Lebensmittel verzehrt, die als ungesund erachtet werden. Dies würde dem ersten Kriterium der strikten phobischen Vermeidung widersprechen. Aktuell ist noch fraglich, ob betroffene Personen ungesunde Lebensmittel so strikt meiden, dass sie nie in die Situation kommen, diese zu essen, und demnach selten negative Konsequenzen erleben, oder ob gelegentlich als ungesund eingestufte Lebensmittel verzehrt werden, sodass die beobachtbare negative Reaktion auf angstbesetzte Lebensmittel tatsächlich zur Diagnose herangezogen werden kann. Wie in anderen Vorschlägen auch werden neben psychischen auch körperliche Folgeerscheinungen wie Mangel- und Fehlernährung thematisiert. Des Weiteren wird auch die Abhängigkeit von Nahrungsergänzungsmitteln erwähnt. Bratman und Knight (2000) beschrieben in ihrem Buch zwei Fallbeispiele, bei denen die exzessive Einnahme von Nahrungsergänzungsmitteln im Vordergrund stand, und auch Dunn und Bratman (2016) erwähnen diesen Aspekt in einer Fußnote. Bislang existieren jedoch keine Studien, die untersucht haben, wie relevant diese Variante orthorektischen Ernährungsverhaltens ist und ob sie demnach ein nützliches diagnostisches Merkmal darstellt. Als eine der wenigen erwähnt Setnick zudem explizit Krankheitsängste in ihrem Vorschlag, die möglicherweise eine Rolle bei der Entstehung der Orthorexie spielen könnten (vgl. Kap. 8). Unterkriterium fünf beinhaltet die Beobachtung, dass auf den gesundheitlichen Vorteilen des Ernährungsverhaltens beharrt wird, auch wenn offensichtliche Gegenbeweise vorliegen. Dieser Aspekt geht in die Richtung der überwertigen Ideen und der fehlenden Krankheitseinsicht, welche auch in einem anderen Vorschlag genannt werden (Barthels et al., 2015b), wozu es bisher jedoch keine wissenschaftlichen Daten gibt.

Tabelle 4: Vorgeschlagene Diagnosekriterien für die Orthorexia nervosa von Setnick (2017)

	Kriterium
A	Pathologische Beschäftigung mit Ernährung und Essverhalten, weit über das für die Gesundheit notwendige Maß hinausgehend, und ein übertriebener Einfluss des Essverhaltens auf die Selbstbewertung. Dies zeigt sich in folgenden Merkmalen: 1. Phobische Vermeidung von oder Reaktion auf als ungesund wahrgenommene Lebensmittel, wie zum Beispiel die Weigerung, sich in der Nähe solcher Lebensmittel aufzuhalten, oder das Erleben von Panik beim Beobachten vom Verzehr dieser Lebensmittel durch andere. 2. Schwerwiegender emotionaler Leidensdruck oder Selbstverletzung nach dem Verzehr von Lebensmitteln, die als ungesund erachtet werden. 3. Anhaltende, nicht ausreichende Deckung des Nährstoffbedarfs, die zu Nährstoffmangel führt, und/oder psychologische Abhängigkeit von Nahrungsergänzungsmitteln anstelle der Nahrungsaufnahme in dem Glauben, dass synthetische Nährstoffe den in der Nahrung enthaltenen Nährstoffen überlegen sind oder dass die Nahrung kontaminiert ist (außer in Fällen, in denen bekannt ist, dass die Lebensmittel kontaminiert sind). 4. Befolgen einer restriktiven Diät, die aufgrund einer medizinischen Indikation verordnet wird, die bei der betreffenden Person nicht vorliegt, oder zur Vorbeugung von Krankheiten, von denen nicht bekannt ist, dass sie durch diese Diät beeinflusst werden. 5. Beharren auf den gesundheitlichen Vorteilen dieses Ernährungsverhaltens trotz vorliegender Gegenbeweise. 6. Deutliche Beeinträchtigung des sozialen Funktionsniveaus oder anderer Aktivitäten des täglichen Lebens, wie beispielsweise alleine essen, Vermeidung von sozialen Situationen, in denen Essen serviert wird, Vernachlässigung der Arbeit, der Schule oder Verantwortlichkeiten innerhalb der Familie aufgrund von ernährungsbezogenen Aktivitäten.
B	Ist nicht das Resultat eines Mangels an verfügbaren Lebensmitteln oder einer kulturell sanktionierten Praxis.
C	Die betroffene Person strebt eher nach Gesundheit oder einem längeren Leben als danach, schlank zu sein.
D	Das gestörte Essverhalten ist nicht auf einen medizinischen Zustand oder eine andere psychische Störung, wie beispielsweise Anorexia nervosa, Bulimia nervosa oder eine Zwangsstörung, zurückzuführen.

Mit freundlicher Genehmigung von Unterstanding Nutrition aus dem Englischen übersetzt und abgedruckt aus Setnick (2017).

Die Kriterien B bis D stellen Ausschlusskriterien und Hinweise zur Differenzialdiagnose dar. In Kriterium B wird definiert, dass das gezeigte Essverhalten nicht aufgrund einer begrenzten Verfügbarkeit von Nahrung auftreten darf oder im Zusammenhang mit kulturell sanktionierten Ernährungspraktiken stehen darf. Auch Moroze et al. (2015) halten diesen kulturellen Aspekt in ihren Kriterien fest. In Kriterium C wird eine Abgrenzung zur Anorexia nervosa, welche durch Schlankheitsstreben operationalisiert wird, vorgenommen. Da aktuell der Zusammenhang von Orthorexie und Anorexia nervosa noch unklar ist, kann dementsprechend auch die Validität dieses Kriteriums nur schwer eingeordnet werden. Als letztes werden in Kriterium D Ausschlussdiagnosen genannt, und zwar Anorexia nervosa, Bulimia nervosa sowie Zwangsstörungen.

Insgesamt zeichnen sich die Kriterien von Setnick durch einen Fokus auf Vermeidungsverhalten und die potenziellen Konsequenzen der eingeschränkten Ernährungsweise aus, womit sie den pathologischen Charakter der Orthorexie recht gut abzubilden scheinen. Auf Basis von Setnicks klinischer Erfahrung zusammengestellt, greifen die Kriterien nicht unbedingt den aktuellen Forschungsstand auf, verfügen jedoch über eine gewisse Praxisnähe und erfassen somit auch Aspekte, die bislang in empirischen Studien nicht thematisiert wurden, wie beispielsweise, dass auch die physische Nähe zu vermeintlich ungesunden Lebensmitteln gemieden wird. Die weitere Forschung wird zeigen, ob dieser Aspekt für die potenzielle Diagnose einer Orthorexie relevant ist.

4.2.6 Vorschlag der Orthorexia Nervosa Task Force

In den Jahren 2021 und 2022 erarbeiteten Mitglieder der Orthorexia Nervosa Task Force mit Hilfe der Delphi-Methode einen weiteren Vorschlag für Diagnosekriterien (Donini et al., 2022). Bei dieser systematischen, über mehrere Runden laufenden Methode bewerteten die insgesamt 47 Expertinnen und Experten aus Wissenschaft und Praxis den auf Basis des aktuellen Forschungsstandes zusammengestellten Kriterienkatalog. Sowohl der Grad der Zustimmung als auch ergänzende Kommentare wurden zu den einzelnen Aussagen eingeholt. Nach drei Befragungsrunden und Zwischenevaluierung durch ein Gremium von Expertinnen und Experten der Studienleitung (dem auch die Autorin dieses Buches angehörte), wurden die anfänglich 67 Kriterien auf 27 reduziert, die eine breite Zustimmung von mindestens 75 % durch die Befragten erhielten. Das Ergebnis umfasst die vier Hauptkriterien A bis D, die 16 der 27 Einzelkriterien umfassen, sowie zusätzliche Informationen zu Dauer, Risikofaktoren und Differenzialdiagnose der Orthorexie. Aufgrund der Ausführlichkeit dieser Kriterien soll sich im Folgenden auf die verkürzte Darstellung der diagnoserelevanten Kernkriterien beschränkt werden (vgl. Tab. 5).

Tabelle 5: Zusammenfassung der 16 Kernkriterien der vorgeschlagenen Diagnosekriterien für die Orthorexia nervosa von der Orthorexia Nervosa Task Force (Donini et al., 2022)

Kriterium	Beschreibung
A1: Definition	1. Orthorexia nervosa ist eine psychische Störung, die in die DSM-5-Kategorie „Fütter- und Essstörungen" fällt. 2. Die Definition gesunder Ernährung sowie die ernährungsbezogenen Theorien und Glaubenssätze sind individuell verschieden. 3. Charakteristisch ist eine intensive und zeitaufwändige Beschäftigung mit dem eigenen Essverhalten, welches durch unflexible Regeln gekennzeichnet ist.
A2: Aspekte, die häufig bei Personen mit Orthorexie vorkommen	4. Subjektiver Leidensdruck, Ängste, Aufmerksamkeits- und Konzentrationsschwierigkeiten sowie Schuldgefühle treten auf. 5. Die Einhaltung der selbstauferlegten Regeln hat einen unangemessen großen Einfluss auf die Selbstbewertung.
A3: Dauer	6. Die Symptome dauern mindestens sechs Monate an. Bei starker Beeinträchtigung des körperlichen und psychischen Gesundheitszustandes kann die Diagnose nach drei Monaten vergeben werden.
B: Konsequenzen	7. Die unausgewogene Ernährung hat einen negativen Einfluss auf die Lebensqualität und beeinträchtigt sowohl den körperlichen als auch den psychischen Gesundheitszustand. 8. Emotionale (z. B. Schuldgefühle), kognitive (z. B. Unkonzentriertheit) und/oder soziale (z. B. Ausgrenzung) Konsequenzen treten auf und beeinträchtigen verschiedene Bereiche des Lebens. 9. Aufgrund des hohen zeitlichen Aufwandes werden wichtige Bereiche des psychosozialen und persönlichen Funktionsniveaus beeinträchtigt. 10. Die selektive Lebensmittelauswahl kann zu Nährstoffmangel (z. B. Gewichtsverlust, Fehlernährung) und hormonellen Dysbalancen führen. 11. Gewichtsverlust bzw. ein niedriges Körpergewicht sind als Begleiterscheinung zu verstehen, die nicht auf Unzufriedenheit mit dem Körper zurückzuführen sind.

Tabelle 5: Fortsetzung

Kriterium	Beschreibung
C: Beginn	12. Die Orthorexie kann vor, während und nach anderen Essstörungen auftreten. Bei Personen mit Anorexie kann sie als eine Bewältigungsstrategie fungieren. 13. Orthorexie kann als Folge ärztlich verschriebener Ernährungsregeln entstehen (z. B. bei somatischen Erkrankungen, Allergien). Sie kann außerdem als Bewältigungsmechanismus für chronische Krankheiten fungieren, bei denen eine Diät erforderlich ist.
D: Ausschlusskriterien	14. Die Lebensmittelselektion ist nicht ausschließlich einer medizinisch verordneten Diät zuzuschreiben (z. B. bei Nierenerkrankungen, Übergewicht). 15. Wenn andere klinische Umstände bestehen, dann geht die Lebensmittelauswahl im Rahmen des orthorektischen Ernährungsverhaltens über die klinische Empfehlung hinaus. 16. Der Ausschluss bestimmter Lebensmittel ist nicht der finanziellen Situation, kulturellen oder religiösen Aspekten und auch nicht wahnhaften Ideen zuzuordnen.

Zusätzlich zu den Kernkriterien wurden acht Aspekte benannt, welche häufig mit orthorektischem Ernährungsverhalten assoziiert sind, darunter Leistungssport, andere psychische Erkrankungen wie beispielsweise Zwangsstörungen, Perfektionismus, vegane oder vegetarische Ernährungsgewohnheiten und Schwierigkeiten in der Emotionsregulation. Abschließend werden drei Kriterien zur differenzialdiagnostischen Abgrenzung aufgeführt. Im Unterschied zur Anorexia nervosa soll bei der Orthorexia nervosa keine extreme Unzufriedenheit mit der Körperform bestehen, folglich liegt der Fokus weder auf dem Erreichen eines sehr dünnen Körperideals noch auf Gewichtsverlust. In Abgrenzung zu Zwangsstörungen wird festgehalten, dass die zwanghaft anmutende Beschäftigung mit dem Essverhalten bei der Orthorexia nervosa ich-synton ist, also als dem eigenen Ich zugehörig erlebt wird, und sich zudem auf den Bereich der Ernährung und Gesundheit beschränkt. Im Unterschied zur vermeidend/restriktiven Essstörung, kurz ARFID (vgl. Infokasten zur ARFID in Kap. 5.2; vgl. Kap. 7.1.3), liegen bei der Orthorexie keine negativen Erfahrungen mit dem Essverhalten bzw. Lebensmitteln vor, auch besteht kein mangelndes Interesse am Essen. Ebenso wenig sind sensorische Eigenschaften der Lebensmittel (z. B. Farbe, Textur) bei der orthorektischen Lebensmittelselektion von Bedeutung.

Im Unterschied zu den meisten bisherigen Vorschlägen wird hier betont, dass für die Orthorexia nervosa individuelle Vorstellungen von gesunder Ernährung charakteristisch sind, was angesichts der Vielfältigkeit der Orthorexie (vgl. Kap. 2.2 und Kap. 3) ein nützliches diagnostisches Merkmal zu sein scheint. Darüber hinaus zeichnet sich dieser Vorschlag durch die Formulierung eines Zeitkriteriums aus, welches ebenfalls in Kriterien für andere Störungen Berücksichtigung findet und relevant ist, um kurzfristige Schwankungen im Essverhalten von langfristigen Beeinträchtigungen zu differenzieren. Während potenzielle Konsequenzen und Funktionseinschränkungen im Alltag in diesem Vorschlag ähnlich viel Berücksichtigung finden wie in den vorherigen, wird hier zusätzlich die Abgrenzung von und die Interaktion mit anderen Zuständen definiert, welche ebenfalls das Essverhalten beeinflussen. So wird hier betont, dass die Orthorexia nervosa auch im Rahmen einer medizinisch notwendigen Diät entstehen kann, dann aber weit über die eigentlich notwendigen Empfehlungen hinausgeht, oder im Verlauf anderer Essstörungen auftreten kann. Auch die präzisere differenzialdiagnostische Abgrenzung von möglicherweise mit der Orthorexie verwandten Störungsbildern (vgl. Kap. 7) könnte sich im klinischen Alltag als sehr nützlich erweisen.

Neben der Ausführlichkeit dieses Vorschlags ist hier zudem besonders hervorzuheben, dass er nicht von einer einzelnen Person oder Arbeitsgruppe erstellt wurde, sondern die Expertise vieler eingeflossen ist, die sich zum Teil schon etliche Jahre mit der Orthorexie befassen. Zudem ist dies der erste Vorschlag, der mithilfe eines systematischen Vorgehens erstellt wurde. Insofern stellt dieser Kriterienkatalog ein Aggregat der Erfahrungen und Meinungen diverser Orthorexie-Expertinnen und -Experten dar, welcher ein guter Ausgangspunkt für zukünftige Forschung zur Orthorexie im Allgemeinen und zu den potenziellen Diagnosekriterien im Speziellen ist (Donini et al., 2022).

4.2.7 Kritik an einer potenziellen Orthorexie-Diagnose

Meule und Voderholzer äußerten sich kritisch gegenüber Überlegungen zu Diagnosekriterien für die Orthorexie und schlagen vor, das Konzept einer distinkten Diagnose zu verwerfen (Meule & Voderholzer, 2021). Sie begründen dies hauptsächlich damit, dass sich die Orthorexie zwar von einigen anderen psychischen Störungen wie beispielsweise den Zwangsstörungen abgrenzen lasse, eine eindeutige Unterscheidung von den bisher klassifizierten Essstörungen aber nicht möglich sei. Der aktuelle Stand der empirischen Forschung zu diesem Thema gibt ihnen durchaus recht: Auch wenn auf konzeptueller Ebene orthorektisches Ernährungsverhalten nicht mit Schlankheitsstreben und Körperunzufriedenheit in Zusammenhang stehen sollte, was eine Abgrenzung zur Anorexia nervosa darstellen würde, demonstrieren einige Studien das Gegenteil (vgl. Kap. 7.1). Die Autoren erachten es für notwendig, große Studien an orthorektischen Stichproben durchzuführen, welche neben einem geeigneten Fragebogen zur Erfassung orthorektischen Ernährungsverhaltens auch strukturierte klinische Interviews einsetzen, um das Ausmaß psychischen Leidensdrucks und die eventuelle Erfüllung anderer Störungskriterien zu prüfen. Jedoch vermuten sie, dass es wohl kaum Fälle geben wird, in denen die Diagnose einer Anorexia nervosa, Bulimia nervosa oder einer anderen Essstörung nicht besser geeignet wäre, das auffällige Essverhalten zu beschreiben.

Auch Bratman äußerte sich im Jahr 2017 recht kritisch gegenüber dem möglichen Störungsbild. Es sei nicht seine Intention gewesen, eine neue Essstörung vorzuschlagen, und es mache rückblickend den Anschein, dass er dazu beigetragen habe, dass irrationale, unwissenschaftliche oder befremdliche Ernährungsgewohnheiten voreilig mit dem Label einer Essstörung belegt würden. Er fände es interessant zu beobachten, wie sich seine eher beiläufig vorgestellte Idee weiterentwickelt habe, angefangen von der breiten Nutzung des nicht existierenden „Bratman Orthorexia Tests“ bis hin zur Verbreitung anderer „orexias“, also anderer problematischer Verhaltensweisen, die in Anlehnung an diesen Begriff formuliert wurden. Aus seiner Sicht müsse noch herausgefunden werden, ob sich die Differenzierung der Orthorexie von den anderen Essstörungen als klinisch nützlich erweise (Bratman, 2017).

4.2.8 Abschließende Betrachtung

Vergleicht man die bisher publizierten Vorschläge für Diagnosekriterien, so kristallisieren sich vier grundlegende diagnostische Kriterien heraus (vgl. Cena et al., 2019).

Grundlegende diagnostische Kriterien der Orthorexia nervosa

1. Zwanghafte und pathologische Beschäftigung mit gesunder Ernährung
2. Emotionale Konsequenzen (Angst, Leidensdruck) bei Nicht-Einhaltung der selbstauferlegten Ernährungsregeln
3. Psychosoziale Beeinträchtigungen in relevanten Lebensbereichen
4. Mangel- oder Fehlernährung und Gewichtsverlust als potenzielle Konsequenzen

Jeder Vorschlag enthält auch einzigartige Aspekte, die in den anderen Kriterien nicht vorkommen, und welche sich wahrscheinlich mit unterschiedlichen klinischen Erfahrungen, einer unterschiedlichen Gewichtung der Forschungsergebnisse und natürlich nicht zuletzt dem aktuellen Forschungsstand zum Zeitpunkt der Erstellung der Kriterien erklären lassen. Zudem fällt in allen Vorschlägen auf, dass keine nähere Beschreibung des konkreten Essverhaltens vorgenommen wurde. Während bei der Anorexia nervosa, der Bulimia nervosa oder auch der Binge-Eating-Störung eine relativ einheitliche Beschreibung des gezeigten Essverhaltens möglich ist, kann dies aufgrund der Vielfältigkeit der orthorektischen Ernährungsmethoden nicht präzise bestimmt werden (vgl. Kap. 2.2 und Kap. 3). Dies bedeutet, dass sehr unterschiedliche Essverhaltensweisen als orthorektisch definiert bzw. ggf. auch diagnostiziert werden können, welche unter Umständen ein sehr unterschiedliches Gefährdungspotenzial mit sich bringen. Bei der Diagnostik muss dies individuell berücksichtigt werden. Es ist zu hoffen, dass zukünftige Studien empirische Überprüfungen der vorgeschlagenen Diagnosekriterien an orthorektischen Stichproben vornehmen, um sowohl die inhaltliche Validität als auch die klinische Nützlichkeit zu beurteilen.

5 Epidemiologie

Friederike Barthels und Reinhard Pietrowsky[4]

In diesem Kapitel werden epidemiologische Befunde zur Orthorexie berichtet. Dies beinhaltet die erhobenen bzw. geschätzten Prävalenzzahlen in der Gesamtbevölkerung unter Berücksichtigung von Alter und Geschlecht, daneben aber auch die Prävalenz in bestimmten Berufsgruppen sowie die klinische Relevanz (vgl. Kap. 5.2). Zusammenhänge des orthorektischen Ernährungsverhaltens mit weiteren psychosozialen und ernährungsbezogenen Faktoren werden im Kapitel 6 beschrieben.

5.1 Prävalenzraten

5.1.1 Prävalenz in der Allgemeinbevölkerung

Obwohl es inzwischen zahlreiche Studien zur Erfassung der Prävalenz der Orthorexie gibt, sind nur wenige davon mittels einer für die Allgemeinbevölkerung repräsentativen Stichprobe durchgeführt worden. Hier wird im Folgenden der Begriff „Orthorexie" verwendet, obwohl die Fragebogen, die zur Bestimmung der Prävalenzen eingesetzt wurden, keine Diagnose einer Orthorexie ermöglichen. Jedoch geben viele der Fragebogen einen Cut-off-Wert an, ab dem der Verdacht auf eine Orthorexie gegeben ist, sodass sich die berichteten Orthorexie-Prävalenzen auf die sich aus den jeweiligen Fragebogen ergebenden Schätzungen für eine Orthorexie beziehen, ohne dass dies eine exakte Diagnose implizieren würde. Häufig werden auch Prävalenzen für „orthorektisches Essverhalten" berichten, womit im Allgemeinen eine mildere Ausprägung der Orthorexie gemeint ist. Die meisten Studien zur Orthorexie-Prävalenz wurden an Studierenden oder Menschen aus Risikogruppen durchgeführt (vgl. Kap. 5.1.2 bis Kap. 5.1.5). Studien zur Erfassung der Prävalenz in der Allgemeinbevölkerung ergaben eine Häufigkeit der Orthorexie, die zwischen 0,6 % und 75 % schwankt (Niedzielski & Kaźmierczak-Wojtaś, 2021). Diese

4 Kapitel 5.1 hat federführend Reinhard Pietrowsky verfasst. Kapitel 5.2 hat federführend Friederike Barthels verfasst.

enorme Streubreite ergibt sich, weil in den einzelnen Studien verschiedene Messinstrumente zur Erfassung der Orthorexie verwendet und damit auch unterschiedlich strenge Kriterien für orthorektisches Essverhalten oder Orthorexie angelegt wurden sowie bezüglich Alter oder Geschlecht stark unterschiedliche Stichproben untersucht wurden. Generell kann festgehalten werden, dass Prävalenzraten, die mit dem ORTO-15 oder seinen Abkömmlingen erhoben wurden, deutlich höher sind als Prävalenzraten, die mit anderen Instrumenten (z.B. DOS oder EHQ) erhoben wurden (Niedzielski & Kaźmierczak-Wojtaś, 2021).

Eine der ersten Studien zur Erfassung der Orthorexie-Prävalenz wurde in Italien an 404 Personen durchgeführt. Operationalisiert wurde darin das orthorektische Ernährungsverhalten über das Vorhandensein einer Kombination aus zwanghaften Persönlichkeitszügen und der Selbsteinschätzung des Verzehrs gesunder Nahrungsmittel (Donini et al., 2004). Auf diese Weise wurden 6,9 % der Proband:innen als orthorektisch klassifiziert. Der Anteil der betroffenen Männer war mit 11,3 % deutlich höher als der der Frauen mit 3,9 %. Bei der Verwendung von Fragebogen bzw. Screening-Instrumenten zur Erfassung der Orthorexie ergab eine Studie in Polen (Dittfeld et al., 2017), die mit dem Orthorexia Self-Test nach Bratman durchgeführt wurde, lediglich eine Prävalenz von 0,6 % bei 1265 sich nicht vegetarisch ernährenden Personen. Eine weitere italienische Studie an 177 Probanden unter Verwendung des ORTO-15 berichtet eine Prävalenz von 11,9 % bei Anwendung des etwas strengeren 35er-Kriteriums (Cut-off-Wert von < 35; vgl. auch Kap. 4.1.2). In dieser Studie waren Frauen deutlich häufiger von Orthorexie betroffen (Ramacciotti et al., 2011). Im Folgenden werden im Zusammenhang mit dem ORTO-15 nur noch Ergebnisse berichtet, die sich auf dieses etwas strengere Orthorexie-Kriterium (vgl. Kap. 4.1.2) beziehen. Missbach et al. (2015) konnten mit Hilfe einer vom ORTO-15 abgeleiteten Version mit neun Items an einer großen, online rekrutierten, deutschsprachigen Stichprobe von 1029 Teilnehmenden eine Prävalenz von 69,1 % für eine Tendenz zur Orthorexie feststellen. Ebenfalls mit dem ORTO-15 erhoben Turner und Lefevre (2017) in den USA und Großbritannien die Orthorexie-Prävalenz an 680 Personen, die das soziale Netzwerk „Instagram“ nutzen, und kamen auf eine Prävalenzschätzung von 49 %.

Moderate Prävalenzen von 6,7 %, erhoben mit dem ORTO-15, berichten Aslan und Aktürk (2020) in einer Gruppe von türkischen Frauen, die als Kontrollgruppe für Frauen mit Brustkrebs herangezogen wurden. In einer polnischen Studie an 473 jungen Personen konnte mit dem ORTO-6, einer Kurzversion des ORTO-15, eine Prävalenz von 3,6 % bestimmt werden (Kaźmierczak-Wojtaś, 2019). Ebenfalls in Polen ergab eine Studie an 864 Schüler:innen und jungen Erwachsenen eine Prävalenz von 27,8 %, die mit dem ORTO-15 erhoben wurde (Łucka, Domarecki, Janikowska-Hołoweńko, Plenikowska-Ślusarz & Domarecka, 2019). In einer italienischen Studie von Dell'Osso et al. (2016) wurde mit dem ORTO-15 eine Prävalenz von 32,7 % bei Universitätsangestellten erfasst. In dieselbe Richtung weisen die Ergebnisse einer Studie von Reynolds (2018), in der die Orthorexie-Prävalenz bei Angestellten einer australischen Universität mit dem ORTO-15 bei 21 % liegt.

Die mit der DOS erhobenen Prävalenzraten erscheinen aufgrund der guten Reliabilität und Validität dieses Fragebogens deutlich zuverlässiger. Mit einer vorläufigen Version der DOS ergab sich in einer ersten, großangelegten Studie unserer Arbeitsgruppe an 2185 für die Allgemeinbevölkerung repräsentativen Probanden eine Prävalenz von 1,66 %, wobei ausschließlich Frauen betroffen waren (Barthels et al., 2015a). In einer Online-Studie zur Evaluation der DOS konnten wir an einer großen Stichprobe von 1340 Personen mit der DOS eine Prävalenzrate von 3 % für die Orthorexie feststellen (Barthels et al., 2015a). Ebenfalls niedrige Prävalenzen für die mit der DOS erhobene Orthorexie fanden Strahler, Hermann, Walter und Stark (2018) in einer deutschen Stichprobe an 713 Personen im Alter von 18 bis 75 Jahren mit 3,8 %. In einer repräsentativen Studie an 1007 Personen in Deutschland ergab sich mit Hilfe von Telefoninterviews für die mit der DOS erfasste Orthorexie eine Prävalenz von 6,9 % (Luck-Sikorski, Jung, Schlosser & Riedel-Heller, 2019).

Diese markanten Prävalenzunterschiede verdeutlichen den Einfluss des Messinstruments auf die gewonnenen Prävalenzschätzungen und legen, unter Würdigung der in Kapitel 4.1 ausgeführten Befunde zur Reliabilität und Validität der unterschiedlichen Messinstrumente für die Orthorexie, eine Prävalenz im Bereich von 1 bis 3 % für die Allgemeinbevölkerung nahe, wie sie durch die Studien unter Verwendung der DOS belegt wurden.

5.1.2 Prävalenz bei Studierenden

Am häufigsten wurden Untersuchungen zur Orthorexie-Prävalenz bei Studierenden durchgeführt. Dies hat wahrscheinlich praktische Gründe, denn diese Personengruppe ist für die Forschenden relativ leicht erreichbar. Studierende sind bestimmt nicht repräsentativ für die Allgemeinbevölkerung, sie haben aber möglicherweise ein erhöhtes Bewusstsein für gesunde Ernährung und ein erhöhtes Risiko für die Entwicklung von Essstörungen, deren Erstmanifestation typischerweise in der Adoleszenz und im frühen Erwachsenenalter auftritt. Aufgrund der Vielzahl der Studien zur Orthorexie-Prävalenz bei Studierenden werden diese nicht einzeln vorgestellt, sondern deren Ergebnisse anhand der verwendeten Messinstrumente zusammengefasst.

Eine Studie mit dem Orthorexia Self-Test nach Bratman, der explizit nicht dafür entwickelt wurde Prävalenzschätzungen vornehmen zu können, ergab bei Studierenden Prävalenzen von 55,7 % (Bundros, Clifford, Silliman & Morris, 2016). Unter Verwendung des ORTO-15 oder dessen Abkömmlingen wurden in studentischen Stichproben Prävalenzraten zwischen 18,8 % und 74,2 % berichtet (Gramaglia et al., 2019; Varga et al., 2014). Bei Verwendung der DOS bzw. ihrer Übersetzungen wurden deutlich geringere Prävalenzraten von 2,5 % bis 6,0 % berichtet (Chard et al., 2019; Depa et al., 2017; Rudolph, Göring, Jetzke, Großarth & Rudolph, 2017). Für eine chinesische studentische Stichprobe zeigte sich hingegen bei der Erhebung mit der chinesischen Version der DOS eine höhere Prävalenz von 7,8 % mit einem etwa doppelt so hohen Anteil von Männern gegenüber Frauen (He et al., 2019). Ebenfalls eine geringere Prävalenzrate bei Studierenden (4,5 %) ergab sich bei der Verwendung des ONI (Oberle et al., 2021). Daher kann vermutet werden, dass die Orthorexie-Prävalenz bei Studierenden generell etwas höher ist als in der Allgemeinbevölkerung, aber dennoch deutlich im einstelligen Bereich liegt, wenn primär diejenigen Ergebnisse betrachtet werden, die mittels reliabler und valider Fragebogen erfasst wurden.

Die zuvor genannten Zahlen gelten allgemein für Studierende ohne besondere Berücksichtigung weiterer Merkmale wie etwa des Studienfachs oder des Einhaltens bestimmter Diäten. Werden solche Merkmale, die zu einer erhöhten Sensibilität gegenüber der Ernährung beitragen können, berücksichtigt, erhöhen sich die Prävalenzraten in den studentischen Populationen. So beträgt etwa die Prävalenz bei türkischen Medizinstudierenden (gemessen mit dem ORTO-11) 36,9 % (Fidan, Ertekin, Işikay & Kırpınar, 2010). Bei Studierenden der Ernährungswissenschaften liegen die mit den ORTO-Fragebogen erhobenen Prävalenzzahlen ebenfalls in diesem Bereich (Bo et al., 2014). Deutlich höher bei Studierenden der Ernährungswissenschaften sind sie, wenn die Orthorexie mit dem Orthorexia Self-Test nach Bratman erhoben wurde, und liegen dann bei 68,2 % (Grammatikopoulou et al., 2018). Hingegen sind die Zahlen deutlich niedriger, wenn mit Hilfe der DOS erhoben wurde, und liegen dann bei 3,4 % für Studierende der Ernährungswissenschaften und damit nicht höher als für den Durchschnitt der Studierenden oder moderat über dem der Allgemeinbevölkerung (Depa et al., 2017). Die mit der englischen Version der DOS erhobene Orthorexie-Prävalenz auf Basis einer US-amerikanischen, studentischen Stichprobe betrug 8,0 %, wenn die Studierenden einer bestimmten Diät (vegan, vegetarisch, glutenfrei) folgten (Chard et al., 2019). Höhere Orthorexie-Werte (wenngleich keine Prävalenzraten) bei Studierenden der Ernährungswissenschaft im Gegensatz zu Studierenden der Psychologie konnten auch mit Hilfe des ONI gezeigt werden (Oberle et al., 2021). Die regelmäßige und aktive Betätigung in einem Fitness-Center, die oft mit einem Fokus auf gesunde Ernährung assoziiert wird, scheint die Prävalenz der Orthorexie unter Studierenden, gemessen mit der DOS, nicht zu beeinflussen (Rudolph et al., 2017).

5.1.3 Prävalenz bei Ernährungsexpertinnen und -experten

Wenn die Orthorexie-Prävalenz bei Studierenden der Ernährungswissenschaften einigermaßen erhöht zu sein scheint, wie ist sie dann bei Personen, die sich beruflich mit gesunder Ernährung beschäftigen? Hier wären deutlich höhere Prävalenzen als in der Allgemeinbevölkerung zu erwarten. Diese Annahme bestätigte sich durch mehrere Untersuchungen. So konnten Kinzl, Hauer, Traweger und Kiefer (2006) zeigen, dass Diätassistentinnen eine Prävalenz von 12,8 % (Orthorexia Self-Test) aufwiesen. Eine mittels ORTO-15 durchgeführte US-amerikanische Studie an überwiegend weiblichen Diätassistent:innen ergab eine Prävalenz von 49,5 % (Tremelling et al., 2017). In einer Studie in Deutschland an Studierenden der Ernährungswissenschaft hatten diese eine Orthorexie-Prävalenz von 3,4 %, während Studierende der Wirtschaftswissenschaften eine von 2,1 % aufwiesen (Depa et al., 2017).

Da das Einhalten einer bestimmten Diät, was mit höheren Orthorexie-Prävalenzen einhergeht, häufig mit einem besseren Wissen über Ernährung assoziiert ist, stellt sich die Frage, ob das Ernährungswissen selbst zu einer höheren Orthorexie-Prävalenz führt. Dies scheint der Fall zu sein, sodass Personengruppen mit einem besseren Ernährungswissen generell eine höhere Prävalenz orthorektischen Ernährungsverhaltens zeigen (z. B. Villa et al., 2022). Allerdings ist dieser Zusammenhang nicht eindeutig, da ein besseres Ernährungswissen in der Regel mit anderen Faktoren einhergeht, die ebenfalls Einfluss auf die Orthorexie-Prävalenz haben. Zudem scheint es ebenso Hinweise zu geben, dass sich Menschen mit besonders gutem Ernährungswissen (etwa Studierende in höheren Fachsemestern, Ernährungswissenschaftler:innen oder Diätassistent:innen) zwar sehr gesund ernähren, aber keine höhere Orthorexie-Prävalenz aufweisen als Studierende anderer Fachrichtungen oder sich nicht beruflich mit Ernährung befassende Personen (Depa et al., 2017; Korinth, Schiess & Westenhoefer, 2010). Bei fachspezifischem gutem Ernährungswissen scheint somit die Orthorexie-Prävalenz wieder geringer zu sein. Die zuvor berichteten hohen Orthorexie-Prävalenzen bei Diätassistent:innen sind möglicherweise auf die fehlende Spezifität mancher Messinstrumente (Orthorexia Self-Test, ORTO-15) zur Differenzierung zwischen gesunder Ernährung und Orthorexie zurückzuführen.

5.1.4 Prävalenz bei Sportlerinnen und Sportlern

Auch im Sport wird ein besonderer Fokus auf gesunde Ernährung gerichtet. Studien an Sportlerinnen und Sportlern sollten daher auch höhere Orthorexie-Prävalenzraten ergeben, was ebenfalls empirisch bestätigt werden konnte mit Prävalenzraten von:

- 4,3 % erhoben mit der DOS an sporttreibenden Studierenden (Rudolph, 2018),
- 42,4 % erhoben mit dem ORTO-15 an Leistungsportlern (Surała, Malczewska-Lenczowska, Sadowska, Grabowska & Białecka-Dębek, 2020) und
- 51,8 % erhoben mit der ORTO-15 an Besuchern eines Fitnessstudios (Almeida, Vieira Borba & Santos, 2018).

5.1.5 Prävalenz bei bestimmten Ernährungsweisen

Noch höhere Prävalenzraten sind bei Personen zu erwarten, die aus unterschiedlichen Gründen einer bestimmten Ernährungsweise oder Diät folgen und daher eine besonders detaillierte Beachtung und Kontrolle ihrer Ernährung an den Tag legen. Derzeit gibt es wenig Studien zur Orthorexie-Prävalenz bei Patientinnen und Patienten, die aufgrund einer Erkrankung (z.B. Diabetes mellitus) einer spezifischen Diät folgen. Eine Metaanalyse von Grammatikopoulou et al. (2021) kommt zu dem Schluss, dass die Prävalenz bei Personen mit Diabetes mellitus zwischen 1,5% und 81,3% liegt, abhängig von dem Erhebungsinstrument für Orthorexie und dem Alter der Erkrankten. In ähnliche Richtung weisen die Ergebnisse einer Studie von Barbanti et al. (2020), in der zwar 65,5% der Stichprobe von Patientinnen und Patienten mit Diabetes mellitus Typ 2 orthorektische Tendenzen aufweisen, aber nur 1,7% die volle Merkmalsausprägung orthorektischen Ernährungsverhaltens zeigt. Eine Untersuchung an Menschen mit Allergien (u.a. auch Lebensmittelallergien) hat jedoch keine höheren Orthorexiewerte (gemessen mit der DOS) ergeben (Barthels, Bamberg & Pietrowsky, 2022). Personen, die sich vegetarisch oder vegan ernähren, weisen Orthorexie-Prävalenzen zwischen 0,1% (Orthorexia Self-Test nach Bratman; Dittfeld et al., 2017) und 7,9% (DOS; Barthels, Meyer & Pietrowsky, 2018) auf. Während die mit dem Orthorexia Self-Test gemessene Orthorexie-Prävalenz in der untersuchten Stichprobe von immerhin 1346 Vegetarierinnen und Vegetariern mit 0,1% ungewöhnlich gering ist, liegt sie für die Fixierung auf gesundes Essen bei 30,5%. Dies legt nahe, dass dieser Test eher eine Fixierung auf gesundes Essen als auf Orthorexie im engeren Sinne zu erfassen scheint. Vegetarische und vegane Ernährung scheint somit eine höhere Orthorexie-Prävalenz zu verursachen (vgl. Kap. 6.2).

5.1.6 Geschlechterunterschiede

In vielen Studien wurden Unterschiede zwischen den Geschlechtern in der Höhe der Orthorexie-Prävalenz untersucht. Die Befunde hierzu sind nicht ganz einheitlich, häufig finden sich keine Geschlechterunterschiede, teilweise wird eine etwas höhere Prävalenz bei Frauen (z.B. Rudolph et al., 2017; Luck-Sikorski et al., 2019) oder eine etwas höhere Prävalenz bei Männern (z.B. Brytek-Matera, Donini, Krupa, Poggiogalle & Hay, 2015; Almeida et al., 2018) berichtet. Die Unterschiede sind aber selbst dann immer recht gering, und in der Summe weisen die Ergebnisse darauf hin, dass es in der Prävalenz der Orthorexie keine bedeutsamen Unterschiede zwischen Männern und Fragen gibt (vgl. Kap. 6.1). Die Orthorexie ist somit insgesamt, wie auch in bestimmten Subgruppen und Teilpopulationen, in etwa gleich häufig bei Frauen wie bei Männern anzutreffen.

5.1.7 Alterseffekte

Eine weitere interessante Frage ist, ob sich die Häufigkeit der Orthorexie abhängig vom Alter verändert, ob also mit zunehmendem Lebensalter die Orthorexie häufiger oder seltener wird. Beide Annahmen können theoretisch begründet werden. So ist mit höherem Alter eine stärkere Ausrichtung auf eine gesunde Lebensweise zu erwarten, sodass ältere Personen häufiger orthorektisches Ernährungsverhalten aufweisen könnten als jüngere Menschen. Ebenso kann aber auch angenommen werden, dass – zumindest in unserer Kultur – jüngere Menschen eine höhere sozial bedingte Sensitivität für gesunde Ernährung haben sowie Ernährungsregeln folgen, und daher bei jüngeren Personen orthorektisches Ernährungsverhalten häufiger vorkommen sollte. Empirisch konnte sowohl die eine als auch die andere Annahme bestätigt werden, insofern kann davon ausgegangen werden, dass es keinen systematischen Unterschied in der Orthorexie-Prävalenz abhängig vom Lebensalter gibt (Reynolds, 2018; vgl. Kap. 6.1).

5.1.8 Gewicht

Da orthorektisches Ernährungsverhalten bis zu einem gewissen Grad auch dafür genutzt werden kann, das eigene Körpergewicht zu regulieren (vgl. z. B. Kap. 2.4.1 und Kap. 3.3.2), ist es naheliegend, einen Zusammenhang zwischen dem Körpergewicht (gemessen anhand des BMI) und der Häufigkeit orthorektischen Verhaltens anzunehmen. Es wäre zu erwarten, dass sowohl bei Personen mit höherem Körpergewicht häufiger orthorektisches Ernährungsverhalten auftritt (um sich gesund zu ernähren bzw. zur Gewichtsabnahme), als auch bei Personen mit niedrigem Körpergewicht (als Folge einer orthorektischen Ernährungsweise). Aus der empirischen Befundlage geht hierzu relativ eindeutig hervor, dass es keinen Unterschied in der Orthorexie-Prävalenz zwischen Personen mit niedrigem und hohem Körpergewicht gib und dass orthorektisches Ernährungsverhalten bei Über- und Untergewichtigen geringfügig häufiger auftritt als bei Normalgewichtigen (Strahler & Stark, 2019; vgl. auch Kap. 6.1).

5.1.9 Psychische Störungen

Die Prävalenzen orthorektischen Ernährungsverhaltens erreichen bei Personen mit Anorexia nervosa, gemessen mit dem ORTO-15, Werte von bis zu 82,4 % (Brytek-Matera, Rogoza, Gramaglia & Zeppegno, 2015) und liegen selbst nach einer entsprechenden Behandlung noch bei 28 % (Segura-Garcia et al., 2015). Auch mit der DOS werden Prävalenzraten zwischen 37,5 % und 83 % bei Personen mit Anorexia nervosa erreicht (Barthels, Meyer, Huber & Pietrowsky, 2016, 2017). Damit sind die Orthorexie-Prävalenzraten bei Personen mit Anorexia nervosa extrem hoch, was zum einen bedeuten kann, dass viele dieser Patientinnen und Patienten deutliche orthorektische Züge aufweisen, andererseits aber die Messinstrumente ORTO-15 und DOS zu unspezifisch zur Differenzierung zwischen Anorexia nervosa und Orthorexie sein könnten (vgl. auch Kap. 7.1). Zur Prävalenz der Orthorexie in Kombination mit anderen Essstörungen liegen Daten für die Bulimia nervosa vor, bei der die Prävalenz gemessen mit dem ORTO-15 mit 53% angegeben wird (Segura-Garcia et al., 2015), während sie gemessen mit der DOS bei 31,2% liegt (Barthels et al., 2017). Prävalenzen der Orthorexie in Verbindung mit der Binge-Eating-Störung oder der ARFID (vgl. Kap. 5.2) sind nicht bekannt.

Die Prävalenz der Orthorexie wurde auch bei anderen Störungsbildern untersucht, bei denen eine erhöhte Prävalenz orthorektischen Ernährungsverhaltens vermutet wurde bzw. naheliegt, wie etwa bei Zwangsstörungen und somatoformen Störungen. Bei Zwangsstörungen liegt die Prävalenz orthorektischen Ernährungsverhaltens bei 3,4 % und damit nicht höher als in der Allgemeinbevölkerung (Barthels et al., 2017). Patientinnen und Patienten mit somatoformen Störungen wiesen eine mit der DOS erfasste Prävalenz von 6,7% auf (Barthels, Müller, Schüth, Friederich & Pietrowsky, 2021).

5.1.10 Abschließende Betrachtung

Zusammenfassend lässt sich zur Prävalenz der Orthorexie sagen, dass diese als sehr hoch angegeben wird, wenn mit Fragebogen aus der ORTO-Familie erhoben wird, und deutlich geringer ausfällt, wenn das orthorektische Verhalten mit Hilfe der DOS gemessen wird. Es erscheint angemessen, die mit Hilfe der ORTO-Fragebogen erhobenen Prävalenzen als deutlich zu hoch und unrealistisch zu bewerten. Die Prävalenz in der Allgemeinbevölkerung dürfte demnach bei 1 bis 3% liegen, ist aber höher in Personengruppen, die sich – aus welchen Gründen auch immer – intensiver mit Ernährung beschäftigen, und erreicht hier dann Prävalenzraten von bis zu 10 %. Keine systematischen Effekte auf die Prävalenz der Orthorexie scheinen das Geschlecht, das Lebensalter und das Körpergewicht zu haben.

5.2 Klinische Relevanz

Neben Prävalenzschätzungen mittels Fragebogen und diagnostischer Kriterien ist eine andere Möglichkeit, die Verbreitung orthorektischen Ernährungsverhaltens in der Bevölkerung zu quantifizieren, eine Befragung von Fachkräften im Gesundheitssystem. Auf diesem Wege können Einblicke in die klinische Relevanz orthorektischen Ernährungsverhaltens und auch indirekt in die Behandlungsprävalenz aus der Sicht von geschultem Personal gewonnen werden. Diese meist retrospektiv berichteten Daten über vorstellig gewordene Personen bergen natürlich die

Gefahr von Erinnerungsverzerrungen, bieten jedoch gleichzeitig eine professionelle Perspektive auf die Symptome, welche somit nicht den subjektiven Verzerrungen der betroffenen Person unterliegen. Zudem kann vermutet werden, dass ein gewisser Leidensdruck vorliegt, wenn Personen mit orthorektischem Ernährungsverhalten im Gesundheitssystem vorstellig werden. Insgesamt stellen Studien dieser Art also eine sinnvolle Ergänzung zu klassischen Prävalenzschätzungen mittels Fragebogen dar, weshalb im Folgenden entsprechende Untersuchungen vorgestellt werden sollen.

Eine der ersten Studien dieser Art publizierte Vandereycken im Jahr 2011, in der er in Belgien niederländischsprachiges, psychologisches und psychiatrisches Fachpersonal unter anderem zur Orthorexie befragte. Die 111 Teilnehmenden wurden gebeten, zu fünf Aussagen anzugeben, ob sie zustimmen, ablehnen oder sie diese als neutral bewerten.

Obwohl die Forschung zur Orthorexie zu diesem Zeitpunkt noch am Anfang stand und somit auch Informationen zu dem möglichen Störungsbild nur recht spärlich vorhanden waren, kannten lediglich knapp 10 % der Befragten den Begriff nicht. Zwei Drittel der Befragten gaben an, bereits Personen mit orthorektischem Ernährungsverhalten in ihrer Praxis gesehen zu haben und nur ein Viertel war der Meinung, dass die Orthorexie eine Schöpfung der Medien und des Internets ist. Fast ein Drittel der Befragten vermutete, dass die Orthorexie eine Variante einer anderen Störung ist und nahezu 70 % waren der Meinung, dass das Phänomen mehr Aufmerksamkeit bedürfe. Interessant ist auch die im Artikel abgedruckte Statistik zum Auftreten des Begriffs „Orthorexia“ in wissenschaftlichen Suchmaschinen. Am Stichtag des 1. Juli 2010 erzielte „Orthorexia“ lediglich 17 Treffer in PubMed und 11 Treffer in PsycInfo, was ungefähr die Anzahl der bis zu diesem Datum publizierten Artikel reflektieren dürfte. 12 Jahre später, zum Stichtag des 1. Juli 2022 erzielte der Begriff „Orthorexia“ in PubMed 327 Treffer und in PsycInfo 220 Ergebnisse, was einen enormen Zuwachs an Publikationen zum Thema Orthorexie im letzten Jahrzehnt anzeigt. Die Daten der Studie von Vandereycken bieten demnach einen Blick in die Vergangenheit hinsichtlich der Einordnung orthorektischen Ernährungsverhaltens von Gesundheitsfachkräften zu einem Zeitpunkt, als noch sehr wenig über dieses Phänomen bekannt war.

Im Jahr 2012 wurde deutschsprachiges psychotherapeutisches Personal hinsichtlich der klinischen Relevanz orthorektischen Ernährungsverhaltens befragt (Barthels, 2014). Die insgesamt 215 Teilnehmenden füllten einen Online-Fragebogen aus zu den Themengebieten Wissensstand und Einstellung zum möglichen Störungsbild, Angaben zu behandelten Personen und beobachteten Symptomen sowie verwendeten Therapieansätzen. Lediglich 35 % der Befragten kannte die Begriffe „Orthorexia nervosa“ oder „orthorektisches Ernährungsverhalten“ vor Studienteilnahme, und dazu passend hielten auch nur 20 % der Teilnehmenden ihren Kenntnisstand zum Thema für ausreichend. Interessanterweise scheint demnach die Orthorexie in Deutschland zu Beginn der Forschungstätigkeit noch weitestgehend unbekannt gewesen zu sein, während in Belgien die Mehrheit der Befragten etwas mit dem Begriff anzufangen wusste. Knapp 60 % der Befragten sah orthorektisches Ernährungsverhalten nicht als klinisch relevantes Phänomen an und ebenfalls 60 % erachteten es als übertrieben, eine extrem gesundheitsbewusste Ernährungsweise als pathologisch zu bezeichnen. Dementsprechend dachten fast 75 %, dass keine eigene Diagnosekategorie notwendig sei und circa die Hälfte der klinisch Tätigen schätzte orthorektische Verhaltensweisen als vorübergehende Zeiterscheinung aufgrund aktueller Trends ein. Gleichzeitig wurde von ca. 60 % der Befragten eine hohe Dunkelziffer an Personen mit orthorektischen Verhaltensweisen, die keine therapeutische Hilfe aufsuchen, vermutet. Hinsichtlich der möglichen nosologischen Einordnung vermuteten 75 %, dass die Orthorexie eher eine Störung aus dem Zwangsspektrum sei. Dazu passend nahmen 70 % an, dass die Orthorexie eher nicht zu den Essstörungen zähle.

84 % der Teilnehmenden gaben an, dass in ihrer klinischen Einrichtung in den letzten zwölf Monaten mindestens eine Person vorstellig wurde, auf die die Beschreibung orthorektischen Ernährungsverhaltens, welche im Rahmen der Studie den Teilnehmenden präsentiert wurde, zutrifft. Dies ist vor allem angesichts der Tatsache, dass lediglich 35 % vor Studienteilnahme den Begriff „Orthorexie" kannten, bemerkenswert, da es bedeutet, dass einige Teilnehmende potenziell orthorektische Personen rückblickend anhand der Beschreibung im Begleittext zur Studie als solche identifiziert haben.

Lediglich 4 % des psychotherapeutischen Fachpersonals berichtete, dass bei den vorstellig gewordenen Personen die Orthorexie als Hauptsymptom präsent war. Häufig wurde eine Kombination mit typischen oder atypischen Symptomen anderer Essstörungen oder auch mit Zwangsstörungen beobachtet. Letzteres trug wahrscheinlich dazu bei, dass die Mehrheit der Befragten orthorektische Verhaltensweisen nicht zu den klassischen Essstörungen, sondern zu den Störungen aus dem Zwangsspektrum zählen würde. Als dominierende Symptome des orthorektischen Verhaltens wurden von den Befragten, die bereits eine Person mit dem möglichen Störungsbild gesehen hatten, eine starke Selektion der Nahrung nach bestimmten Kriterien sowie das rigide Befolgen selbst aufgestellter Ernährungsregeln genannt. Ständige gedankliche Beschäftigung mit gesunder Ernährung, Angst, durch ungesunde Ernährung krank zu werden, und die Überzeugung, dass die praktizierte Ernährungsweise die einzig richtige sei, stellten weitere häufige Symptome dar. Befragt hinsichtlich Alter, Geschlecht und Gewichtsstatus der vorstellig gewordenen Personen mit orthorektischem Ernährungsverhalten zeigte sich, dass die überwiegende Mehrheit weiblich, 18 bis 40 Jahre alt war und Unter- oder Normalgewicht aufwies.

Hinsichtlich therapeutischer Ansätze ist festzuhalten, dass knapp 30 % der Befragten angaben, eine Person mit orthorektischem Ernährungsverhalten behandelt zu haben, wobei die überwiegende Mehrheit die Behandlung aufgrund einer anderen Primärstörung als Grund nannte. Kognitive Verhaltenstherapie, Ernährungsberatung und Psychoedukation wurden als sinnvolle Behandlungsansätze aufgeführt.

Im Vergleich mit der Studie aus Belgien kann festgehalten werden, dass in einem grob vergleichbaren Zeitfenster psychotherapeutische Fachkräfte aus Deutschland mit dem Begriff der Orthorexie weniger vertraut waren und auch weniger orthorektische Personen in ihrer Praxis gesehen hatten, was möglicherweise auch die unterschiedliche Einschätzung der Orthorexie erklärt. Im Vergleich zum belgischen Fachpersonal schätzten die befragten Personen aus dem deutschen Gesundheitssystem die Orthorexie als weniger relevant ein und hielten eine eigene Diagnosekategorie nicht für notwendig. Da die berichteten Daten bereits einige Jahre alt sind, spiegeln sie nicht den aktuellen Kenntnisstand deutschen psychotherapeutischen Fachpersonals zum orthorektischen Ernährungsverhalten wider. Interessant ist dennoch, dass die Orthorexie im Vergleich zu den Daten eines ähnlichen Zeitraumes aus Belgien hierzulande zum damaligen Zeitpunkt verhältnismäßig unbekannt war. Möglicherweise spielen hier Unterschiede im Gesundheitssystem, beispielsweise eine engere Zusammenarbeit von Fachkräften aus dem Bereich der Psychotherapie und der Ernährungsberatung in Belgien, eine Rolle. Auch wenn eine Aktualisierung der Daten zur klinischen Relevanz orthorektischen Ernährungsverhaltens im deutschen Psychotherapiebereich noch aussteht, so ist zu vermuten, dass die Orthorexie auch bei deutschsprachigem psychotherapeutischem Fachpersonal inzwischen einen höheren Bekanntheitsgrad erlangt hat.

Im Jahr 2019 wurden gleich drei Studien zur klinischen Relevanz orthorektischen Ernährungsverhaltens in verschiedenen Ländern und Berufsgruppen veröffentlicht. Ryman, Cesuroglu, Bood und Syurina (2019) untersuchten eine Stichprobe von psychologischem, psychiatrischem und psychotherapeutischem Fachpersonal in den Niederlanden. In dieser Studie füllten 160 Personen einen Fragebogen aus und 15 Teilnehmende wurden zusätzlich interviewt. Thematisch wurden die Bereiche Auftreten in der klinischen Praxis und diagnostische Kategorisierung abgefragt. 60 % der Befragten gaben an, bereits Personen mit orthorektischem Ernährungsverhalten in ihrer Praxis begleitet zu haben. Mehrheitlich waren die Teilnehmenden der Meinung, dass die Orthorexie in die Kategorie „Fütter- und Essstörungen" des DSM-5 (American Psychiatric Association, 2015) fällt, aber auch eine Zuordnung zu der Kategorie der Zwangsstörungen wurde häufig genannt. Die meisten Teilnehmenden waren zudem der Meinung, dass die Orthorexie eine eigene Diagnosekategorie bräuchte. Ein anderer, kleinerer Teil der Befragten war der Meinung, dass die Orthorexie in die bereits bestehenden Kategorien der vermeidend/restriktiven Essstörung (kurz ARFID) oder Zwangsstörung passt.

Infokasten:
ARFID und Orthorexie

Die Abkürzung ARFID steht für „Avoidant and Restrictive Food Intake Disorder", zu Deutsch „Vermeidende und restriktive Essstörung", und wurde mit dem DSM-5 eingeführt (American Psychiatric Association, 2015). Diese ernährungsbezogene Störung beginnt häufig im Kindesalter, kann sich jedoch auch in anderen Lebensphasen entwickeln und ist durch ein ausgeprägtes Vermeidungsverhalten charakterisiert. Vermieden werden Lebensmittel aufgrund sensorischer Qualitäten, wie beispielsweise einer als unangenehm empfundenen Textur, einem aversiven Geruch oder auch aufgrund des Aussehens oder des Mundgefühls beim Kauen. Die Vermeidung von Lebensmitteln aufgrund der als aversiv empfundenen Eigenschaften kann so weit gehen, dass Gewichtsverlust und Mangelernährung auftreten. Auch wenn die Definition beinhaltet, dass ebenfalls befürchtete Konsequenzen zu einer Vermeidung bestimmter Lebensmittel beitragen, so unterscheidet sich die ARFID doch deutlich von orthorektischem Ernährungsverhalten. Während Personen mit ARFID beispielsweise befürchten, sich von einem als aversiv empfundenen Essen akut übergeben zu müssen, befürchten Personen mit orthorektischem Ernährungsverhalten langfristigere, negative gesundheitliche Auswirkungen, wenn sie ein als ungesund eingestuftes Lebensmittel verzehren. Insofern gibt es zwar in Bezug auf das von außen beobachtbare Vermeidungsverhalten Parallelen zwischen Orthorexie und ARFID, jedoch ist die Orthorexie keinesfalls unter ARFID zu subsumieren, weil bei dieser der Fokus auf gesundheitliche Aspekte fehlt (Zickgraf, Ellis & Essayli, 2019; vgl. Kap. 7.1.3).

Zusammenfassend kommt die Studie von Ryman et al. (2019) zu dem Schluss, dass orthorektisches Ernährungsverhalten in den Niederlanden eine gewisse klinische Relevanz besitzt und eine eigene Diagnosekategorie von den Befragten befürwortet wird, weil dies sowohl die Diagnosestellung als auch die therapeutische Behandlung vereinfachen und so in jedem Fall betroffenen Personen zugutekommen würde.

In Australien und Neuseeland wurde Fachpersonal des Gesundheitssystems, das hauptsächlich im Bereich der Essstörungstherapie und -diagnostik tätig ist, von Reynolds und McMahon (2019) befragt. An dieser Pilot-Studie nahmen 52 Personen teil, die überwiegend psychotherapeutisch oder ernährungswissenschaftlich tätig waren. Mit 70 % war die überwiegende Mehrheit der Meinung, dass Orthorexie eine eigene Diagnosekategorie haben sollte. 85 % Prozent der Befragten gaben zudem an, dass sie in ihrer Praxis bereits Personen gesehen haben, deren Essverhalten die von Dunn und Bratman (2016) vorgeschlagenen Orthorexie-Diagnosekriterien erfüllte (vgl. Kap. 4.2.4), die meisten seien weiblich. Als dominante Symptome wurden darüber hinaus Ängste von 92 % der Befragten und zwanghaftes Verhalten von 79 % der Befragten genannt. Perfektionismus, Ängstlichkeit und Zwanghaftigkeit wurden als häufige Persönlichkeitseigenschaften bei den vorstelligen orthorektischen Personen beobachtet. Trotz der vermuteten Unterschiedlichkeit von einer klassischen Anorexie-Diagnose ließen 75 % der Befragten den Betroffenen eine ähnliche Behandlung zukommen, lediglich 10 % wendeten therapeutische Methoden an, die sich von der Essstörungsbehandlung unterschieden. Da es bislang allerdings keine Behandlungsempfehlungen für die Orthorexie gab, ist es wenig verwunderlich, dass in den meisten Fällen auf bekannte Methoden der Essstörungstherapie zurückgegriffen wurde. Auch diese Studie kommt in der Zusammenfassung zu dem Schluss, dass orthorektisches Ernährungsverhalten klinische Relevanz besitzt, obgleich die Abgrenzung von den Essstörungen als schwierig angesehen wird und weiterhin ein großer Forschungsbedarf besteht.

Des Weiteren wurde im Jahr 2019 eine Studie veröffentlicht, in der ernährungswissenschaftliches Fachpersonal aus Deutschland zur Relevanz orthorektischen Ernährungsverhaltens befragt wurde (Barthels, Lavendel et al., 2019). An dieser Studie nahmen überwiegend Personen teil, die eine Ausbildung in den Bereichen Diätassistenz und Ernährungsberatung hatten. Knapp 80 % der Teilnehmenden war der Begriff „Orthorexie" bereits bekannt. Die überwiegende Mehrheit war der Meinung, dass die Orthorexie klinische Relevanz besitze und eine eigene Diagnosekategorie notwendig sei. Dazu passend lehnte die Mehrheit die Aussagen, dass die Orthorexie lediglich eine vorübergehende Zeiterscheinung oder als Pathologie übertrieben ist, ab. Uneinig waren sich die Teilnehmenden hinsichtlich der Zuordnung der Orthorexie zu bestehenden Diagnosekategorien: Zu etwa gleichen Teilen wurden sowohl Essstörungen als auch Zwangsstörungen in Erwägung gezogen. Der eigene Kenntnisstand wurde mehrheitlich als nicht ausreichend erachtet. Darüber hinaus wurde eine hohe Dunkelziffer an Personen mit orthorektischem Ernährungsverhalten vermutet, die nicht im Gesundheitssystem vorstellig werden.

70 % der Befragten gaben an, in den letzten zwölf Monaten mindestens eine Person im beruflichen Kontext gesehen zu haben, auf die die Beschreibung orthorektischen Ernährungsverhaltens zutraf. Hinsichtlich der soziodemografischen Angaben berichteten die Teilnehmenden dieser Studie, dass überwiegend Frauen zwischen 25 und 40 Jahren, die unter- oder normalgewichtig waren, vorstellig wurden. Dies passt zu den soziodemografischen Angaben zu betroffenen Personen, die die psychotherapeutisch Tätigen gemacht haben. Häufigste Symptome waren eine strenge Selektion der Nahrung nach bestimmten Kriterien, die ständige gedankliche Beschäftigung mit gesunder Ernährung und das rigide Befolgen selbst aufgestellter Ernährungsregeln. Auch die Angst, durch ungesunde Ernährung krank zu werden sowie die Überzeugung, dass die praktizierte Ernährungsform die einzig richtige sei, wurden häufig genannt. Jedoch berichteten auch in dieser Studie nur knapp 50 % der Teilnehmenden, dass die Orthorexie das Hauptsymptom darstellte. In der anderen Hälfte der Fälle trat orthorektisches Ernährungsverhalten in Kombination mit anorektischen oder zwanghaften Symptomen auf. Die Hälfte der Befragten berichtete zudem, bereits Personen mit orthorektischen Verhaltens-

weisen behandelt zu haben. Beratungsgespräche, Ernährungsanamnese und Ernährungsprotokolle wurden als Methoden genannt.

Die Ergebnisse dieser Studie zeigen, dass auch im Bereich der Ernährungsberatung und -therapie Personen mit orthorektischem Ernährungsverhalten vorstellig werden. Jedoch verdeutlichen auch diese Ergebnisse die symptomatischen Überschneidungen mit Essstörungen sowie mit Zwangsstörungen, was weitere Hinweise darauf liefert, dass die Orthorexie selten isoliert auftritt.

Deutsche Fachkräfte des alternativmedizinischen Bereichs wurden in einer 2021 veröffentlichten Studie zur klinischen Relevanz orthorektischen Ernährungsverhaltens befragt (Barthels, Gahlmann, Schwabe & Pietrowsky, 2021). Diese bislang unberücksichtigte Gruppe des Gesundheitswesens zu untersuchen, schien besonders interessant, da Personen, die alternative Wege im Bereich Ernährung gehen, möglicherweise auch alternative Behandlungsformen im Bereich der Naturheilkunde oder Homöopathie suchen. An dieser Studie nahmen insgesamt 276 Personen mit den verschiedensten alternativmedizinischen Ausbildungshintergründen und Spezialisierungen teil, sodass die Stichprobe als sehr heterogen bezeichnet werden kann. Etwas mehr als der Hälfte war der Begriff „Orthorexie" vor Teilnahme an der Studie bekannt. Dennoch gab die überwiegende Mehrheit an, dass sie orthorektisches Ernährungsverhalten für klinisch relevant erachtet und auch eine Diagnosekategorie für sinnvoll hält. Dementsprechend wurde die Aussage, dass Orthorexie nur eine vorübergehende Zeiterscheinung ist, eher abgelehnt und auch der Aussage, dass es übertrieben sei, orthorektisches Ernährungsverhalten als pathologisch einzuordnen, wurde von den meisten widersprochen. Ähnlich wie in der vorangegangenen Studie waren sich die Teilnehmenden uneinig, ob die Orthorexie eher den Ess- oder den Zwangsstörungen zugeordnet werden solle, wobei sich tendenziell mehr Teilnehmende für die Zuordnung zu den Zwangs- als zu den Essstörungen aussprachen. Den eigenen Wissenstand zum Thema Orthorexie hielt nur ein geringer Prozentsatz für ausreichend und von vielen wurde zudem eine hohe Dunkelziffer der Orthorexie vermutet.

70 % der Teilnehmenden berichteten, mindestens eine Person mit orthorektischem Ernährungsverhalten in den letzten zwölf Monaten in der Praxis gesehen zu haben, das heißt, auch einige Personen, die den Begriff Orthorexie vor Studienteilnahme nicht kannten, haben anhand der Beschreibungen im Begleittext Personen mit orthorektischen Verhaltensweisen identifizieren können. Hinsichtlich der Soziodemografie zeigt sich auch hier wieder, dass überwiegend Frauen vorstellig wurden. Bezüglich des Alters wurde jedoch tendenziell eine etwas ältere Personengruppe zwischen 25 bis 60 Jahren beschrieben, die zumeist normalgewichtig war. Als häufige Symptome wurden die strenge Selektion der Nahrung, das Befolgen selbstaufgestellter Ernährungsregeln sowie eine intensive gedankliche Beschäftigung mit gesunder Ernährung beschrieben. Die Angst, durch ungesunde Ernährung zu erkranken, sowie die Annahme, dass die eigene prakti-

zierte Ernährungsweise die einzig richtige sei, wurde ebenfalls häufig berichtet. Fast 50 % der Befragten berichteten zudem über die Einnahme von Nahrungsergänzungsmitteln als relevantes Symptom bei den vorstellig gewordenen Personen. Auch diese Stichprobe gab an, dass orthorektische Symptome selten das alleinige Hauptsymptom darstellten. Besonders häufig wurden zwanghafte Verhaltensweisen als komorbid auftretend beschrieben, gefolgt von anorektischen und bulimischen Symptomen. In einem freien Eingabefeld wurde zudem von vielen Teilnehmenden angemerkt, dass körperliche Krankheiten häufig komorbid auftraten, darunter Verdauungsprobleme, hormonelle Dysbalancen und chronische Erkrankungen verschiedener Art. Etwas mehr als die Hälfte der Teilnehmenden berichtete, mindestens eine Person mit orthorektischen Verhaltensweisen behandelt zu haben. Dabei wurden häufig Homöopathie, Naturheilkunde oder mikrobiologische Verfahren genannt. Auch psychotherapeutische Methoden kamen zum Einsatz, darunter Entspannungstechniken, klientenzentrierte Therapie sowie körperorientierte Verfahren.

Während sich die Ergebnisse dieser Studie im Großen und Ganzen mit denen der vorherigen Befragungen decken, haben sie jedoch auch eine neue Erkenntnis hervorgebracht, nämlich die häufige Kombination orthorektischen Ernährungsverhaltens mit körperlichen Erkrankungen. Es ist naheliegend, dass alternativmedizinisch Tätige über diesen Bereich mehr berichten können als beispielsweise psychotherapeutisches Fachpersonal, gleichzeitig könnte es natürlich auch sein, dass Personen, die zusätzlich zu Einschränkungen im Essverhalten auch körperliche Beschwerden haben, eher eine alternativmedizinische als eine psychotherapeutische Praxis aufsuchen. Insgesamt scheint es jedoch bedeutsam, mögliche gesundheitliche Beschwerden bei orthorektischem Ernährungsverhalten zu berücksichtigen, da diese auch als mitbedingender Faktor diskutiert werden (vgl. dazu auch Kap. 7.3 und Kap. 8).

Zuletzt erschien im Jahr 2022 eine Befragung von 343 italienischen Gesundheitsfachkräften, überwiegend aus dem psychiatrischen und psychotherapeutischen Bereich (Gramaglia et al., 2022). Knapp 60 % berichteten, dass sie bereits Personen mit orthorektischen Verhaltensweisen in ihrer klinischen Praxis gesehen haben, die meisten davon seien weiblich gewesen. Fast 70 % ordneten die Orthorexie als eine Variante der Anorexia nervosa ein. Einige vermuteten auch, dass orthorektische Symptome im Vorfeld einer Essstörung auftreten. Ebenfalls fast 70 % erachteten eine eigene Diagnosekategorie als sinnvoll und würden diese mehrheitlich im Bereich der Fütter- und Essstörungen des DSM-5 einordnen. Als häufige Komorbiditäten wurden Perfektionismus und Zwanghaftigkeit genannt. Hinsichtlich der Behandlung wird mehrheitlich angegeben, dass diese ähnlich wie bei den Essstörungen erfolgen sollte. Nahezu 80 % der Befragten gab zudem an, dass die Orthorexie mehr Aufmerksamkeit von wissenschaftlichem und medizinischem Fachpersonal erhalten solle.

Die Befragungen von Gesundheitsfachkräften zur klinischen Relevanz orthorektischen Ernährungsverhaltens bilden inzwischen einen Zeitraum von etwa zehn Jahren ab. Auch wenn sich die Methodik, die befragten Stichproben und insbesondere die verwendeten Fragen stark voneinander unterscheiden, ergeben sie dennoch ein recht einheitliches Bild. Insgesamt deuten die Daten darauf hin, dass Personen mit orthorektischem Ernährungsverhalten in verschiedenen Bereichen des Gesundheitssystems vorstellig werden. Übereinstimmend berichten die Fachkräfte, dass eine Kombination mit zwanghaften und/oder anderen essgestörten Verhaltensweisen häufig sei und orthorektische Verhaltensweisen auch oft komorbid mit diagnostizierten Ess- und Zwangsstörungen aufträten. Ob dies bedeutet, dass die Orthorexie als distinktes Störungsbild nicht existiert, kann daraus jedoch nicht geschlossen werden. Für diese Beobachtung gibt es auch andere Erklärungsmöglichkeiten, die in Erwägung gezogen werden müssen. Da es aktuell keine eigene Diagnosekategorie für die Orthorexie gibt, besteht ein recht großer Spielraum was die Einordnung der Symptome als „orthorektisch" betrifft. Je nachdem, welche Vorerfahrungen mit welchen Störungsbildern und insbesondere mit orthorektischen Verhaltensweisen bestehen, werden bestimmte Symptome vielleicht eher anderen Störungsbildern zugeordnet, weil sie für diese (ebenfalls) charakteristisch erscheinen. Hinzu kommt, dass ein erheblicher Anteil der Fachkräfte das eigene Wissen zum Thema Orthorexie als nicht sehr ausgeprägt einschätzt, was die korrekte Einordnung der Symptome zusätzlich erschwert. Es müssten also zunächst eindeutige Diagnosekriterien festgelegt werden, bevor es Fachkräften möglich ist, herauszufinden, ob die Symptompräsentation als orthorektisch einzustufen ist, um in einem zweiten Schritt angeben zu können, inwiefern die Orthorexie mit anderen Symptomkomplexen überlappt.

Fazit

Abschließend kann festgehalten werden, dass die Orthorexie bzw. orthorektische Symptome klinische Relevanz besitzen, aber noch große Wissenslücken bei den Fachkräften bestehen. Deshalb sollte verstärkt daran gearbeitet werden, die inzwischen zahlreich vorhandenen empirischen Erkenntnisse zur Orthorexie den Gesundheitsfachkräften zugänglich zu machen, um so ihren Kenntnisstand und ihre Kompetenzen im Bereich der Orthorexie zu erweitern, und eine adäquate Versorgung betroffener Personen zu gewährleisten.

6 Korrelate und Einflussfaktoren

Friederike Barthels

Neben der Ermittlung der Prävalenz orthorektischen Ernährungsverhaltens in verschiedenen Bevölkerungsgruppen (vgl. Kap. 5) sind weitere häufige Forschungsfragen, mit welchen Faktoren orthorektisches Ernährungsverhalten in Zusammenhang steht und welche Subgruppen erhöhte Orthorexie-Werte aufweisen. Erkenntnisse über Korrelationen orthorektischen Ernährungsverhaltens mit verschiedenen Aspekten des alltäglichen Erlebens und Verhaltens können nicht nur dazu beitragen, das Phänomen insgesamt besser zu verstehen, sondern liefern auch wertvolle Informationen über mögliche Risikofaktoren (vgl. Kap. 6.9).

Bei der Betrachtung der im Folgenden berichteten Befunde muss allerdings beachtet werden, dass verschiedene Fragebogen mit unterschiedlicher theoretischer Konzeptualisierung der Orthorexie Ergebnisse liefern, die nur bedingt miteinander vergleichbar sind. Darüber hinaus weisen manche Fragebogen nur eine geringe psychometrische Güte auf (vgl. Kap. 4.1), was ebenfalls bei der Interpretation berücksichtigt werden muss. Angesichts dieser Einschränkungen gibt es daher sowohl Befunde, die wiederholt in verschiedenen Studien bestätigt werden konnten und die deshalb als relativ gesicherte Erkenntnis gelten können, als auch Aspekte, deren Zusammenhang mit orthorektischem Ernährungsverhalten weiterhin unklar ist. Im Folgenden sollen verschiedene Themenbereiche, die mit orthorektischem Ernährungsverhalten in Zusammenhang stehen könnten, näher beleuchtet werden.

6.1 Soziodemografische Aspekte

Der aktuelle Kenntnisstand zum Zusammenhang orthorektischen Ernährungsverhaltens mit verschiedenen soziodemografischen Merkmalen ist sehr heterogen und zeichnet deshalb bislang ein recht uneindeutiges Bild (vgl. auch Kap. 5.1.6 bis 5.1.8).

Alter. In Bezug auf das Alter deuten manche Studienergebnisse darauf hin, dass Personen mit orthorektischem Ernährungsverhalten signifikant jünger sind als nicht orthorektische Personen (z. B. Almeida et al., 2018). Allerdings gibt es auch Studien, in denen Personen mit orthorektischem Ernährungsverhalten ein höheres Alter aufweisen (z. B. Donini et al., 2004). Während in manchen Studien eine, wenn auch sehr gering ausgeprägte positive Korrelation orthorektischen Ernährungsverhaltens mit dem Alter gefunden wurde (z. B. Missbach et al., 2015), gibt es auch Studien, die keinen derartigen Zusammenhang aufzeigten (z. B. Reynolds, 2018).

Da das Erstmanifestationsalter der anderen Essstörungen, insbesondere der Anorexia nervosa und der Bulimia nervosa, im Altersbereich der Adoleszenz und des frühen Erwachsenenalters liegt (Hoyer & Knappe, 2020), hätte vermutet werden können, dass die Orthorexie ebenfalls tendenziell eher bei jüngeren Personen auftritt. Jedoch wäre auch denkbar, dass eine gesundheitsbewusste Ernährungsweise mit dem Auftreten gesundheitlicher Probleme im fortschreitenden Alter immer relevanter wird und somit betroffene Personen etwas älter sein könnten. Aus methodischer Sicht muss angemerkt werden, dass viele untersuchte Stichproben keine ausreichend große Bandbreite in der Altersverteilung aufwiesen, zumeist wurden junge Erwachsene untersucht, weshalb die Aussagekraft für ältere Altersgruppen sehr begrenzt ist. Auch wenn die empirischen Daten eher darauf hinweisen, dass kein systematischer Zusammenhang zwischen orthorektischem Ernährungsverhalten und dem Lebensalter besteht, ist aufgrund der ungenügenden Studienlage noch keine abschließende Aussage hierzu möglich.

Körpergewicht. Hinsichtlich des Körpergewichts, operationalisiert anhand des Body-Mass-Index (BMI), ist der aktuelle Forschungsstand als etwas eindeutiger einzuschätzen. Es gibt zwar sowohl einige wenige Studien, die auf einen Zusammenhang orthorektischen Ernährungsverhaltens mit einem höheren BMI hindeuten, als auch Studien, die einen Zusammenhang mit einem niedrigeren BMI fanden (für einen Überblick siehe McComb & Mills, 2019). Die Autorinnen des zitierten Übersichtsartikels kommen jedoch zusammenfassend zu dem Schluss, dass qualitativ höherwertige Studien mehrheitlich keine Korrelation mit dem BMI finden. Da im Unterschied zur eher begrenzten Spannbreite des Alters die meisten Studien eine recht breite Verteilung des BMI aufwiesen, wurden zumeist alle Gewichtsgruppen berücksichtigt, was die Hypothese, dass Orthorexie und BMI nicht in einer linearen Korrelation miteinander zusammenhängen, weiter untermauert.

Auf theoretischer Ebene könnte dieser Befund wie folgt erklärt werden: Möglicherweise gibt es sowohl orthorektische Personen mit einem hohen als auch Betroffene mit einem niedrigen BMI, weshalb im Mittel keine lineare Korrelation besteht (vgl. Strahler & Stark, 2019; vgl. auch Kap. 5.1.8). Orthorektisches Ernährungsverhalten könnte einerseits, wenn es sehr eingeschränkt ist und viele Lebensmittel als „verboten" gelten, zu einer geringen Nahrungsaufnahme und deshalb mit der Zeit zu einem Gewichtsverlust führen, oder dazu genutzt werden, um ein niedriges Körpergewicht zu halten. Andererseits könnten Personen mit einem höheren Körpergewicht durch eine gesunde Ernährungsweise ihren allgemeinen Gesundheitszustand verbessern und sich vor übergewichtsassoziierten Erkrankungen schützen wollen, sodass sie einen hohen BMI und parallel hohe Orthorexie-Werte aufweisen (vgl. Kap. 3.3.1, Frau A.). Ebenso ist Normalgewicht mit einem orthorektischen Ernährungsverhalten vereinbar, wenn primär die Qualität der Lebensmittel verändert wird, nicht aber die Menge oder die Kalorienzufuhr, was der eigentlichen Definition orthorektischen Ernährungsverhaltens entspricht (vgl. Kap. 2). Insofern stellt der nicht vorhandene linear-korrelative Zusammenhang zwischen Orthorexie und BMI einen Aspekt dar, der die Orthorexie von der Anorexia nervosa abgrenzt und den sie mit der Bulimia nervosa gemeinsam hat.

Geschlecht. Als weiterer soziodemografischer Aspekt soll im Folgenden betrachtet werden, ob orthorektisches Ernährungsverhalten einen Zusammenhang mit dem Geschlecht aufweist. Aufgrund der höheren Prävalenz von Essstörungen bei Frauen (Hoyer & Knappe, 2020) wird häufig vermutet, dass auch die Orthorexie bei Frauen häufiger auftritt bzw. diese ein stärker ausgeprägtes orthorektisches Ernährungsverhalten aufweisen als Männer. Dies konnte bislang jedoch nicht eindeutig belegt werden. In vielen Studien wiesen zwar mehr Frauen als Männer hohe Orthorexie-Werte auf (für eine Übersicht siehe McComb & Mills, 2019; vgl. auch Kap. 5.1.6), allerdings muss hier beachtet werden, dass die meisten Stichproben überwiegend aus weiblichen Teilnehmenden bestanden, weshalb diese Ergebnisse verzerrt sein könnten. In einigen wenigen Studien mit einem nahezu ausgeglichenen Geschlechterverhältnis (z. B. Donini et al., 2004) wiesen jedoch Männer höhere Orthorexie-Werte auf. Die meisten Studien aus einer Vielzahl unterschiedlicher Länder konnten jedoch keinen Zusammenhang des Geschlechts mit dem Auftreten orthorektischen Ernährungsverhaltens finden (für eine Übersicht siehe McComb & Mills, 2019). Bislang gibt es noch keine Studien, die Personen mit anderen Geschlechtsidentitäten untersucht haben, weshalb hierzu aktuell keine Aussage getroffen werden kann.

Wenn orthorektisches Ernährungsverhalten tatsächlich geschlechtsunabhängig auftritt, könnte dies ein weiteres abgrenzendes Merkmal der Orthorexie von den anderen Essstörungen sein. Möglicherweise ist der Wunsch nach einem gesunden Körper (im Gegensatz zum Wunsch nach einem dünnen Körper) bei Frauen und Männern gleichermaßen vorhanden, weshalb sich keine Unterschiede im orthorektischen Ernährungsverhalten zwischen diesen beiden Gruppen zeigen. Da jedoch in vielen Stichproben mehr Frauen als Männer untersucht wurden, werden für ein abschließendes Fazit noch mehr Studien mit einer ausgeglichenen Verteilung der Geschlechter benötigt.

Bildungsstand und sozioökonomischer Status. Kaum Untersuchungen gibt es bislang zu orthorektischem Ernährungsverhalten in Zusammenhang mit dem Bildungsstand und dem sozioökonomischen Status. Vereinzelte Studien zeigten, dass Personen mit einem niedrigeren Bildungsniveau ein stärker ausgeprägtes orthorektisches Ernährungsverhalten aufweisen (z.B. Donini et al., 2004), andere fanden eher eine Assoziation mit einem höheren Bildungsniveau (z.B. Barnes & Caltabiano, 2017). Bezüglich des sozioökonomischen Status gibt es erste Hinweise darauf, dass dieser nicht mit orthorektischem Ernährungsverhalten assoziiert ist (z.B. Mhanna, Azzi, Hallit, Obeid & Soufia, 2021).

Auf theoretischer Ebene könnte überlegt werden, ob ein höherer Bildungsstand mit mehr Wissen über gesunde Ernährung einhergeht und aufgrund dessen eher die Notwendigkeit gesehen wird, eine gesunde Ernährungsweise anzustreben. Ein damit häufig einhergehender höherer sozioökonomischer Status und mehr finanzielle Mittel könnten es ermöglichen, mehr Geld für eine ggf. teurere Ernährungsweise zur Verfügung zu haben. Gleichzeitig könnte jedoch auch vermutet werden, dass ein höheres Bildungsniveau davor schützt, unreflektiert wissenschaftlich nicht fundierten Ernährungsphilosophien zu folgen, was möglicherweise eher orthorektisches Ernährungsverhalten bei Personen mit einem niedrigeren Bildungsniveau begünstigen könnte (vgl. Donini et al., 2004). Insgesamt werden jedoch noch mehr Studien benötigt, um hier zu einer eindeutigen Schlussfolgerung zu kommen.

Soziale und kulturelle Aspekte. Inwiefern soziale und kulturelle Aspekte, wie beispielsweise Angehörigkeit zu einem Land bzw. einem Kulturkreis des globalen Südens vs. des globalen Nordens, bzw. östlich oder westlich ausgerichteter Länder/Kulturkreise mit orthorektischem Ernährungsverhalten in Zusammenhang stehen, kann zum aktuellen Zeitpunkt noch nicht genau bestimmt werden. Zwar wurden inzwischen Studien zum Vorkommen orthorektischen Ernährungsverhalten in den verschiedensten Ländern publiziert, aufgrund der Heterogenität der verwendeten Messinstrumente und der untersuchten Stichproben sind hier jedoch noch keine kulturvergleichenden Aussagen möglich. Die weitere Übersetzung und Evaluation von Fragebogen in verschiedene Sprachen (vgl. Kap. 4.1), bei gleichzeitiger Berücksichtigung kultureller Besonderheiten werden zukünftig Vergleiche erlauben.

Fazit

Zusammenfassend kann festgehalten werden, dass hinsichtlich des Zusammenhangs orthorektischen Ernährungsverhaltens mit soziodemografischen Aspekten noch weitere Studien, insbesondere repräsentative Studien an diverseren Stichproben, notwendig sind, um die bisherigen Befunde zu replizieren und zu erweitern, sodass konkretere Aussagen möglich sind. Aktuell kann lediglich festgehalten werden, dass orthorektisches Ernährungsverhalten sehr wahrscheinlich nicht mit dem BMI assoziiert ist und vermutlich auch kein Zusammenhang mit dem Alter und dem Geschlecht besteht.

6.2 Vegetarische und vegane Ernährung

In vielen Studien wurde bereits der Zusammenhang zwischen veganer oder vegetarischer Ernährung und Orthorexie untersucht. Dies erscheint auf den ersten Blick naheliegend, weil bei diesen Ernährungsformen (Definition: siehe Kasten), ähnlich wie bei der Orthorexie, Lebensmittel anhand bestimmter Kriterien ausgeschlossen werden. Ein Unterschied zu orthorektischem Ernährungsverhalten ist jedoch, dass bei vegetarischer und veganer Ernährung ethische und ökologische Beweggründe eine bedeutsame Rolle spielen (z. B. Ghaffari, Rodrigo, Ekinci & Pino, 2022; Hopwood, Rosenfeld, Chen & Bleidorn, 2021), während eine orthorektische Ernährungsweise per Definition primär aus gesundheitlichen Gründen verfolgt wird. Auch wenn die individuelle Definition gesunder Ernährung im Einzelfall stark variiert (vgl. auch Kap. 2 und Kap. 3), sind Überschneidungen zwischen orthorektischem Ernährungsverhalten und vegetarischer bzw. veganer Ernährung zu erwarten, da eine Ernährungsweise auf Basis von Obst und Gemüse, Hülsenfrüchten, Getreideprodukten sowie Nüssen und Samen ebenfalls als kleinster gemeinsamer Nenner der meisten Empfehlungen für eine gesunde Ernährungsweise angesehen werden kann (vgl. Kap. 1.1.1). Im Folgenden sollen die Ergebnisse einiger Studien vorgestellt werden, in denen die Orthorexie im Kontext veganer oder vegetarischer Ernährung untersucht wurde.

Definition vegetarische und vegane Ernährung

Vegetarische Ernährung

Bei einer vegetarischen Ernährung wird auf Fleisch (z. B. von Rind, Schwein, Fisch und Geflügel) verzichtet. Manche Personen verzehren Fisch, verzichten aber auf Fleisch von anderen Tieren, was in der Literatur als pescetarisch bezeichnet wird. Als semi-vegetarisch wird eine Ernährungsform bezeichnet, bei der lediglich auf rotes Fleisch verzichtet wird; Fisch und Geflügel werden verzehrt. Bei einer ovo-vegetarischen Ernährung werden Eier verzehrt, jedoch keine Milchprodukte. Bei einer lacto-vegetarischen Ernährung werden Milchprodukte, jedoch keine Eier gegessen. Als ein weiterer Begriff in diesem Kontext ist der Flexitarismus zu nennen, eine Art flexible vegetarische Ernährungsform. Hier wird nur selten Fleisch und Fisch verzehrt, zudem wird besonders auf die Qualität und die Herkunft dieser Produkte geachtet (Deutsche Gesellschaft für Ernährung e. V., 2013).

Vegane Ernährung

Bei einer veganen Ernährung werden keinerlei tierische Produkte verzehrt, weder solche vom toten Tier (Fleisch, Fisch), noch solche vom lebenden Tier (Milchprodukte, Eier, teilweise auch Honig). Auf dem Speiseplan stehen demnach Gemüse, Obst, Getreide, Hülsenfrüchte, Samen und Nüsse (Deutsche Gesellschaft für Ernährung e. V., 2013).

In verschiedenen Studien wurde gezeigt, dass vegan und vegetarisch lebende Personen ein stärker ausgeprägtes orthorektisches Ernährungsverhalten aufweisen als Personen, die tierische Lebensmittel verzehren (für einen Überblick siehe McComb & Mills, 2019; vgl. auch Kap. 5.1.5). Auch wenn vermutet werden könnte, dass Veganerinnen und Veganer aufgrund der Tatsache, dass sie mehr Lebensmittelgruppen ausschließen als Vegetarierinnen und Vegetarier, ein stärker ausgeprägtes orthorektisches Ernährungsverhalten aufweisen, konnte dies empirisch bislang nicht eindeutig bestätigt werden – die Orthorexie-Werte dieser beiden Gruppen unterschieden sich meist nicht signifikant voneinander (Barthels, Meyer & Pietrowsky, 2018; Brytek-Matera, Czepczor-Bernat, Jurzak, Kornacka & Kołodziejczyk, 2019). Zu beachten ist, dass diese Gruppen bislang nur in wenigen Studien separat untersucht wurden; häufig wurde vegetarische und vegane Ernährung zusammengefasst (z. B. Luck-Sikorski et al., 2019), was möglicherweise die nicht beobachteten Unterschiede erklären könnte, aber auch dafür sprechen könnte, dass sich die Werte nicht nennenswert unterscheiden, sodass keine Differenzierung notwendig war.

Bedeutsam scheinen auch die Motive für eine entsprechende Ernährungsweise zu sein. Eine erste Studie liefert Hinweise darauf, dass in einer Stichprobe vegan lebender Personen orthorektisches Ernährungsverhalten primär mit der Bedeutsamkeit der Motive Gesundheit, Ästhetik und Heilung assoziiert ist, während kein Zusammenhang mit Motiven wie Tierschutz, Politik und Ökologie bestand (Barthels et al., 2020). Auch wenn bislang keine weiteren Daten zu diesem Thema vorliegen, lässt diese Studie vermuten, dass die Beweggründe für eine vegane oder vegetarische Ernährungsweise darüber entscheiden, ob auch eine Orthorexie-Neigung besteht. Möglicherweise weisen Personen, die primär aus gesundheitlichen Gründen auf tierische Produkte verzichten, höhere Orthorexie-Werte auf als Personen, die dies eher aus ethischen Gründen tun. Dass dennoch viele Studien auf höhere Orthorexie-Werte bei vegan und vegetarisch lebenden Personen hindeuten, könnte verschiedene Ursachen haben. Einerseits spielen gesundheitliche Überlegungen bei der Entscheidung für eine vegane oder vegetarische Ernährungsweise durchaus auch eine Rolle und beeinflussen entsprechend das Ernährungsverhalten (z. B. Radnitz, Beezhold & DiMatteo, 2015). Umgekehrt erscheint es ebenfalls naheliegend, dass orthorektische Personen auf tierische Lebensmittel verzichten, weil es Hinweise darauf gibt, dass insbesondere rotes Fleisch der Gesundheit nicht zuträglich ist (z. B. Richi et al., 2015), wobei dieses Thema insgesamt sehr kontrovers diskutiert wird (vgl. Deutsche Gesellschaft für Ernährung, 2019). Auch könnte die Assoziation von „Fleischverzicht = gesund" dazu beitragen, dass auch nicht orthorektische vegan oder vegetarisch lebende Personen ihre Ernährungsweise tendenziell gesünder einschätzen. Darüber hinaus könnten methodische Aspekte eine Rolle spielen. Beispielsweise ist denkbar, dass manche Aussagen in den verwendeten Fragebogen (vgl. Kap. 4.1) nicht trennscharf zwischen Orthorexie und dem Verzicht auf Lebensmittel aus anderen Gründen unterscheiden können.

Fazit

Insgesamt kann trotz der erwähnten methodischen Einschränkungen aufgrund der Vielzahl der Replikationen und der verschiedenen verwendeten Fragebogen davon ausgegangen werden, dass orthorektisches Ernährungsverhalten in einem recht engen Zusammenhang mit vegetarischer oder veganer Ernährung steht (vgl. auch Kap. 5.1.5). Abgesehen von der oben erwähnten Bedeutsamkeit der dahinterliegenden Motive als Einflussfaktor ist es zudem wichtig, aus diesem Zusammenhang keine Kausalität abzuleiten. Auch wenn Personen, die als orthorektisch eingestuft werden, auf Lebensmittel tierischen Ursprungs verzichten und umgekehrt Personen, die sich vegan oder vegetarisch ernähren, erhöhte Orthorexie-Werte aufweisen, bedeutet dies keinesfalls, dass eine solche Ernährungsweise zwangsläufig zu Orthorexie führen muss bzw. im Umkehrschluss alle orthorektischen Personen eine vegane oder vegetarische Ernährung verfolgen. Insgesamt sollte daher im Fall vegan oder vegetarisch lebender Personen kein vorschnelles Urteil über das Essverhalten erfolgen, obgleich eine genaue Exploration der dahinterliegenden Motive aufgrund der oben beschriebenen Überschneidungen der Ernährungsweisen zu empfehlen ist.

6.3 Diäten zur Gewichtsreduktion und restriktives Essverhalten

Auch im Zuge einer Diät zur Gewichtsreduktion werden mehr oder weniger systematisch verschiedene Lebensmittel(gruppen) aus dem Ernährungsplan gestrichen. Je nach Art der Diät wird die makronährstoffliche Zusammensetzung der Mahlzeiten verändert, es wird mehr Bewegung in den Alltag integriert oder es wird schlichtweg weniger gegessen. „Restriktives oder gezügeltes Essverhalten" bezeichnet ebenfalls Einschränkungen des Essverhaltens zur Kontrolle des Körpergewichts, welche allerdings zu paradoxen Effekten in der Nahrungsaufnahme führen können: Während ungezügelt essende Personen auf ihr Hunger- und Sättigungsgefühl achten und dementsprechend ihre Nahrungsaufnahme regulieren, orientieren sich gezügelt essende Personen an externalen Aspekten, wie beispielsweise einem selbst gesetzten Kalorienlimit, und achten beim Essen weniger auf das aktuelle Hunger- und Sättigungsgefühl. Dies kann dazu führen, dass das Essverhalten zwar in vielen Situationen stark reglementiert wird, kleine Überschreitungen der selbstgesetzten Regeln jedoch zu einer deutlich höheren Nahrungsaufnahme führen (Herman & Mack, 1975). Potenzielle Zusammenhänge mit orthorektischem Ernährungsverhalten sollen im Folgenden aufgezeigt werden.

Diäten zur Gewichtsreduktion. In einer Studie aus unserer Arbeitsgruppe (Barthels, Meyer & Pietrowsky, 2018) konnte gezeigt werden, dass Personen, die eine

Diät mit Ernährungsumstellung zur Gewichtsreduktion (beispielsweise ein bestimmtes Diätprogramm mit vorgegebenen Regeln und Plänen) durchführen, höhere Orthorexie-Werte aufwiesen als Personen, die eine Diät ohne Ernährungsumstellung hielten (beispielsweise Kalorien zählen oder mehr Sport treiben). Beide Gruppen erreichten zudem höhere Orthorexie-Werte als eine Kontrollgruppe, die keine Diät hielt. Diese Studie zeigt, dass nicht Diät halten allein, sondern das dahinterliegende Regelwerk über die Ausprägung orthorektischen Ernährungsverhaltens entscheidet. Eine Übersichtsarbeit hat zudem herausgestellt, dass frühere Diäten mit höheren Orthorexie-Werten einhergingen, weshalb der Zusammenhang zwischen Diätverhalten und Orthorexie als recht gesichert angesehen werden kann (McComb & Mills, 2019).

Restriktives Essverhalten. Auch Zusammenhänge mit restriktivem Essverhalten wurden in einigen Studien untersucht. In der oben beschriebenen Stichprobe Diät haltender Personen und ebenfalls in einer Stichprobe vegan und vegetarisch lebender Personen wurden geringe bis mittlere Zusammenhänge mit dem Konstrukt des restriktiven Essverhaltens gefunden (Barthels, Meyer & Pietrowsky, 2018). Auch in verschiedenen anderen Studien zeigte sich ein Zusammenhang zwischen orthorektischem Ernährungsverhalten und gezügeltem Essverhalten (Brytek-Matera, 2020; Brytek-Matera, Plasonja & Décamps, 2020; Sfeir et al., 2021; Strahler et al., 2018), weshalb auch diese Assoziation als recht gesichert eingeordnet werden kann.

Diese Befunde überraschen angesichts der Tatsache, dass die ursprüngliche Konzeptualisierung der Orthorexie eigentlich davon ausging, dass der Wunsch, abzunehmen bzw. das Körpergewicht zu kontrollieren, nicht im Vordergrund steht (vgl. Kap. 2.4.1). Es hätte deshalb vermutet werden können, dass Korrelationen mit restriktivem Essverhalten oder anderem Diätverhalten nicht oder nur in sehr geringem Ausmaß bestehen, jedoch scheint das Gegenteil der Fall zu sein. Eine mögliche Interpretation für den Zusammenhang könnte das dahinterliegende Motiv der Kontrolle des Essverhaltens sein, welches sowohl bei der Orthorexie als auch bei gezügeltem Essverhalten und bei Diäten eine Rolle spielt. Eine andere Erklärung könnten die subjektiv wahrgenommenen Überschneidungen zwischen einer „gesunden" und einer „kalorienbewussten" Ernährungsweise sein, die beide Lebensmittel beinhalten, welche sowohl auf theoretisch-konzeptioneller als auch auf praktischer Ebene kaum voneinander differenziert werden können. Obst und Gemüse gelten als gesund, sind jedoch in den meisten Fällen auch kalorienarm. Eine der wenigen Ausnahmen sind beispielsweise Avocados oder auch Nüsse, welche aufgrund ihrer Inhaltstoffe ebenfalls gemeinhin als gesund gelten dürften, jedoch einen vergleichsweise hohen Fettgehalt und somit auch eine hohe Kaloriendichte aufweisen. Studien haben gezeigt, dass Menschen anhand recht einfacher Heuristiken Lebensmittel in „gut" (gesund, zum Abnehmen geeignet) und „schlecht" (ungesund, führt zu Gewichtzunahme) einordnen und folglich eine starke Assoziation zwischen „gesund = zum Abnehmen geeignet“ und „ungesund = führt zu Gewichtszunahme“ besteht (z. B. Carels, Harper & Konrad, 2006). Die Studie von Carels et al. (2006) zeigte ebenfalls, dass der Kaloriengehalt „gesunder“ Lebensmittel systematisch unterschätzt und der Kaloriengehalt „ungesunder“ Lebensmittel systematisch überschätzt wird. Deshalb könnte es sein, dass die berichteten Zusammenhänge von Orthorexie und Diätverhalten nicht spezifisch eine Besonderheit orthorektischen Ernährungsverhaltens widerspiegeln, sondern sich hier die allgemein in der Gesellschaft vorherrschende Assoziation von „gesund = kalorienarm“ bzw. „ungesund = kalorienreich“ zeigt.

Fazit

Wichtigster Faktor zur Unterscheidung einer Diät zur Gewichtsreduktion und eines orthorektischen Ernährungsverhaltens sind auch in diesem Fall wieder die dahinterliegenden Motive. Eine Gewichtsreduktion kann natürlich auch aus einer gesundheitlichen Motivation heraus angestrebt werden, die bei tatsächlich vorhandenem Übergewicht durchaus als sinnvoll erachtet werden kann, weshalb auch hier eine genaue Exploration der Motivation notwendig ist. Alles in allem lässt sich festhalten, dass eine substanzielle Verbindung zwischen orthorektischem, diäthaltendem sowie restriktivem Ernährungsverhalten besteht, die im Einzelfall genau hinsichtlich der dahinterliegenden Motive analysiert werden sollte.

6.4 Allergien und Unverträglichkeiten

Auch Allergien und Unverträglichkeiten schränken das Essverhalten ein und könnten mit orthorektischem Ernährungsverhalten in Zusammenhang stehen. Insbesondere in den Fallberichten von Bratman und Knight (2000) wurden einige orthorektische Personen beschrieben, die anfänglich Unverträglichkeiten und Allergien bei sich vermuteten (vgl. auch Kap. 3.1). Ausgehend von der medizinisch notwendigen Vermeidung dieser Lebensmittel begannen einige der beschriebenen Personen, immer mehr Lebensmittel auszuschließen, da die Sorge bestand, diese ebenfalls nicht zu vertragen. Diese Thematik wurde bislang allerdings nur in wenigen Studien untersucht. In einer Studie von Missbach et al. (2015) hatten Personen, die eine oder mehr Unverträglichkeiten angaben, ein höheres Orthorexie-Risiko. Sowohl Barnes und Caltabiano (2017) als auch Reynolds (2018) zeigten allerdings, dass die Notwendigkeit, bestimmte Lebensmittel aufgrund einer Allergie zu vermeiden, nicht mit höheren Orthorexie-Werten einherging. Barthels et al. (2022) bestätigten in einer weiteren Untersuchung, dass Personen mit Allergien im Vergleich zu einer gesunden Kontrollgruppe keine höheren Orthorexie-Werte aufwiesen.

Fazit

Bratmans Beobachtungen konnten demnach empirisch bislang nicht bestätigt werden. Auch wenn die Befunde natürlich nicht ausschließen, dass einzelne Personen ausgehend von allergischen Reaktionen mehr und mehr Lebensmittel vermeiden, so spricht die aktuelle Befundlage eher gegen systematisch höhere Orthorexie-Werte in Zusammenhang mit Allergien und Unverträglichkeiten.

6.5 Clean Eating, intuitives Essverhalten und Healthy Orthorexia

Clean Eating. Ein weiteres Konzept, welches mit der Orthorexie verwandt sein könnte, ist das sogenannte Clean Eating. Vor allem aus den sozialen Medien bekannt, bezeichnet dieser Begriff eine Ernährungsform, bei der ausschließlich regionale, biologisch-angebaute, unverarbeitete und überwiegend pflanzenbasierte Lebensmittel verzehrt werden (Ambwani, Shippe, Gao & Austin, 2019). Weitere Varianten können den Ausschluss von Gluten, Getreide im Allgemeinen und/oder Milchprodukten beinhalten, eine genaue Definition existiert bislang jedoch nicht. Die Motivation für eine derartige Ernährungsweise kann die verschiedensten Aspekte wie Verbesserung der Gesundheit und des Wohlbefindens, Gewichtsverlust oder die Heilung von Krankheiten umfassen. Auf den ersten Blick zeigen sich hier sehr große Überschneidungen mit der Orthorexie, jedoch gibt es bislang keine Studie, in der diese beiden Ernährungsweisen systematisch untersucht wurden. Anhand der vorläufigen Definition könnte vermutet werden, dass Clean Eating im Gegensatz zur Orthorexie durch ein einheitliches Regelwerk definiert ist, während sich orthorektisches Ernährungsverhalten dadurch auszeichnet, dass betroffene Personen individuelle Ernährungsregeln aufstellen. Diese können zwar Überlappungen mit dem Konzept des Clean Eatings zeigen, jedoch auch in eine völlig andere Richtung gehen (vgl. Kap. 3). Die Studie von Ambwani et al. (2019) deutet darauf hin, dass Clean Eating eine positiv konnotierte Ernährungsweise ist, was möglicherweise insbesondere auf die pathologische Ausprägung orthorektischen Ernährungsverhaltens nicht zutreffen mag. Aufgrund der nicht vorhandenen Datenlage kann über den Zusammenhang von Orthorexie und Clean Eating jedoch nur spekuliert werden.

Intuitives Essverhalten. Ein etabliertes Konstrukt stellt das intuitive Essverhalten dar, welches nachweislich mit psychischem Wohlbefinden, mentaler Gesundheit und auch mit einigen Indikatoren körperlicher Gesundheit zusammenhängt (Van Dyke & Drinkwater, 2014). Dieser Begriff bezeichnet ein Ernährungsverhalten, welches sich an physiologischen Hunger- und Sättigungssignalen orientiert und nicht von der aktuellen psychosozialen Situation oder der momentanen Stimmungslage gesteuert wird (Tylka, 2006) – also dem unbeeinflussten, „normalen“ und physiologisch gesteuerten Essverhalten entspricht, das in Kapitel 1.2 beschrieben wurde. Auch wann, was und wie viel gegessen wird hängt im wahrsten Sinne des Wortes vom Bauchgefühl ab. Anhand dieser Definition lässt sich ein negativer Zusammenhang mit orthorektischem Essverhalten vermuten, weil letzteres sehr kontrolliert und regelgeleitet erfolgt und Hunger, Sättigung oder Appetit auf ein bestimmtes Lebensmittel eher weniger Berücksichtigung finden. Erwartungsgemäß konnte in Studien gezeigt werden, dass orthorektisches Ernährungsverhalten mit einer geringeren Ausprägung intuitiven Essverhaltens einhergeht (Coimbra & Ferreira, 2021; Rodgers, White & Berry, 2021). Wenn man das Konzept intuitiven Essverhaltens als eine Interpretation nicht pathologischen, „normalen“ Essverhaltens versteht, würden die negativen Korrelationen den pathologischen Charakter orthorektischen Ernährungsverhaltens unterstreichen.

Healthy Orthorexia. Eine weitere nicht pathologische Variante gesunden Essverhaltens ist die sogenannte Healthy Orthorexia. Barrada und Roncero (2018) hatten zum Ziel, einen Fragebogen zur Erfassung orthorektischen Ernährungsverhaltens zu entwickeln, und stellten dabei fest, dass sich die resultierenden Items der Teruel Orthorexia Scale (vgl. auch Kap. 4.1.8) auf zwei unterschiedliche, aber miteinander assoziierte Subskalen aufteilen. Während der eine Faktor „Orthorexia nervosa“ erfasst und mit Leidensdruck, restriktivem Essverhalten, zwanghaften Symptomen, Perfektionismus und einem geringen körperlichen Selbstbewusstsein einhergeht, korreliert der andere Faktor „Healthy Orthorexia“ nicht mit psychischem Leidensdruck oder anderen psychopathologischen Merkmalen (Barrada & Roncero, 2018), sondern ist im Gegenteil sogar mit positivem Affekt assoziiert (Barthels, Barrada & Roncero, 2019). Strahler (2020) fand zudem heraus, dass die nicht pathologische Beschäftigung mit gesunder Ernährung die negativen Effekte, die mit orthorektischem Ernährungsverhalten einhergehen können, abpuffern könnte. Aufgrund der je nach Studie mehr oder weniger hohen Interkorrelation der beiden Konstrukte (siehe z. B. Awad et al., 2021) ist fraglich, inwiefern es sich tatsächlich um zwei unterschiedliche Facetten handelt. Gleichzeitig ist der Ansatz, auch „normal gesundes“ Essverhalten messbar zu machen vielversprechend, da es abgesehen von dem Konstrukt des intuitiven Essverhaltens kaum Möglichkeiten gibt, nicht pathologische Varianten der (gesunden) Ernährung zu messen. Überdacht werden müsste in jedem Fall die Bezeichnung, sodass die nicht pathologische Beschäftigung mit gesunder Ernährung von der möglicherweise pathologischen Fixierung im Sinne einer Orthorexie auch begrifflich besser abgrenzbar ist.

Fazit

Zusammenfassend lässt sich festhalten, dass es im Bereich der drei beschriebenen Konstrukte noch viel Potenzial gibt, um mehr über die Zusammenhänge mit orthorektischem Ernährungsverhalten herauszufinden.

6.6 Sportliche Aktivität und gesundheitsrelevante Verhaltensweisen

Sportliche Aktivität. Ein sehr häufig im Zusammenhang mit Orthorexie untersuchtes gesundheitsrelevantes Verhalten ist die sportliche Aktivität (vgl. Kap. 5.1.4). Es zeigte sich in diversen Studien, dass orthorektisches Ernährungsverhalten beispielsweise mit der Frequenz und der Dauer der sportlichen Aktivität assoziiert ist, und zwar sowohl bei professionell als auch bei hobbymäßig Sport treibenden Personen (für einen Überblick, siehe McComb & Mills, 2019). Teilweise wird auch ein Zusammenhang mit Sportsucht berichtet (z. B. Oberle, Watkins & Burkot, 2018; Rudolph, 2018). Die Übersichtsarbeit von McComb und Mills (2019) stellt zudem heraus, dass in vielen Studien nicht nur sportlich aktive Menschen höhere Orthorexie-Werte aufweisen, sondern auch umgekehrt, dass Personen mit erhöhten Orthorexie-Werten mehr Sport treiben als Personen mit niedrigen Orthorexie-Werten. Jedoch gibt es auch eine etwas geringere Anzahl an Studien, die keinen Zusammenhang zwischen sportlicher Aktivität und Orthorexie fand, weshalb McComb und Mills (2019) zu dem Schluss kommen, dass der Zusammenhang insgesamt noch nicht eindeutig belegt werden kann.

Zumindest auf theoretischer Ebene ist es gut denkbar, dass eine Verbindung zwischen orthorektischem Ernährungsverhalten und sportlicher Aktivität besteht. Einerseits ist Sport bekanntermaßen eine der Gesundheit zuträgliche Verhaltensweise, weshalb es naheliegt, dass Personen, die aus gesundheitlichen Gründen eine bestimmte Ernährungsweise verfolgen, auch darauf achten, sportlich aktiv zu sein. Andererseits verlangt sportliche Aktivität gerade im professionellen Bereich oftmals Anpassungen des Essverhaltens, weshalb in bestimmten Sportarten eine erhöhte Prävalenz von Essstörungen beobachtet werden kann (z. B. Bratland-Sanda & Sundgot-Borgen, 2013), sodass auch umgekehrt vermutet werden könnte, dass die Ausübung bestimmter Sportarten das Risiko für ein verändertes Essveralten erhöht. Auch hier müssen wieder die dahinterliegenden Motive beachtet werden, denn eine Anpassung der Protein- und Kohlenhydrataufnahme zur Optimierung der körperlichen Leistungsfähigkeit im Rahmen bestimmter Trainingsprogramme oder das Erreichen oder Halten eines bestimmten Körpergewichts in gewichtsklassenabhängigen Sportarten ist nicht gleichzusetzen mit der Einhaltung bestimmter Ernährungsregeln mit dem Ziel, sich vor Krankheiten zu schützen oder die eigene Gesundheit zu optimieren. Weitere Studien sind notwendig, insbesondere solche, die die dahinterliegenden Motive mit einbeziehen, um den potenziellen Zusammenhang zwischen orthorektischem Ernährungsveralten und sportlicher Aktivität besser zu verstehen.

Gesundheitsrelevante Verhaltensweisen. Nicht allzu viele Studien gibt es hingegen zum Zusammenhang orthorektischen Ernährungsverhaltens mit anderen gesundheitsrelevanten Verhaltensweisen. Auf theoretischer Ebene erscheint es plausibel, dass orthorektische Personen Alkohol, Zigaretten sowie Drogen seltener konsumieren, oder möglicherweise völlig darauf verzichten. Die Übersichtsarbeit von McComb und Mills (2019) zeigt allerdings auf, dass die meisten Studien keinen Zusammenhang mit dem Konsum von Alkohol, Drogen oder Zigaretten fanden. Nur in zwei Studien konnte gezeigt werden, dass Personen, die keinen Alkohol tranken (Roncero, Barrada & Perpiñá, 2017) bzw. keine Zigaretten rauchten (Hyrnik et al., 2016) mit etwas höherer Wahrscheinlichkeit eine Orthorexie-Neigung aufwiesen. Dies könnte also bedeuten, dass der Fokus auf Gesundheit und der Verzicht auf potenziell schädigende Substanzen nicht nur das Essverhalten betrifft. Insgesamt betrachtet bedarf die Erforschung gesundheitsrelevanter Verhaltensweisen im Zusammenhang mit Orthorexie noch weiterer Aufmerksamkeit, da zu diesem Themenfeld bisher nur wenige Erkenntnisse vorliegen.

6.7 Psychische und körperliche Gesundheit

Der Zusammenhang orthorektischen Ernährungsverhaltens mit körperlichem sowie psychischem Wohlbefinden erscheint recht komplex. Grundsätzlich ist eine gesunde Ernährungsweise dem allgemeinen Wohlbefinden zuträglich, es könnte also ein positiver Zusammenhang angenommen werden. Wenn jedoch die Beschäftigung mit gesunder Ernährung ein gewisses Maß überschreitet, also eine pathologische Ausprägung orthorektischen Ernährungsverhaltens vorliegt, ist denkbar, dass der Zusammenhang mit Maßen des Wohlbefindens negativ ausfällt. Dies wäre dann gleichzeitig ein Indikator für Leidensdruck und damit für die Pathologie des Symptomkomplexes. Auch wenn eine Untersuchung dieser Zusammenhänge demnach eine große Bedeutung für das bessere Verständnis des potenziellen Störungsbildes hätte, wurden bislang nur wenige Studien publiziert, die sich mit diesen Fragestellungen auseinandergesetzt haben.

Psychische Gesundheit. Im Hinblick auf psychische Gesundheit fanden Strahler et al. (2018) heraus, dass Personen mit orthorektischem Ernährungsverhalten ein geringeres Wohlbefinden, eine niedrigere Lebenszufriedenheit sowie ein höheres Erleben von Stress zeigten als Personen ohne orthorektisches Ernährungsverhalten. Die Resilienz, also die psychische Widerstandsfähigkeit gegenüber psychosozialem Stress, war zwischen diesen beiden Gruppen allerdings vergleichbar. In einer weiteren Studie berichtet diese Arbeitsgruppe, dass orthorektisches Ernährungsverhalten mit Schwierigkeiten in der Emotionsregulation sowie mit Angst und Vermeidung im Bindungsverhalten einhergeht (Strahler, Wachten, Neuhofer & Zimmermann, 2022), außerdem wurde bei Frauen ein Zusammenhang mit schlechterer psychischer Verfassung im Allgemeinen gefunden (Strahler, 2020). In einem Übersichtsartikel ziehen Strahler und Stark (2020) aus mehreren Studien die Schlussfolgerung, dass orthorektisches Ernährungsverhalten auch mit negativem Affekt, depressiven Symptomen und mit einer beeinträchtigen Fähigkeit, sich zu entspannen, in Zusammenhang steht.

Körperliche Gesundheit. Hinsichtlich des körperlichen Wohlbefindens gibt es bislang ebenfalls nur wenige Erkenntnisse. Oberle, Klare und Patyk (2019) zeigten, dass Studierende mit erhöhten Orthorexie-Werten eine geringere körperliche Gesundheit aufwiesen und vermehrt Symptome zeigten, die möglicherweise auf die eingeschränkte Ernährungsweise zurückgeführt werden könnten, wie beispielsweise Müdigkeit und Energielosigkeit. Insgesamt sind jedoch noch mehr Studien von Nöten, um den Zusammenhang orthorektischen Ernährungsverhaltens mit Gesundheit und Wohlbefinden auf körperlicher sowie auf psychischer Ebene besser beurteilen zu können.

6.8 Autismus, Persönlichkeitsmerkmale und andere Eigenschaften

Autismus. Neuere Befunde weisen auf einen Zusammenhang von Orthorexie mit Störungen aus dem Autismus-Spektrum hin, welcher bislang vor allem bei Frauen beobachtet werden konnte (Carpita et al., 2021; Dell'Osso et al., 2022). Ausgangspunkt für die Untersuchung dieses Zusammenhangs waren die familiären Häufungen von Anorexie- und Autismusdiagnosen sowie sich überschneidende klinische Charakteristika von Anorexia nervosa und Autismus-Spektrum-Störungen, die dann aufgrund der Nähe der Orthorexie zur Anorexia nervosa auch im Kontext orthorektischer Verhaltensweisen untersucht wurden (Dell'Osso et al., 2022). Vor allem Merkmale wie Inflexibilität, das Festhalten an Ritualen sowie eine Eingrenzung des Interesses auf das Thema Ernährung und eine Neigung zum Grübeln (Carpita et al., 2021; Dell'Osso et al., 2022) scheinen hier eine Rolle zu spielen. Allerdings gibt es auch eine Studie, die keinen direkten Zusammenhang zwischen autistischen Merkmalen und orthorektischem Ernährungsverhalten finden konnte (Giles, Toohey, Hughes, Fuller-Tyszkiewicz & Krug, 2021). Hier wurde ein indirekter Zusammenhang zwischen autistischen Zügen und Symptomen einer Essstörung, moderiert über Unsicherheitsintoleranz und orthorektische Symptome gefunden. Weitere Studien sind notwendig, um den Zusammenhang zwischen Orthorexie und Autismus-Spektrum-Störungen näher zu definieren.

Persönlichkeitsmerkmale. Darüber hinaus gibt es einige wenige Untersuchungen zu orthorektischem Ernährungsverhalten in Zusammenhang mit Persönlichkeitsmerkmalen und anderen Eigenschaften. In einer Studie konnte gezeigt werden, dass orthorektisches Ernährungsverhalten nicht mit dem Selbstwertgefühl, jedoch mit Narzissmus und Perfektionismus positiv korreliert (Oberle et al., 2017). In einer anderen Studie wurde eine Korrelation mit Neurotizismus gefunden (Gleaves et al., 2013). Die Befunde einer weiteren Studie deuten darauf hin, dass orthorektisches

Ernährungsverhalten mit dem Temperamentfaktor Schadensvermeidung in Zusammenhang steht und darüber hinaus negativ mit der Charaktereigenschaft der Selbstlenkungsfähigkeit korreliert (Kiss-Leizer & Rigó, 2019). Andere Studien berichten Zusammenhänge mit negativer Affektivität und Psychotizismus (Roncero, Barrada, García-Soriano & Guillén, 2021), mit verschiedenen maladaptiven Persönlichkeitseigenschaften (Awad et al., 2022) und mit geringerem Beharrungsvermögen, was unter anderem mit einer geringen Fähigkeit, adäquate Bewältigungsstrategien zu nutzen, erklärt wurde (Gramaglia et al., 2019). Insgesamt scheinen viele der Zusammenhänge eher gering zu sein (Strahler et al., 2020) und es fehlt aktuell an Replikationsstudien und Übersichtsartikeln, die aus den teilweise divergierenden Einzelbefunden ein konsistentes Bild ableiten könnten. Insofern muss der Zusammenhang von Persönlichkeitseigenschaften und Orthorexie bislang als noch recht unklar angesehen werden.

6.9 Ableitung potenzieller Risikofaktoren

Aus den in verschiedenen Studien untersuchten Korrelaten haben McComb und Mills (2019) in einer Übersichtsarbeit einige Risikofaktoren für orthorektisches Ernährungsverhalten abgeleitet (vgl. Tab. 6). Diese umfassen schwerpunktmäßig psychosoziale Aspekte. Studien zu biologischen Aspekten, die das Risiko für orthorektisches Ernährungsverhalten erhöhen, gibt es bislang nicht. Auch kann man aus diversen Studien potenzielle Risikogruppen ableiten, also Personen mit bestimmten Eigenschaften, die über mehrere Studien hinweg erhöhte Orthorexie-Werte gezeigt haben und somit möglicherweise mit höherer Wahrscheinlichkeit ein Risiko für die pathologische Ausprägung orthorektischen Ernährungsverhaltens zeigen (vgl. auch Kap. 5.1).

Tabelle 6: Risikofaktoren und Risikogruppen im Überblick

Risikofaktoren	Risikogruppen
• Zwanghaftigkeit* • Vegetarische und vegane Ernährungsweise* • Einschränkungen im Essverhalten, wie beispielsweise Diäten* und restriktives Essverhalten# • Gestörtes Essverhalten*	• Tendenziell eher jüngere Personen* • Aktuell oder früher vorliegende psychische Erkrankung, insbesondere Diagnose einer Essstörung* • Sportlerinnen und Sportler# • Personen, die sich aus gesundheitlichen Gründen vegan oder vegetarisch ernähren#

* zusammenfassende Betrachtung aus dem Übersichtsartikel von McComb & Mills (2019)
\# eigene Ergänzungen aus der aktuellen Studienlage

Insgesamt muss jedoch beachtet werden, dass die Risikofaktoren größtenteils aus Korrelationen abgeleitet wurden. Es ist demnach keine Aussage darüber möglich, ob die genannten Aspekte auch kausal mit orthorektischem Ernährungsverhalten in Verbindung stehen. Langzeitstudien, insbesondere solche, in denen der prädiktive Wert einzelner Faktoren im Hinblick auf orthorektisches Ernährungsverhalten untersucht wird, sind erforderlich, um das tatsächliche Risikopotenzial einzelner oder kombiniert bestehender Faktoren bezüglich orthorektischen Ernährungsverhaltens genauer bestimmen zu können. Ähnlich verhält es sich mit den mutmaßlichen Risikogruppen. Auch wenn diese wiederholt in verschiedenen Studien höhere Orthorexie-Werte als andere Gruppen aufwiesen, existieren bislang keine Studien, in denen mit Hilfe geeigneter diagnostischer Mittel (Interviews und Anwendung vorläufiger Diagnosekriterien) überprüft wurde, inwiefern tatsächlich ein erhöhter Prozentsatz orthorektischer Personen identifiziert werden kann.

Hinweis

Sowohl die Risikofaktoren als auch die Risikogruppen können nur als erste Anhaltspunkte verstanden werden und bedürfen noch genauerer Überprüfung.

6.10 Abschließende Betrachtung

Wie eingangs erwähnt, so muss die Interpretation der berichteten Korrelate und potenziellen Risikofaktoren zum aktuellen Zeitpunkt mit sehr großer Vorsicht erfolgen. Statt als gesicherte Erkenntnisse sollten sie daher als erste Hinweise verstanden und als Ausgangspunkte für weitere Studien verwendet werden. Dennoch bietet es sich an, potenzielle Risikofaktoren für orthorektisches Ernährungsverhalten und andere Aspekte, die häufig damit einhergehen, im Blick zu behalten. Insbesondere, da diese nicht in jedem Fall deckungsgleich mit den Risikofaktoren für andere Essstörungen sind (vgl. Jacobi, Paul & Thiel, 2004), könnten die in diesem Kapitel dargelegten Aspekte somit wertvolle differentialdiagnostische Hinweise liefern.

7 Überlegungen zur nosologischen Einordnung

Friederike Barthels

Auf den ersten Blick am ehesten einer Essstörung ähnelnd, weisen einige Symptome der Orthorexie auch Überschneidungen mit Zwangsstörungen sowie mit Störungen des körperlichen Erlebens auf. Im Folgenden soll auf unterschiedliche Überlegungen zur nosologischen Einordnung der Orthorexie in den aktuellen Kanon psychischer Störungen eingegangen werden. Abschließend wird diskutiert, inwiefern orthorektisches Ernährungsverhalten überhaupt ein eigenständiges Störungsbild darstellt.

7.1 Orthorexie und Essstörungen

In Kapitel 6B8 der ICD-11 (Bundesinstitut für Arzneimittel und Medizinprodukte, 2022) bzw. im DSM-5 (American Psychiatric Association, 2015) unter der Überschrift „Fütter- und Essstörungen" verortet, zeichnen sich Essstörungen durch eine persistierende Beeinträchtigung des Essverhaltens aus, welche in einer veränderten Nahrungsaufnahme resultiert und einen bedeutsamen Einfluss auf die physische Gesundheit sowie die psychosoziale Funktionsfähigkeit hat (American Psychiatric Association, 2015). Die Kernkriterien der Anorexia nervosa umfassen eine tiefgreifende Störung des Körperbildes und das Streben nach einem ungesund niedrigen Körpergewicht. Die Bulimia nervosa ist durch Essanfälle gekennzeichnet, nach denen kompensatorische Maßnahmen, wie z. B. Erbrechen, genutzt werden, um einer befürchteten Gewichtszunahme entgegenzuwirken. Essanfälle sind auch ein charakteristisches Merkmal der Binge-Eating-Störung, bei der jedoch keine kompensatorischen Maßnahmen ergriffen werden, sodass in der Folge häufig Übergewicht besteht. Eine neu in das DSM-5 aufgenommene Essstörung stellt die „Avoidant/Restrictive Food Intake Disorder (ARFID)" dar, auf Deutsch als „Störung mit Vermeidung oder Einschränkung der Nahrungsaufnahme" bezeichnet. Kernmerkmal ist die Ablehnung bestimmter Lebensmittel aufgrund sensorischer Eigenschaften wie beispielsweise Geruch, Geschmack oder Textur sowie der Verlust des Interesses am Essen, was langfristig ebenfalls mit Mangel- oder Fehlernährung einhergehen kann (vgl. Infokasten in Kap. 5.2).

In dem „Original Orthorexia Essay", welches noch vor dem Buch „Health Food Junkies" im Jahr 1997 erschien, beschrieb Bratman, dass er den Begriff „Orthorexia nervosa" auf Basis der Störungsbezeichnung „Anorexia nervosa" modifizierte. Außerdem erläuterte er, dass es zwar Ähnlichkeiten zwischen diesen Störungsbildern gäbe, der bedeutsame Unterschied jedoch sei, dass Anorexia nervosa und Bulimia nervosa sich auf die Quantität und Orthorexie auf die Qualität der Nahrung bezögen. Gemeinsam sei allen, dass dem Thema Ernährung eine übergroße Bedeutung beigemessen werde. Seitdem wurden in einigen Übersichtsarbeiten auf theoretischer Ebene Gemeinsamkeiten und Unterschiede zwischen Anorexia nervosa und Orthorexie diskutiert (z. B. Brytek-Matera, 2012; Koven & Abry, 2015). Grob zusammengefasst und ergänzt um eigene Überlegungen gibt die nachfolgende Abbildung 1 einen Überblick über gemeinsame und unterscheidende Merkmale der beiden Symptomkomplexe.

Orthorexie		Anorexia nervosa
	Fokussierung auf Ernährung	
Fokus auf Qualität		Fokus auf Quantität
	Einschränkungen im Essverhalten	
aus gesundheitlichen Gründen		um abzunehmen
	Abweichungen im Essverhalten	
individuell verschieden		meist Verzicht auf Fett und Kohlenhydrate
	Ausgeprägte Angst vor bestimmten Lebensmitteln	
Angst vor Krankheiten		Angst vor Gewichtszunahme
	Veränderte Beziehung zum Körper	
Optimierung der Gesundheit		Körperbildstörung
	Vermehrtes Sporttreiben	
um den Körper gesund zu halten		um abzunehmen
	Ernährungsregeln und Selektionsstrategien	
Fokus auf gezielte Wahl gesunder Lebensmittel		Fokus auf Weglassen/Vermeidung von Lebensmitteln
	Lebensmittelzubereitung	
für sich selbst/zur Sicherstellung und Optimierung der Qualität der Mahlzeiten		für andere/Beschäftigung mit Lebensmitteln, ohne sie selbst zu essen
	Präsentation des Essverhaltens nach außen	
gerne über das Essverhalten reden, ggf. auch andere davon überzeugen wollen		verheimlichen und Ausreden finden für nichts oder wenig essen

Abbildung 1: Übersicht zu Gemeinsamkeiten und Unterschieden von Orthorexie und Anorexie

Aus Abbildung 1 wird ersichtlich, dass die Fokussierung auf Ernährung, Einschränkungen und Abweichungen im Essverhalten, ausgeprägte Ängste vor Lebensmitteln sowie eine veränderte Beziehung zum Körper, vermehrtes Sporttreiben und Ernährungsregeln bzw. Selektionsstrategien Merkmale sind, die Orthorexie und Anorexia nervosa gemeinsam haben. In der Art und Weise, wie das Essverhalten nach außen präsentiert wird und wie mit Lebensmitteln allgemein umgegangen wird, zeigen sich jedoch Unterschiede. Die beiden Symptomkomplexe unterscheiden sich darüber hinaus augenscheinlich in der individuellen Ausprägung und in den dahinterliegenden Gründen, aus denen die eingeschränkte Ernährungsweise angestrebt wird. Jedoch kann es auch hier zu Überlappungen kommen: Gewichtsreduktion bzw. die Kontrolle des Körpergewichts können auch aus gesundheitlichen Motiven angestrebt werden, beispielsweise wenn Angst vor Übergewicht und damit assoziierten Krankheiten besteht (vgl. auch Fallbeispiel in Kap. 3.3.1). Auch können sich das resultierende Essverhalten und die daraus folgenden Beeinträchtigungen sehr ähneln. Lebensmittel, die möglicherweise von einigen orthorektischen Personen als gesund erachtet werden, wie beispielsweise Obst und Gemüse, sind häufig auch kalorienarm, weshalb rein anhand des Essverhaltens unter Umständen nicht zu erkennen ist, ob die Ernährungsweise in eine anorektische oder eine orthorektische Richtung geht. Orthorexie und Anorexia nervosa scheinen also enger miteinander verwoben als ursprünglich von Bratman angenommen, weshalb sich nicht nur die Frage nach der nosologischen Einordnung stellt. Im Folgenden sollen daher auch andere denkbare Interaktionen von Orthorexie und Anorexia nervosa beleuchtet werden.

7.1.1 Empirische Befunde

Die Übersichtsarbeit von McComb und Mills (2019) zeigt auf, dass orthorektisches Ernährungsverhalten in diversen Stichproben mit verschiedenen Aspekten gestörten Essverhaltens in Zusammenhang steht. Beispielsweise finden sich Korrelationen mit Körperunzufriedenheit sowie mit dem Wunsch, abzunehmen (z. B. Barthels, Kisser & Pietrowsky, 2021; Brytek-Matera, Onieva-Zafra et al., 2020). Die teilweise sogar hohen Korrelationen mit den Kernmerkmalen anorektischen Essverhaltens lassen vermuten, dass Orthorexie und Anorexie in einem engeren Zusammenhang stehen, als bisher gedacht. Wie bereits in Kapitel 6.1 dargelegt, korreliert orthorektisches Ernährungsverhalten jedoch nicht mit dem Body-Mass-Index, dem Geschlecht und auch nicht mit dem Alter, drei Aspekte, die ansonsten eindeutig mit der Anorexia nervosa assoziiert sind. In Kombination mit den eingangs berichteten Befunden könnte vermutet werden, dass die Orthorexie eine atypische Form der Anorexie darstellt. Körperunzufriedenheit sowie Schlankheitsstreben sind zwar vorhanden, diese treten aber nicht in so jungen Jahren auf und sind nicht so stark ausgeprägt, dass es tatsächlich zu starkem Gewichtsverlust kommt. Die Ernährungsweise ist dennoch sehr restriktiv und beschränkt sich auf gesunde, meist kalorienarme Lebensmittel.

Eine weitere Beobachtung ist, dass Patientinnen und Patienten mit einer Anorexia-nervosa-Diagnose höhere Orthorexie-Werte aufweisen als gesunde Kontrollgruppen und auch als Patientinnen und Patienten mit anderen Diagnosen (Barthels et al., 2017; Hessler-Kaufmann, Meule, Greetfeld, Schlegl & Voderholzer, 2021). Dieser Befund liefert einerseits Hinweise darauf, dass die Orthorexie am ehesten dem Essstörungsspektrum zuzuordnen ist, andererseits sind auch weitere Implikationen denkbar. Möglicherweise treten Orthorexie und Anorexia nervosa häufig komorbid auf, vielleicht weil sich die Motive der „gesunden" und der „kalorienreduzierten" Ernährung mit der Zeit vermischen. Hessler-Kaufmann et al. (2021) schlussfolgern, dass die Orthorexie ein Subtyp der restriktiven Essstörungen sein könnte, welcher laut der Studie zusätzlich mit einer stärker ausgeprägten Essstörungssymptomatik assoziiert ist. Da auch die Orthorexie-Werte im Zuge der Essstörungsbehandlung zurückgingen, ist es laut der Autorinnen und Autoren dieser Studie fraglich, ob die Orthorexie eine eigene Behandlungsstrategie benötige. Da es aktuell keine eigene Diagnosekategorie für die Orthorexie gibt, könnte zudem spekuliert werden, ob manche der als anorektisch eingestuften Personen möglicherweise eher eine Orthorexie haben, welche zur Ermöglichung einer Behandlung als atypische Anorexia nervosa klassifiziert wurde. Abschließend muss auch in Erwägung gezogen werden, dass die verwendeten Orthorexie-Fragebogen evtl. nicht in der Lage sind, anorektisches und orthorektisches Verhalten trennscharf zu erfassen.

7.1.2 Orthorexie als Einstieg – Orthorexie als Ausstieg

Interessanterweise zeigte sich in einer anderen Studie, dass es denjenigen Anorexie-Patientinnen mit erhöhten Orthorexie-Werten tendenziell etwas besser zu gehen scheint als denjenigen mit niedrigeren Orthorexie-Werten (Barthels et al., 2016). Eine weitere Studie fand heraus, dass nach erfolgreicher Anorexie-Behandlung höhere Orthorexie-Werte mit niedrigerer Essstörungssymptomatik einhergingen (Segura-Garcia et al., 2015). Diese Befunde stehen im Kontrast zu den oben berichteten Vermutungen und werfen die Hypothese auf, ob orthorektisches Essverhalten bei einer Essstörung, insbesondere bei einer diagnostizierten Anorexia nervosa, möglicherweise eine Bewältigungsstrategie sein könnte (vgl. Kinzl et al., 2005). Statt nur eine sehr geringe Auswahl an kalorienarmen Lebensmitteln in kleinen Mengen zu verzehren, verlagert sich, möglicherweise im Rahmen einer Therapie erlernt, der Fokus auf den Verzehr gesunder Lebensmittel. Auch wenn dies objektiv betrachtet natürlich weiterhin eine Einschränkung des Essverhaltens darstellt, so bedeutet es insgesamt dennoch eine Verbesserung der Situation für die Betroffenen, da trotz Restriktionen und etwaiger Zwanghaftigkeit zumindest wieder mehr und möglicherweise auch vielfältigere Lebensmittel verzehrt werden (vgl. auch Fallbericht in Kap. 3.3.2). Da die Anorexia nervosa eine der Störungen mit der höchsten Mortalität ist (z.B. Arcelus, Mitchell, Wales & Nielsen, 2011), ist diese Symptomverschiebung möglicherweise als vertretbar und in gewisser Weise sogar als hilfreich einzuordnen. Eine empirische Entsprechung findet diese Überlegung in den von McComb und Mills (2019) zusammengetragenen Befunden, dass eine vorangegangene Essstörung laut verschiedener Studien im Verdacht steht, ein Prädiktor für das zukünftige Auftreten einer Orthorexie zu sein.

Dem obigen Gedankengang folgend könnte ebenfalls vermutet werden, dass orthorektische Symptome die mildere Variante einer Anorexia nervosa darstellen. Die Fixierung auf gesunde Lebensmittel erlaubt ein gewisses Ausmaß an Kontrolle über das Essverhalten und den Körper, nimmt aber nicht so gesundheitsbedenkliche Ausmaße an wie bei der Anorexia nervosa. Zu dieser Hypothese gibt es bislang keinerlei Untersuchungen, weshalb noch keine Aussagen über die Plausibilität getroffen werden können.

Die Orthorexie wird jedoch nicht nur als Weg aus der Essstörung heraus in Betracht gezogen, sondern auch als Weg in die Essstörung hinein vermutet (Kinzl et al., 2005). Aus der anfänglichen Fokussierung auf gesunde Lebensmittel könnte sich mit der Zeit eine immer weitere Reduktion erlaubter Lebensmittel ergeben, die neben Mangelerscheinungen mittelfristig auch mit Gewichtverlust einhergeht. Unter Umständen wird der Wunsch, sich gesund zu ernähren, lediglich als Vorwand angebracht, um bei möglicherweise bereits fortschreitendem Gewichtsverlust den Wunsch, weiter abzunehmen, verstecken zu können.

7.1.3 Orthorexie und ARFID

Die Übersichtsarbeit von McComb und Mills (2019) kommt zu dem Schluss, dass die Orthorexie am ehesten der ARFID ähnelt und zitiert zwei andere Artikel, die diese Meinung teilen (Dell'Osso et al., 2017; Moroze et al., 2015). Auch wenn das im DSM-5 beschriebene Vermeidungsverhalten durchaus eine gewisse Ähnlichkeit mit orthorektischen Verhaltensweisen aufweist, so gibt es doch entscheidende Unterschiede: Während bei einer ARFID Lebensmittel aus sensorischen Gründen vermieden werden und insgesamt ein gering ausgeprägtes Interesse am Essen vorliegt, so zeichnet sich die Orthorexie gerade durch eine besondere Fokussierung auf das Thema Ernährung und auch das Essen an sich aus (vgl. auch Infokasten in Kap. 5.2). Zudem ist bisher kein Fall bekannt, in dem eine orthorektische Person Lebensmittel aus sensorischen Gründen vermieden hat – primär werden gesundheitliche Gründe für die gezielte Wahl bzw. für den Ausschluss bestimmter Lebensmittel deutlich (vgl. Kap. 3 sowie Bratman & Knight, 2000). McComb und Mills (2019) argumentieren allerdings, dass eine Nähe zur ARFID plausibler sei, da es nicht viel Evidenz dafür gäbe, dass Orthorexie und Anorexia nervosa eine ähnliche Ätiologie hätten. Da es bislang insgesamt nur wenige empirischen Daten zur Entstehung orthorektischen Ernährungsverhaltens gibt (vgl. auch Kap. 8), kann an dieser Stelle nur spekuliert werden. Eine unterschiedliche Ätiologie von Orthorexie und Anorexia nervosa müsste zudem nicht zwangsläufig für die Einordnung der Orthorexie als ARFID sprechen, sondern könnte auch für einen parallelen Verlauf ähnlicher, aber nicht gleicher Störungsbilder mit unterschiedlichen Symptomschwerpunkten sprechen. Insbesondere aufgrund der phänomenologischen Unterschiede kann die Auffassung von McComb und Mills (2019) zur Nähe von Orthorexie und ARFID nicht aufrechterhalten werden.

7.1.4 Ist die Orthorexie eine Essstörung?

In der Gesamtbetrachtung deuten viele Studien darauf hin, dass Orthorexie und Anorexie sehr eng miteinander verwoben sind. Jedoch existieren auch einige wenige Befunde, die nahelegen, dass sich das Konstrukt der Orthorexie auf empirischer Ebene von dem der Anorexia nervosa unterscheidet (z. B. Zickgraf et al., 2019). Hinsichtlich der Nähe zur Bulimia nervosa und zur ARFID gibt es weniger Studien, die tendenziell auch eher auf distinkte Konstrukte hinweisen (z. B. Zickgraf et al., 2019). Deshalb kann zum aktuellen Zeitpunkt noch nicht genauer spezifiziert werden, in welchem Verhältnis die Orthorexie zu den Essstörungen steht und ob sie eine distinkte Entität bildet. Es fehlen insbesondere noch Längsschnittstudien, um den möglichen zeitlichen Zusammenhang des Symptomverlaufs zu klären, sowie Querschnittsstudien mit validen Messinstrumenten, um die verschiedenen Essstörungskonstrukte und deren Zusammenhänge zu untersuchen.

Auch wenn noch unklar ist, inwiefern die Orthorexie ein eigenständiges Störungsbild darstellt, so erscheint dennoch die nosologische Einordnung als Essstörung recht plausibel. Dies legen nicht nur die oben berichteten empirischen Befunde nahe, sondern auch der Vergleich mit den zentralen Kriterien für Essstörungen, beispielsweise aus der ICD-11. Demnach kann orthorektisches Ernährungsverhalten durchaus als abnormes Essverhalten verstanden werden, welches nicht durch einen anderen Gesundheitszustand erklärt werden kann oder kulturell bedingt ist. Auch wenn statt ausgeprägten Bedenken hinsichtlich des Körpergewichts und der Körperform intensive Sorgen um den gesundheitlichen Zustand dominieren, so kann die ausgeprägte Beschäftigung mit dem Thema Essen durchaus als über das normale Maß hinausgehend beschrieben werden, sodass die Orthorexie einige der zentralen Kriterien für Essstörungen erfüllt (vgl. Bundesinstitut für Arzneimittel und Medizinprodukte, 2022).

7.2 Orthorexie, Zwangsstörungen und zwanghafte Persönlichkeit

Zwangsstörungen werden im Kapitel „Zwangsstörungen und verwandte Störungen" des DSM-5 bzw. im Abschnitt 6B2 der ICD-11 beschrieben. Sie zeichnen sich durch Zwangsgedanken und/oder Zwangshandlungen aus. Zwangsgedanken werden als wiederkehrende und hartnäckige Gedanken, Impulse oder Vorstellungen beschrieben und als aufdringlich erlebt. Zudem sind sie ungewollt und widersprechen meist den Werten und Überzeugungen der betroffenen Person, werden also als ich-dyston wahrgenommen. Zwangshandlungen sind wiederkehrende, stereotype Verhaltensweisen, zu deren Ausführung sich die betroffene Person gezwungen fühlt. Meist geschieht dies in Reaktion auf einen beunruhigenden Zwangsgedanken, Zwangshandlungen können jedoch auch unabhängig von konkreten Gedanken auftreten und sich mit der Zeit zu Regeln und Ritualen verselbständigen (American Psychiatric Association, 2015; Bundesinstitut für Arzneimittel und Medizinprodukte, 2022). Die zwanghafte oder auch anankastische Persönlichkeitsstörung (Cluster C im DSM-5 und 6D11.4 in der ICD-11) beschreibt ein ich-syntones, unflexibles Verhaltensmuster, bei dem Perfektionismus, Ordnung und übertriebene Gewissenhaftigkeit im Vordergrund stehen bei gleichzeitiger Inflexibilität und Starrheit hinsichtlich des Befolgens selbstaufgestellter Regeln.

Wie bereits im Kapitel 2.1 erwähnt, weisen einige Symptome orthorektischen Ernährungsverhaltens Ähnlichkeiten mit Zwangshandlungen und -gedanken auf. Sowohl das Aufstellen von Ernährungsregeln und das strikte Befolgen dieser, auch wenn es erheblichen Aufwand bedeutet, als auch Ängste, Schuldgefühle und sonstige negative Emotionen, die bei einer Abweichung von den selbstaufgestellten Regeln auftreten können, weisen einen deutlich zwanghaften Charakter auf. Einer der wichtigsten angenommenen Unterschiede ist jedoch die Ich-Syntonie der Gedanken und Überzeugungen. Orthorektische Personen sind für gewöhnlich absolut überzeugt von der Sinnhaftigkeit und Richtigkeit ihres Regelsystems und ihrer Annahmen über gesunde Ernährung (vgl. Kap. 3 sowie in den Fallbeispielen von Bratman & Knight, 2000). Im Gegensatz zu den klassischen Zwangsstörungen empfinden die betroffenen orthorektischen Personen keinen Widerwillen beim Befolgen ihrer Ernährungsregeln, im Gegenteil, die Einhaltung führt zu einem Gefühl der Kontrolle und Zufriedenheit (Bratman & Knight, 2000).

Aufgrund der angenommenen Ich-Syntonie operationalisierten Donini et al. (2004) orthorektisches Ernährungsverhalten über das Vorhandensein von Abweichungen im Essverhalten in Kombination mit zwanghaft-phobischen Persönlichkeitszügen, da bei einer zwanghaften Persönlichkeitsstörung ebenfalls von ich-syntonem Erleben ausgegangen wird. Meyer-Groß und Zaudig (2007) stellten hingegen die Hypothese auf, dass die Orthorexie möglicherweise eine atypische Zwangsstörung sei.

7.2.1 Empirische Befunde

Wirft man einen Blick auf die empirische Datenlage, so fällt zunächst auf, dass rein quantitativ betrachtet weniger Studien zum Zusammenhang von Orthorexie und Zwangsstörungen als zur Verbindung der Orthorexie mit Essstörungen publiziert wurden.

McComb und Mills (2019) zählen in ihrer Übersichtsarbeit unter anderem Studien auf, in denen orthorektisches Ernährungsverhalten mit zwanghaften Merkmalen gestörten Essverhaltens assoziiert ist (z. B. Segura-García et al., 2012). Außerdem wurden Korrelationen mit ich-dystoner Zwanghaftigkeit gefunden, die teilweise jedoch nur gering ausgeprägt waren bzw. nur einzelne zwanghafte Verhaltensweisen betrafen (Barthels et al., 2017; Costa & Hardan-Khalil, 2019; Novara, Pardini, Maggio, Mattioli & Piasentin, 2021). In manchen Studien wurden auch Korrelationen mit Perfektionismus gefunden, einem mit Zwanghaftigkeit verwandten Konstrukt (Novara et al., 2021).

Im Hinblick auf das konkrete Störungsbild der Zwangsstörung gibt es unterschiedliche Befunde. In zwei Studien weisen Patientinnen und Patienten mit Zwangsstörungen weder im Vergleich zu einer gesunden Kontrollgruppe (Barthels et al., 2017) noch im Vergleich mit anderen Störungsbildern (Hessler-Kaufmann et al., 2021) erhöhte Orthorexie-Werte auf. Umgekehrt zeigte sich jedoch in einer weiteren Studie, dass 30 % der Personen mit stark ausgeprägtem orthorektischem Ernährungsverhalten zwanghafte Symptome aufwiesen (Strahler et al., 2018).

In diesem Kontext ist es wichtig zu berücksichtigen, dass Essstörungen und Zwangsstörungen häufig komorbid auftreten (Mandelli, Draghetti, Albert, De Ronchi & Atti, 2020). Aufgrund der deutlichen Nähe der Orthorexie zu den Essstörungen könnte deshalb vermutet werden, dass die oben berichteten Befunde eher die Einordnung als Essstörung untermauern, statt sie in Frage zu stellen. In diesem Zusammenhang ist ebenfalls interessant, dass in einer weiteren Studie die Korrelationen zwischen orthorektischem Ernährungsverhalten und verschiedenen essstörungspathologischen Aspekten bestehen blieben, wenn der Einfluss der Korrelation mit Zwanghaftigkeit herausgerechnet wurde (Novara et al., 2021). Dies deutet darauf hin, dass orthorektisches Ernährungsverhalten auch unabhängig von häufig zeitgleich bestehender Zwanghaftigkeit mit einer Essstörungspathologie in Zusammenhang steht. Empirische Untersuchungen zum Zusammenhang mit der zwanghaften Persönlichkeitsstörung gibt es bislang nicht.

7.2.2 Ist die Orthorexie eine Zwangsstörung?

Insgesamt scheint es unwahrscheinlich, dass die Orthorexie in der Gruppe der Zwangsstörungen passend aufgehoben wäre, da bei dem Symptomkomplex die ich-syntone Beschäftigung mit Ernährung und das abweichende Essverhalten eindeutig im Vordergrund stehen. Auch die empirische Datenlange spricht für weniger ausgeprägte Überschneidungen zwischen Orthorexie und Zwangsstörung. Die in manchen Studien berichteten Korrelationen mit zwanghaften Symptomen sind in diesem Kontext wahrscheinlich eher auf die grundlegende Verbindung von zwanghaftem Verhalten und Essstörungen zurückzuführen, was auch wieder die Nähe zu den Essstörungen betont.

7.3 Orthorexie und Störungen des körperlichen Erlebens

Früher als somatoforme Störungen bezeichnet, werden „Störungen des körperlichen Erlebens oder der körperlichen Belastung" in Abschnitt 6C2 laut ICD-11 als das belastende Erleben körperlicher Symptome definiert, denen übermäßig viel Aufmerksamkeit geschenkt wird. Der als Körperstressstörung bezeichnete Symptomkomplex ersetzt die „anhaltende somatoforme Schmerzstörung" sowie andere Störungen somatoformer Natur und zeichnet sich durch das Vorhandensein körperlicher Symptome aus, „die für den Betroffenen belastend sind, und durch eine übermäßige Aufmerksamkeit, die auf die Symptome gerichtet ist und sich durch wiederholte Kontakte mit Gesundheitsdienstleistern äußern kann." (ICD-11, Abschnitt 6C20, Bundesinstitut für Arzneimittel und Medizinprodukte, 2022). Im DSM-5 sind Störungsbilder dieser Art im Kapitel „Somatische Belastungsstörung und verwandte Störungen" untergebracht, ebenfalls charakterisiert durch körperliche Symptome, die zu signifikantem Leiden und Beeinträchtigungen führen. Gelistet werden im DSM-5 unter anderem die somatische Belastungsstörung, bei der körperliche Symptome und/oder Schmerzen vorliegen, und die Krankheitsangststörung, bei der die ausgeprägte Befürchtung besteht, an einer körperlichen Krankheit zu leiden. Im Gegensatz zu früheren Definitionen spielt die Frage nach einer medizinischen Erklärung für die Symptome keine Rolle mehr.

Die zahlreichen von Bratman und Knight (2000) publizierten Fallberichte (vgl. auch Kap. 3.1) könnten vermuten lassen, dass körperliche Symptome sowie ausgeprägte Krankheitsängste ein auslösender Faktor für orthorektisches Ernährungsverhalten sein könnten. Viele der beschriebenen Personen wiesen somatische Symptome auf, die sie durch Anpassung des Essverhaltens, teilweise mit Bratmans Hilfe, versuchten, in den Griff zu bekommen. Auch Krankheitsängste spielten bei einigen der beschriebenen Personen eine Rolle, sie waren oftmals Auslöser für die Anpassungen und Einschränkungen des Esserhaltens.

7.3.1 Empirische Befunde

Interessanterweise gibt es trotz der naheliegenden Verbindung bislang nur wenige Untersuchungen zur Orthorexie im Kontext mit Störungen des körperlichen Erlebens. In einer Studie wurden Hinweise darauf gefunden, dass Patientinnen und Patienten mit verschiedenen Störungen des körperlichen Erlebens leicht erhöhte Orthorexie-Werte aufweisen (Barthels, Müller et al., 2021). Jedoch zeigte diese Gruppe allgemein erhöhte Werte in den essstörungsspezifischen Fragebogen, weshalb hier möglicherweise nicht nur eine Vulnerabilität für Orthorexie, sondern allgemein für verändertes Essverhalten angenommen werden könnte. Umgekehrt zeigte sich, dass Personen mit hohen Orthorexie-Werten mehr Gesundheitssorgen und eine stärkere Fixierung auf körperliche Vorgänge zeigen als eine Vergleichsgruppe mit niedrigen Orthorexie-Werten (Barthels, Horn & Pietrowsky, 2021). Es zeigten sich darüber hinaus in zwei Studien Korrelationen zwischen orthorektischem Essverhalten und Sorgen um die eigene Gesundheit (Barthels, Horn et al., 2021; Tóth-Király, Gajdos, Román, Vass & Rigó, 2021), die über das Thema der gesunden Ernährung hinausgingen. In einer weiteren Studie wurde gezeigt, dass Personen mit hohen Orthorexie-Werten mehr Symptome aufwiesen, die mit einem schlechten Gesundheitszustand assoziiert sind, wie beispielsweise Müdigkeit oder Schwächegefühl (Oberle et al., 2019). Aufgrund des Querschnittdesigns dieser Studie kann nur spekuliert werden, ob der schlechtere Gesundheitszustand eine Folge oder einen Auslöser des orthorektischen Ernährungsverhaltens darstellt.

Auch wenn diese Befunde noch in weiteren Studien repliziert werden müssen, so liefern sie doch erste Hinweise darauf, dass Orthorexie und die Belastung durch körperliche Symptome sowie Krankheitsängste miteinander zusammenhängen. Da es bislang keine Längsschnittstudien zu diesem Thema gibt, ist der kausale Zusammenhang weiterhin unklar.

7.3.2 Ist die Orthorexie eine Störung des körperlichen Erlebens?

Zusammenfassend lässt sich festhalten, dass aktuell zu wenig empirische Daten vorliegen, um beurteilen zu können, ob die Orthorexie in die Kategorien „Somatische Belastungsstörung und verwandte Störungen“ bzw. „Störungen des körperlichen Erlebens oder der körperlichen Belastung“ passt. Die bisherigen Befunde deuten zwar darauf hin, dass Krankheitsängste und körperliche Symptome im Rahmen einer Orthorexie durchaus auftreten können oder dieser vorausgehen, jedoch sind die Korrelationen eher gering bis mittelstark ausgeprägt, sodass weiterhin davon ausgegangen wird, dass der Fokus bei der Orthorexie überwiegend auf der Ernährung und nicht so sehr auf körperlichen Symptomen zu liegen scheint.

7.4 Abschließende Betrachtung

Insgesamt müssen bei der Interpretation der in diesem Kapitel berichteten Befunde einige methodische Einschränkungen berücksichtigt werden. Je nach verwendetem Messinstrument ist fraglich, inwiefern dieses trennscharf orthorektisches Essverhalten erfasst oder ob auch Facetten anorektischen oder zwanghaften Verhaltens mitgemessen werden. Dies wären alternative Erklärungen für hohe Orthorexie-Werte bei Patientinnen und Patienten mit Essstörungen sowie für die Korrelationen mit Zwanghaftigkeit. Abgesehen davon weisen einige der häufig verwendeten Fragebogen methodische Schwächen auf (vgl. Kap. 4.1), was divergierende Befunde erklären kann, aber auch häufig replizierte Befunde in Frage stellt. Des Weiteren gibt es bislang zwar einige Querschnitt- aber kaum Längsschnittstudien, weshalb keine Aussagen über kausale Zusammenhänge möglich sind. Darüber hinaus wurden sehr viele Studien in der Allgemeinbevölkerung durchgeführt, daher können die erhaltenen Befunde nur in wenigen Fällen Auskunft über die klinisch relevanten Aspekte ess- oder zwangsgestörten Verhaltens geben.

Je nach Gewichtung und Interpretation der Befunde kommen verschiedene Autorinnen und Autoren zu einem unterschiedlichen Fazit bezüglich der nosologischen Einordnung orthorektischen Ernährungsverhaltens. Während McComb und Mills (2019) argumentieren, dass die Überschneidungen mit der ARFID insgesamt betrachtet am größten seien, schlussfolgern unter anderem Zickgraf et al. (2019) und Parra-Fernández, Rodríguez-Cano, Onieva-Zafra et al. (2018), dass die Orthorexie am ehesten eine eigene Essstörungsvariante darstellt. Sie argumentieren, dass sich die Orthorexie in bedeutsamen Aspekten sowohl von der Anorexia nervosa und der Bulimia nervosa als auch von der ARFID unterscheide. In eine ähnliche Richtung gehen die Befunde einer Clusteranalyse von Yakın, Raynal und Chabrol (2021). Diese Daten deuten darauf hin, dass die Orthorexie ein Symptomkomplex ist, der sich sowohl von den anderen Essstörungen als auch von den Zwangsstörungen unterscheidet. Meule und Voderholzer (2021) argumentieren hingegen, dass sich die Orthorexie zwar von den Zwangsstörungen unterscheide, aber zu große Überschneidungen mit den anderen Essstörungen aufweise, sodass es wohl nur in extrem seltenen Fällen gerechtfertigt wäre, von einer distinkten Orthorexie-Diagnose zu sprechen. Dazu passend lauten andere Schlussfolgerungen, dass die Orthorexie möglicherweise am ehesten eine Variante bzw. ein Subtyp der Anorexia nervosa ist (Barthels et al., 2016; Cosh, Olson & Tully, 2021).

Fazit

Allen Schlussfolgerungen ist der Ruf nach mehr Daten gemein, insbesondere die genaue Untersuchung orthorektischer Personen mithilfe diagnostischer Interviews sowie Längsschnittstudien sind notwendig, um die Frage nach der nosologischen Einordnung orthorektischen Ernährungsverhaltens beantworten zu können.

7.5 Orthorexie als eigenständiges Störungsbild?

Nachdem die verschiedenen Möglichkeiten der nosologischen Einordnung der Orthorexie diskutiert und im Hinblick auf empirische Befunde betrachtet wurden, soll im Folgenden auf die Frage eingegangen werden, inwiefern die Orthorexie ein eigenständiges Störungsbild darstellt.

Laut DSM-5 müssen eine Reihe von Kriterien erfüllt sein, damit ein Syndrom als eine psychische Störung gilt (American Psychiatric Association, 2015). Es wird gefordert, dass Kognitionen, Emotionsregulation und/oder das Verhalten einer Person klinisch bedeutsam gestört sind, und dass diese Störung auf dysfunktionale psychologische, biologische oder entwicklungsbezogene Prozesse zurückzuführen ist. Des Weiteren sind psychische Störungen laut der Definition typischerweise mit bedeutsamem Leidensdruck assoziiert, führen zu Einschränkungen in sozialer, beruflicher oder ausbildungsbezogener Hinsicht oder beeinträchtigen andere wichtige Aktivitäten und Lebensbereiche. Ausschlusskriterium für die Definition eines Syndroms als psychische Störung ist eine normativ erwartbare oder kulturell anerkannte Reaktion auf Stressoren, wie beispielsweise der Tod einer geliebten Person. Darüber hinaus dürfen weder abweichende Verhaltensweisen, beispielsweise politischer oder religiöser Art, noch Konflikte des Individuums mit der Gesellschaft als psychische Störung angesehen werden, es sei denn, „der Abweichung oder dem Konflikt liegt eine oder oben genannten Dysfunktionen zugrunde“ (American Psychiatric Association, 2015, S. 26). Ferner wird gefordert, dass die Diagnose klinische Nützlichkeit besitzen sollte, also beispielsweise dabei hilft, eine Prognose oder einen Behandlungsplan zu erstellen. Zu beachten ist jedoch, dass eine Diagnose nicht mit Behandlungsbedarf gleichzusetzen ist; letzteren zu bestimmen, ist eine sehr komplexe klinische Entscheidung. Deshalb kann es umgekehrt auch passieren, dass Personen nicht die vollständigen Diagnosekriterien erfüllen, und dennoch ganz klar ein Behandlungsbedarf vorliegt (American Psychiatric Association, 2015).

Im Folgenden soll nun die Orthorexie anhand der oben genannten Kriterien zunächst auf theoretischer, dann auf empirischer Ebene näher betrachtet und eingeordnet werden (vgl. Tab. 7).

Wenn die Gedanken den ganzen Tag um gesunde Ernährung kreisen, das emotionale Wohlbefinden davon abhängt, ob die selbstaufgestellten Ernährungsregeln eingehalten wurden, und nur noch eine sehr geringe und einseitige Auswahl an Lebensmitteln verzehrt wird, kann durchaus von einer klinisch signifikanten Abweichung im Bereich des Essverhaltens gesprochen werden, womit das erste Kriterium eher erfüllt wäre. Dysfunktionale Prozesse, wie beispielsweise eine ausgeprägte Zwanghaftigkeit, Krankheitsängste und Störungen im Neurotransmitterhaushalt könnten dem durchaus zugrunde liegen, allerdings ist über diese Prozesse bislang nur sehr wenig bekannt, weshalb unklar ist, inwiefern

Tabelle 7: Übersicht der DSM-5-Kriterien einer psychischen Störung und inwiefern die Orthorexia nervosa diese erfüllt.

	DSM-5-Kriterium	Erfüllt die Orthorexia nervosa dieses Kriterium?
1	Klinisch bedeutsame Störung von Kognition, Emotionsregulation oder Verhalten	eher ja
2	Ausdruck von dysfunktionalen psychologischen, biologischen oder entwicklungsbezogenen Prozessen	unklar
3	Leidensdruck und Beeinträchtigungen wichtiger Aktivitäten	eher ja
4	Keine normativ erwartbare oder kulturell anerkannte Reaktion	eher ja
5	Keine sozial abweichende Verhaltensweise und kein Konflikt zwischen Individuum und Gesellschaft	eher ja
6	Klinische Nützlichkeit	ggf. ja

dieses zweite Kriterium erfüllt ist. Hinsichtlich des dritten Kriteriums ist denkbar, dass Leidensdruck aufgrund der Einschränkungen im Essverhalten auftritt, und beispielsweise alltägliche Aufgaben vernachlässigt werden. Allerdings berichten unter anderem Bratman und Knight (2000), dass in einigen Fällen die betroffenen Personen das eigene Essverhalten nicht als Problem ansehen oder die Erfüllung der eigenen Ernährungsmaßstäbe so gut in den Alltag und das Sozialleben integriert ist, dass es von außen betrachtet wenig Leidensdruck hervorzurufen scheint (vgl. auch Fallberichte in Kap. 3.3). Perspektivisch scheint es jedoch so, dass dieses oftmals fragile System aus rigiden Regeln leicht durch unvorhergesehene äußere Einflüsse gestört werden könnte, sodass zumindest die Gefahr für Leidensdruck und Beeinträchtigungen besteht. Wenn die Ernährungsweise sehr eingeschränkt ist, besteht zudem auch ein Risiko für eine Mangel- oder Fehlernährung. Deshalb kann dieses Kriterium insgesamt eher als erfüllt angesehen werden.

Da eine gesunde Ernährungsweise grundsätzlich erstrebenswert ist, muss sich das gezeigte orthorektische Verhalten deutlich von einem normativ erwartbaren oder kulturell anerkannten, gesunden Essverhalten unterscheiden, wie in Kriterium vier gefordert. Ähnlich wie anorektische Verhaltensweisen von gesunder Gewichtsabnahme bei Übergewicht abgegrenzt werden müssen, so bedarf es auch der Differenzierung orthorektischen Verhaltens von „normal gesundem" Essverhalten, obgleich dies wesentlich herausfordernder ist angesichts der fehlenden objektiven Maßstäbe. Beispielsweise muss in der Differenzialdiagnose unter anderem sichergestellt werden, dass aus medizinischen Gründen einzuhaltende Diäten nicht fälschlicherweise als Orthorexie eingeordnet werden und eine etwas gesündere Ernährungsweise als die Norm ebenso wenig mit Orthorexie gleichzusetzen ist. Insgesamt kann jedoch festgehalten werden, dass eine rigide und restriktive, auf maximale Gesundheit ausgerichtete Ernährungsweise, die zudem von Inflexibilität und ggf. deutlicher Abweichung von allgemeinen Empfehlungen zur gesunden Ernährung gekennzeichnet ist, keine normativ erwartbare oder kulturell anerkannte Reaktion darstellt, womit Kriterium vier als eher erfüllt gewertet werden kann. Hinsichtlich der Forderung in Kriterium fünf, dass als ein Syndrom nicht lediglich eine sozial abweichende Verhaltensweise und auch kein Konflikt des Individuums mit der Gesellschaft klassifiziert wird, muss in Bezug auf die Orthorexie sichergestellt werden, dass keine Ernährungsformen, die von der Mehrheit der Gesellschaft abweichen, als orthorektisch bezeichnet werden. Um demnach die Pathologisierung von in einer Gesellschaft eher ungewöhnlichen Ernährungsweisen zu vermeiden, darf sich die Definition orthorektischen Ernährungsverhaltens nicht auf ein konkretes Essverhalten beziehen. Es müssen vielmehr die daraus resultierenden, psychischen oder physischen Einschränkungen in den Vordergrund gestellt werden, sodass unter dieser Prämisse das fünfte Kriterium ebenfalls als eher erfüllt eingeordnet werden kann (vgl. auch Vorschlag für Diagnosekriterien der Orthorexia Nervosa Task Force in Kap. 4.2.6).

Abschließend kann festgehalten werden, dass die Option der Stellung einer Orthorexie-Diagnose durchaus klinische Nützlichkeit besitzen könnte, da ein derartiges Essverhalten bislang nicht mithilfe der gängigen Klassifikationsmanuale diagnostizierbar ist. Insbesondere da die Symptompräsentation in vielen Fällen von der Anorexia nervosa zu differenzieren ist, scheint die ersatzweise Diagnosestellung als atypische Anorexie nicht in jedem Fall hilfreich. Möglicherweise könnten somit auch einige der „nicht näher bezeichneten Essstörungen“ als Diagnose vermieden und durch eine präzisere Beschreibung ersetzt werden, was dann perspektivisch auch bessere Aufklärung sowie Behandlungsoptionen für Betroffene ermöglicht.

Insgesamt betrachtet deutet zumindest anhand theoretischer Überlegungen einiges darauf hin, dass orthorektisches Ernährungsverhalten die DSM-5-Kriterien für eine psychische Störung erfüllt. Beachtet werden muss allerdings, dass das orthorektische Ernährungsverhalten ein gewisses Ausmaß an Rigidität und Einschränkungen mit sich bringen muss, um den oben genannten Kriterien standhalten zu können. Auch wenn sich dies nicht von den Definitionen anderer Störungsbilder unterscheidet (beispielsweise muss auch für die Erfüllung einer Anorexie-Diagnose ein Mindestmaß an Symptomen und Einschränkungen im Alltag auftreten), ist aktuell noch fraglich, ob eine bedeutsame Anzahl an Personen dieses Ausmaß an Symptomstärke und somit klinischer Relevanz erreicht.

7.5.1 Empirische Befunde

Zum aktuellen Zeitpunkt gibt es nur wenige Studien, die sich auf empirischer Ebene mit der Frage befasst haben, inwiefern die Orthorexia nervosa ein eigenständiges Störungsbild darstellt, sodass die meisten Hinweise aus thematisch verwandten Studien und Übersichtsarbeiten abgeleitet werden müssen.

Strahler (2020) berichtet, in einer Studie einen Zusammenhang zwischen orthorektischem Ernährungsverhalten und geringerer psychischer Gesundheit gefunden zu haben. Dieser bestand vor allem in der weiblichen Stichprobe, weshalb sie schlussfolgert, dass geschlechtsabhängige pathologische Konsequenzen kleineren bis mittleren Ausmaßes vorliegen könnten. In einer Übersichtsarbeit führen Strahler und Stark (2020) darüber hinaus einige Studien an, die Zusammenhänge zwischen orthorektischem Ernährungsverhalten und beeinträchtigtem Wohlbefinden, sozialer Isolation sowie eingeschränkter körperlicher Gesundheit fanden. Jedoch schränken einige methodische Limitationen die Interpretation dieser Daten deutlich ein, weshalb sie zu dem Schluss kommen, dass große Vorsicht geboten ist bei der Auslegung orthorektischen Ernährungsverhaltens als eigenständiges Störungsbild. Gleichzeitig betonen Strahler und Stark (2020), dass damit nicht ausgeschlossen werden soll, dass Personen unter ihrem (orthorektischen) Ernährungsverhalten leiden und weisen in diesem Zusammenhang auch auf die Debatte um eine kategoriale oder dimensionale Klassifikationssystematik hin. Meule und Voderholzer (2021) sprechen sich auf Basis der von ihnen gesichteten Literatur hingegen recht klar gegen die Eigenständigkeit der Orthorexie als Störungsbild aus (vgl. auch Kap. 4.2.7). Sie schreiben zwar, dass es sicherlich Fälle geben mag, in denen orthorektische Symptome inklusive Leidensdruck vorliegen, und die in keine der anderen DSM-5-Essstörungskategorien passen, dass dies jedoch extrem selten sei. Die beiden Autoren betonen in diesem Zusammenhang vor allem die in vielen Studien gefundenen hohen Korrelationen zwischen orthorektischem und essgestörtem Verhalten sowie die hohen Prävalenzraten orthorektischen Essverhaltens bei Patientinnen und Patienten mit Essstörungen (Hessler-Kaufmann et al., 2021). Dem gegenüber stehen die Einschätzungen von Fachkräften aus verschiedenen Bereichen des Gesundheitssystems (vgl. Kap. 5.2), die auf Basis ihrer klinischen Erfahrung übereinstimmend berichten, dass betroffene Personen im Gesundheitssystem vorstellig werden. Auch wenn orthorektisches Ernährungsverhalten selten die Hauptdiagnose ist, so scheint es als Komorbidität eine gewisse Rolle zu spielen, denn die meisten Fachkräfte sprechen sich für eine eigene Orthorexie-Diagnosekategorie aus. Die klinische Nützlichkeit scheint also durchaus gegeben zu sein. Auch für Betroffene hätte eine eigene Diagnosekategorie Vorteile: sie könnten gezielter nach Hilfe suchen und bekämen bei informierten Fachkräften bessere Unterstützung, da diese das Essverhalten kompetenter einschätzen und behandeln könnten.

Einige Studien machen auch auf soziokulturelle Aspekte aufmerksam. In einem Artikel stellt Strahler (2018) die Frage, ob die Orthorexie ein Trend im Ernährungsverhalten ist, der vor allem aufgrund der auf Optimierung ausgelegten westlichen Gesellschaft entsteht (vgl. auch Pietrowsky & Barthels, 2016). Rangel, Dukeshire und MacDonald (2012) gehen noch einen Schritt weiter und werfen den Begriff der „orthorektischen Gesellschaft" in den Raum. Heutzutage sei es zunehmend schwierig, ernährungsbezogene Entscheidungen zu treffen, da Empfehlungen aus teilweise widersprüchlichen Informationen bestünden (vgl. auch Kap. 1.1). Dies führe zum Erleben von Angst und zu ständiger Suche nach Informationen, was „gesund" ist und was nicht. Um diese Angst zu bewältigen, würden Ernährungsprogramme streng befolgt, was orthorektisch anmuten könnte. Auch Fixsen, Cheshire und Berry (2020) beleuchten sozialwissenschaftliche Aspekte orthorektischen Ernährungsverhaltens und thematisieren die Gratwanderung zwischen der Anerkennung pathologischen Essverhaltens bei Personen, die wirklich Hilfe brauchen, und der Pathologisierung eines gesellschaftlichen Trends oder schlichtweg der persönlichen Präferenz. Insbesondere letztgenannte Aspekte stehen im Widerspruch zu den Kriterien des DSM-5 für ein klinisch relevantes Syndrom. Eine interessante Frage wirft darüber hinaus Hay (2021) auf: Ist die Orthorexia nervosa eine gesunde Verhaltensweise, die manchmal ungesund ist oder ist sie eine ungesunde Verhaltensweise, die manchmal gesund ist?

7.5.2 Abschließende Betrachtung

Die Frage von Hay (2021), sowie die übergeordnete Frage, ob orthorektisches Ernährungsverhalten ein eigenständiges Störungsbild ist, können zum aktuellen Zeitpunkt nicht eindeutig beantwortet werden. Zwar scheint es so, dass orthorektisches Ernährungsverhalten in schwerwiegenden Fällen durchaus als eine klinisch signifikante Störung der Kognitionen, der Emotionsregulation und des Verhaltens beschrieben werden kann und somit die Kriterien des DSM-5 erfüllt. Jedoch sind diese Fälle wahrscheinlich recht selten und Komorbiditäten mit anderen Störungsbildern eher die Regel als die Ausnahme. Wir würden angesichts der aktuellen Datenlage am ehesten davon ausgehen, dass die Orthorexie entweder als eigenständiges Störungsbild oder als Variante bzw. als Subtyp der Anorexia nervosa in Frage kommt. Der Weg der Aufnahme eines neuen Syndroms in das DSM-5 oder die ICD-11 ist lang, zieht sich über viele Jahre und erfordert eine große Menge empirischer Evidenz. Der Forschungsstand ist aktuell weit entfernt davon, diese empirische Evidenz in hinreichender methodischer Qualität zu liefern, weshalb ein Eintrag in den aktuellen Klassifikationssystemen innerhalb der nächsten Jahre nicht abzusehen ist.

8 Vorläufiges Störungsmodell und Ätiologie

Reinhard Pietrowsky

Zur möglichen Ätiologie der Orthorexie gibt es bislang kaum empirische Untersuchungen oder theoretische Modelle. Das nachfolgend beschriebene Störungsmodell beruht daher auf theoretischen Überlegungen, die aus der Betrachtung von Fallbeispielen, Bratmans Erläuterungen zu den versteckten Motiven der Orthorexie und vereinzelten Studienergebnissen abgeleitet wurden. Die Entwicklung einer Orthorexie kann als ein kontinuierlicher Prozess mit einem fließenden Übergang von gesunder Ernährung hin zu orthorektischer Ernährungsweise beschrieben werden. Unter ätiologischen Gesichtspunkten sind dabei vor allem zwei Fragen von Interesse:

(1) Welche Ursachen bestehen für die gesunde Ernährungsweise und liegen in ihnen bereits die Gründe für die spätere orthorektische Entwicklung?
(2) Was bedingt den Übergang von einer „normalen" gesunden Ernährungsweise hin zum orthorektischen Verhalten und was erhält dieses aufrecht?

8.1 Motive für gesunde Ernährung

Als Motive für eine gesunde Ernährung, die letztlich in einer Orthorexie münden kann, werden in der Literatur (Valente, Brenner, Cesuroglu, Bunders-Aelen & Syurina, 2020) zwei Faktoren genannt: Erstens sind dies sogenannte Kontextfaktoren, wie widersprüchliche Informationen zu gesunder Ernährung oder Lebensmittelskandale. Zweitens sind dies psychosoziale Faktoren, wie etwa Perfektionismus, Krankheitsängste oder soziale Erwartungen an den Ernährungsstil. Als dritter Faktor sind unseres Erachtens noch bestehende Krankheiten oder Nahrungsmittelunverträglichkeiten hinzuzufügen, auch wenn die Rolle letzterer bei der Orthorexie noch nicht empirisch bestätigt ist. Zu den Krankheiten würden auch Essstörungen gehören, die wie die Anorexia nervosa häufig ein Risiko für die Entwicklung einer Orthorexie darstellen.

Diese Faktoren können dazu führen, dass Menschen eine besondere Aufmerksamkeit auf ihre Ernährungsweise richten und sich gewissenhaft über Ernährung informieren, Ernährungspläne aufstellen und den Verzehr solcher Nahrungsmittel vermeiden, von denen sie denken, dass diese ihrem Körper nicht zuträglich sind. Über die normale Reaktion hinaus, Lebensmittel zu vermeiden, die einem nicht guttun, spielt hier vor allem die kognitive Bewertung dieser Folgen für den Körper eine wichtige Rolle. Diese kann stark verzerrt oder ohne physiologische Grundlage sein. Solche verzerrten Wahrnehmungen können durch Lebensmittelskandale, widersprüchliche oder schlicht falsche Informationen über Lebensmittel hervorgerufen werden, wie die Fallberichte in Kapitel 3 illustrieren. Diese bewusste Ausrichtung auf gesunde Ernährung wird auch von Menschen durchgeführt, die sich gesund ernähren oder die einer bestimmten Diät folgen (z.B. vegane Ernährung, Rohkost oder Paläo-Diät) und die nachfolgend keine Orthorexie entwickeln. Wie Bratman (2017) betont und mehrere empirische Studien zeigen konnten (z.B. Barthels, Meyer & Pietrowsky, 2018), entwickeln die meisten Menschen, die einer alternativen oder veganen Ernährungsweise folgen, keine Orthorexie. Als Grund dafür, dass diese Verhaltensweisen allmählich über das „normale" Maß hinausgehen und zur Entwicklung einer Orthorexie führen, sind in diesem Stadium zusätzliche Faktoren anzunehmen. Es wird vermutet, dass diese vor allem in der Persönlichkeit der Betroffen selbst liegen und es beispielsweise ein hoher Perfektionismus oder eine ausgeprägte Zwanghaftigkeit sind, die dazu führen können, dass Ernährungsregeln besonders gewissenhaft und exakt angewendet werden. Auch eine erhöhte Ängstlichkeit, die es verhindert, das Ernährungsverhalten flexibel an Situationen anzupassen und gesundheitliche „Risiken" in Kauf zu nehmen, könnte eine Rolle spielen. Solche Faktoren können aber auch externer Natur sein, wie etwa wiederholte Lebensmittelskandale, oder soziale Erwartungen beinhalten. Letztere sind im Sinne einer an der sozialen Vergleichsgruppe orientierten Ernährungsweise oder eines sozial vermittelten Gesundheitsideals zu sehen. Es ist selbstverständlich, dass sich diese intrapsychischen und externalen Faktoren auch gegenseitig beeinflussen. So kann ein ausgeprägter Perfektionismus beispielsweise dazu beitragen, mehr Informationen über Ernährung zu recherchieren und wiederholt Nachrichten über verunreinigte Lebensmittel zu lesen. Oder elaboriertere Ernährungsstile der sozialen Vergleichsgruppen können beispielsweise die Angst, durch die eigene Ernährung nicht ausreichend gegen Krankheiten vorgesorgt zu haben, weiter verstärken.

8.2 Der Übergang von gesunder Ernährung zur Orthorexie

Die genannten Prozesse können, wenn nicht aus irgendwelchen Gründen gegen sie gesteuert wird, die Tendenz haben, sich zu verstärken und in gewisser Weise extremer zu werden. Somit ist der allmähliche Übergang in eine orthorektische Ernährungsweise möglich. Faktoren, die den Übergang von „normaler" gesunder Ernährung hin zur Orthorexie bedingen, sind vielfältig und unterliegen komplexen Prozessen. Das bedeutet, dass die Persönlichkeit (hohe Ausprägungen von Perfektionismus oder Ängstlichkeit) und Kontextfaktoren, wie die in Kapitel 8.1 genannten, eine Rolle spielen. Diese Faktoren kommen aber nur zum Tragen, wenn gegenregulatorische Prozesse nicht wirksam werden, weil es etwa keine korrigierende Einflussnahme durch die Bezugspersonen oder Peers gibt. Im Übergang zu einer Orthorexie können auch die sieben von Bratman und Knight (2000) genannten potenziellen Ursachen für die Entstehung einer Orthorexie zum Tragen kommen (vgl. Kap. 2.4.1). Diese bislang jedoch noch nicht empirisch überprüften Faktoren sind:

1. Illusion der absoluten Sicherheit (gesunde Ernährung als Schutz vor Krankheiten; je länger man gesund bleibt, desto mehr wird dieses Motiv verifiziert),
2. Wunsch nach vollständiger Kontrolle (über die Ernährung lässt sich ein Teil des Lebens kontrollieren, auch wenn das Leben sonst wenig kontrollierbar erscheint),
3. Verdeckte Konformität (durch Ernährungsregeln lassen sich kulturelle Schönheitsideale erreichen, ohne dass man sich diesen explizit unterwirft),
4. Suche nach Spiritualität (das Befolgen von Diäten und Ernährungsregeln kann ein Gefühl von Spiritualität erzeugen und damit dem Leben einen Sinn geben; je häufiger und intensiver dieses erlebt wird, desto selbstverständlicher wird es),
5. Nahrungspuritanismus (Verzicht auf Genuss und wohlschmeckende Speisen kann einen Zustand der Askese auslösen und diese kann in einem pseudoreligiösen Sinn der Selbstbestrafung und Befreiung von Schuld dienen),
6. Schaffung einer Identität (eine besondere Form der Ernährung zeichnet einen besonderen Menschen aus und darüber lässt sich die eigene Identität definieren),
7. Angst vor anderen Menschen (wenn besonderes Ernährungsverhalten es mit sich bringt, vor allem allein oder zuhause zu kochen und zu essen, kann dies zugrundeliegende soziale Ängste maskieren; es ist leichter, aufgrund von Ernährungsregeln Menschen zu meiden, als sich einzugestehen, dass man sozial ängstlich ist).

Diese sieben Faktoren können aber erst wirksam werden, wenn sie durch eine vorangegangene Planung und Kontrolle der Ernährungsgewohnheiten im Sinne einer gesunden Ernährung erlebt und erfahren wurden. Des Weiteren sind sie wiederum abhängig von bzw. interaktiv verknüpft mit Persönlichkeitsvariablen und Kontextbedingungen. So wird etwa die Illusion absoluter Sicherheit oder der Wunsch nach vollständiger Kontrolle stärker wirksam sein bei Menschen mit höherer Ängstlichkeit oder ausgeprägterem Perfektionismus; ebenso wie Nahrungspuritanismus bedeutsamer wird, wenn sich widersprüchliche Informationen über die Gesundheit von Nahrungsmitteln häufen oder soziale Vergleiche diesen aufwerten. Es ist also zu vermuten, dass ein wesentliches Merkmal des Übergangs von „normaler“ gesunder Ernährung hin zum orthorektischen Ernährungsverhalten darin besteht, dass die Kontext- und die psychosozialen Faktoren, die auf das Ernährungsverhalten einwirken, zunehmend miteinander interagieren und hierdurch eine stärkere Wirkung entfalten, als wenn sie allein wirksam sind, wie dies noch beim gesunden Essverhalten, bevor es orthorektisch zu werden beginnt, der Fall ist.

Die sodann einsetzende Entwicklung hin zu einer manifesten Orthorexie, erkennbar an deren typischen Merkmalen (vgl. Kap. 2), kann dann eine Selbstverstärkung durch verschiedene Mechanismen erfahren, die das orthorektische Ernährungsverhalten weiter ausbauen und vor allem stabilisieren. Diese Mechanismen sind zum einen die in den von Bratman genannten Ursachen selbst liegenden Verstärkungseffekte (z.B. Gefühl der Kontrolle/Sicherheit, Vermeidung von anderen Menschen bei sozialer Angst). Hinzu kommen verstärkende Prozesse durch selektive Informationsaufnahme und den damit verbundenen starken Einfluss von Ernährungsratgebern und Medien (v.a. Internet, soziale Medien). Hierbei handelt es sich um einen positiven Regelkreis: Je stärker das orthorektische Ernährungsverhalten ausgeprägt ist, desto wahrscheinlicher werden Informationen aufgesucht und ausgewählt, die ein solches Verhalten unterstützen bzw. noch weiter begünstigen. Diese Mechanismen der selektiven Informationsaufnahme spielen sicherlich auch im vorangegangenen Verlauf der Entwicklung einer Orthorexie eine Rolle, jedoch sind sie vermutlich bei einer manifesten Orthorexie mehr im Vordergrund. Entsprechend sind Kontextfaktoren auch noch bei einer manifesten Orthorexie von Bedeutung, allerdings tritt ihr Einfluss nach der Ausbildung der Orthorexie vermutlich in den Hintergrund. Schließlich spielen auch die für die Orthorexie charakteristische Überzeugung, „richtig" zu essen, und die fehlende Störungseinsicht eine wichtige Rolle, die dieses Verhalten stabilisieren und eine Veränderung oder Abschwächung deutlich erschweren.

Vereinfachend gesagt lassen sich somit anhand theoretischer Überlegungen bei der Entwicklung einer Orthorexie drei Phasen unterscheiden. In der *ersten Phase* wird Wert auf eine gesunde Ernährung gelegt oder eine bestimmte Diät gehalten, was sich aber noch nicht nennenswert von dem Verhalten anderer Menschen unterscheidet, die sich ebenfalls bewusst gesund oder mit einer bestimmten Diät ernähren. Bedingt durch Persönlichkeitsfaktoren oder externe Ereignisse (z.B. akute Stressoren) kann dann das Ernährungsverhalten in dieser Phase beginnen extremer zu werden. In der *zweiten Phase* wird die Fixierung auf eine gesunde Ernährungsweise immer deutlicher: Orthorektische Merkmale werden sichtbar und es kommt zu belohnenden (verstärkenden) Erfahrungen dieses dann bereits über das „normale" Maß gesunder Ernährung hinausgehenden Ernährungsverhaltens. Diese Phase der orthorektischen Entwicklung kann in die *dritte Phase* übergehen, in der sich die Orthorexie deutlich manifestiert und stabilisiert, was durch weitere aufrechterhaltende Faktoren, etwa durch selektive Wahrnehmungsprozesse oder die Verbesserung des Selbstbildes und der Selbstidentität, bewirkt wird. Der Ablauf dieser Phasen und besonders die Zeitpunkte des kontinuierlichen Übergangs können dabei von Person zu Person unterschiedlich ausfallen. Dieses Störungsmodell zur Entwicklung der Orthorexie soll durch die Abbildung 2 illustriert werden.

Zusätzlich zu den in Kapitel 6.9 genannten und bereits empirisch evaluierten Risikofaktoren können weitere Aspekte angenommen werden, die in den verschiedenen Phasen das Risiko für die Ausbildung einer Orthorexie erhöhen. Diese sind anzunehmen, da lediglich ein sehr geringer Teil der Menschen, der sich bewusst und nach bestimmten Regeln gesund ernährt, eine Orthorexie entwickelt. In Anlehnung an das vorgestellte Störungsmodell zur Entstehung einer Orthorexie liegen in der ersten Phase die Risikofaktoren in einer übermäßigen Fixierung auf gesunde Ernährung, d.h., wenn diese eine überproportionale Bedeutung im Leben hat, also wichtiger ist als andere Lebensbereiche und eine überwertige Idee ist oder zu werden scheint. Aber auch eine bestehende Essstörung (vor allem Anorexie) kann einen bedeutsamen Risikofaktor darstellen, ebenso wie bestehende Krankheiten, körperliche Symptome, Krankheitsängste oder das aktuelle „Gesundheitsideal“, das von einem unrealistischen Gesundheitsverständnis ausgeht.

In der zweiten Phase liegen die Risikofaktoren vornehmlich in Persönlichkeitseigenschaften, welche die Orthorexie begünstigen, etwa Perfektionismus oder Ängstlichkeit. Ebenfalls kann das Vorhandensein einer oder mehrerer der von Bratman und Knight (2000) genannten sieben Ursachen (Motive) ein Risikofaktor für die Orthorexie darstellen, insofern als orthorektisches Ernährungsverhalten basale psychische Bedürfnisse erfüllt. Für die dritte Phase sind Risikofaktoren schwerer zu identifizieren, vermutlich stellt das Durchlaufen der vorangegangenen Phasen schon ein großes Risiko für eine manifeste Orthorexie dar. Dennoch kann angenommen werden, dass eine einseitige Informationsaufnahme (zu gesunder Ernährung und zu einem unangemessenen und starken Gesundheitsideal) ein Risikofaktor für die Fortdauer und Stabilisierung der Orthorexie ist. So wie auch soziale Vergleichsprozesse (nach unten zu Menschen, die sich „ungesund“ ernähren, und nach oben zu Vorbildern, die sich noch extremer „gesund“ ernähren) ein Risiko für das Beibehalten der orthorektischen Ernährung darstellen können. Je mehr dieser genannten Risikofaktoren bei einer Person zutreffen oder in deren Lebensumwelt vorkommen, desto größer ist die Wahrscheinlichkeit, dass sich aus einer vernünftigerweise gewählten gesunden Ernährung eine ungesunde, orthorektische Ernährungsweise entwickelt.

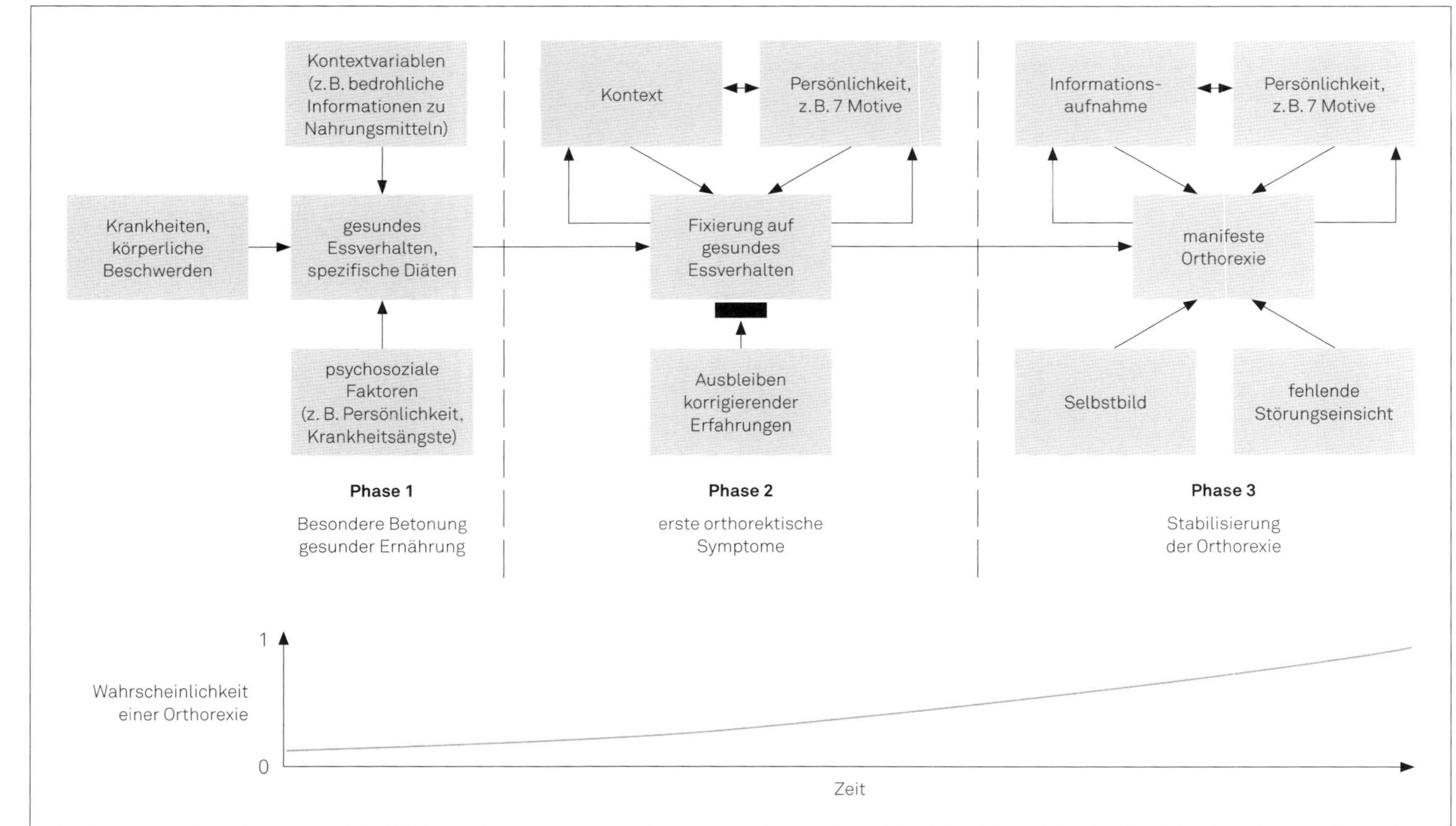

Abbildung 2: Störungsmodell der Orthorexie

9 Indikation zur Behandlung

Friederike Barthels

Da die Orthorexie aktuell nicht als Störungsbild anerkannt ist, existieren bislang keine empirisch verifizierten Kriterien, die verlässliche Hinweise für das Vorliegen einer Behandlungsindikation liefern könnten. Studien zur klinischen Relevanz orthorektischen Ernährungsverhaltens (vgl. Kap. 5.2) zeigen jedoch, dass eine nicht unerhebliche Anzahl betroffener Personen in verschiedenen Bereichen des Gesundheitssystems vorstellig wird. Deshalb sollen im Folgenden einige Anhaltspunkte genannt werden, bei deren Vorhandensein eine Behandlung in Erwägung gezogen werden sollte.

Als ein Indikator ist die Äußerung von subjektivem Leidensdruck zu nennen. Wenn die betroffene Person beispielsweise das Gefühl hat, dass ihre Ernährungsweise zu Einschränkungen im Alltag führt, psychosoziale Probleme verursacht und/oder von starken Ängsten sowie belastenden Gedanken begleitet wird, dann ist eine psychotherapeutische Behandlung dieser Symptome sowie eine Veränderung des Stress verursachenden Ernährungsverhaltens empfehlenswert. Auch ohne die direkte Äußerung von Leidensdruck können die zuvor genannten Aspekte als Indikation zur Behandlung dienen. Konflikte aufgrund des Ernährungsverhaltens, sozialer Rückzug bis hin zur sozialen Isolation und/oder Interesseneinengung auf das Gebiet der Ernährung sowie daraus resultierend Konzentrationsschwierigkeiten im Alltag können neben anderen Folgen ebenfalls einen Hinweis darauf geben, dass die gesundheitsbewusste Ernährungsweise möglicherweise einer Behandlung bedarf.

Weitere Indikatoren sind das Vorliegen einer Mangel- oder Fehlernährung, bei der im äußersten Fall einer schweren Ausprägung und bei anhaltender Weigerung, den Bedarf durch eine adäquatere Ernährungsweise zu decken, ggf. auch eine vorübergehende künstliche Ernährung in Betracht gezogen werden könnte. Auch wenn differenzialdiagnostisch eine Anorexia nervosa ausgeschlossen wurde, jedoch ein erheblicher Gewichtsverlust durch die orthorektische Ernährungsweise vorliegt, empfiehlt sich in diesen Fällen dennoch eine Orientierung an der Behandlungsindikation der Anorexia nervosa (siehe z. B. Jacobi et al., 2004). Ähnlich wie bei der Anorexia nervosa ist es in einem solchen Fall nicht erforderlich, dass die betroffene Person über Krankheitseinsicht verfügt.

Des Weiteren ist eine Behandlung dann indiziert, wenn die eingeschränkte Ernährungsweise Kinder beeinträchtigt, die noch nicht selbst über ihr Essverhalten entscheiden können und möglicherweise altersunangemessen ernährt werden. In diesem Fall sollten dem betroffenen Elternteil bzw. beiden Elternteilen zur Erfüllung ihrer Fürsorgepflicht eine gewissenhafte Beratung und ggf. auch eine psychotherapeutische Behandlung zukommen, sowie den Kindern Maßnahmen zum Ausgleich der entstandenen Mangel- oder Fehlernährung.

Kein alleiniger Indikator ist hingegen die praktizierte Ernährungsweise. Egal ob vegan, rohköstlich oder nach dem Paläo-Prinzip – nahezu jede Ernährungsweise kann so praktiziert werden, dass sie weder zu körperlichen noch zu psychischen Beeinträchtigungen führt. Deshalb darf nicht rein anhand des vorliegenden Essverhaltens über eine etwaige Behandlung entschieden werden, sondern es müssen immer Belastungsfaktoren, wie beispielsweise psychischer Leidensdruck, psychosoziale Beeinträchtigungen und körperliche Folgeerscheinungen als weitere Kriterien geprüft werden. Von dieser Regel gibt es nur wenige Ausnahmen, wie beispielsweise das Befolgen einer makrobiotischen Ernährungsweise in ihrer ursprünglichen Form, welche in gesundheitlicher Hinsicht als sehr kritisch eingeordnet wird (Stange & Leitzmann, 2018). Je nach praktizierter Ernährungsform sollte allerdings geprüft werden, ob geeignete Maßnahmen zur Sicherstellung der vollständigen Nährstoffversorgung ergriffen werden, wie beispielsweise Vitamin B12-Subsitution bei veganer und ggf. auch vegetarischer Ernährungsweise.

Keine Kontraindikation, aber ein gründlich abzuklärender Aspekt ist das Vorliegen von Allergien, Unverträglichkeiten oder sonstigen Umständen, die eine medizinisch verordnete Ernährungsumstellung bzw. -einschränkung erforderlich machen. In solchen Fällen können die Übergänge fließend sein zwischen tatsächlich notwendigem Verzicht auf bestimmte Lebensmittel und einem über das erforderliche Maß hinausgehenden ängstlichen Vermeidungsverhalten. Bevor eine Behandlung in Betracht gezogen wird, sollte in diesen Fällen die Interaktion zwischen orthorektischem Ernährungsverhalten und medizinisch verordneten Maßnahmen genau geprüft werden.

Ein weiterer zu prüfender Faktor sind ggf. komorbid bestehende Störungen. Da orthorektisches Ernährungsverhalten nur recht selten isoliert auftritt (vgl. Kap. 5.2), muss nicht nur eine präzise differenzialdiagnostische Abklärung erfolgen, sondern auch geprüft werden, welche der vorhandenen Symptome zuerst einer Behandlung bedürfen. Auch die Interaktion der Symptome untereinander sollte hierbei bedacht werden. Möglicherweise lockert sich die Fixierung auf gesunde Ernährung, wenn Krankheitsängste oder magische Gedanken hinsichtlich potenzieller Auswirkungen ungesunden Essverhaltens behandelt wurden.

Auch die Einsicht in das eigene Verhalten, die Behandlungsmotivation und der Änderungswunsch müssen im Zuge der Indikationsstellung berücksichtigt werden. Insbesondere die Fallberichte von Bratman und Knight (2000) lassen vermuten, dass betroffene Personen sehr überzeugt von der Richtigkeit ihres Ernährungsverhaltens sind, und möglicherweise daraus resultierende Einschränkungen nicht bemerken, nicht wahrhaben wollen oder es auf andere Ursachen statt auf das eingeschränkte Essverhalten schieben. Dementsprechend ist eine Behandlungsmotivation nicht in jedem Fall gegeben und evtl. sucht die betroffene Person beispielsweise die Praxis zur Ernährungsberatung nur deshalb auf, um ihr Essverhalten weiter zu optimieren. In solchen Fällen ist ein besonders vorsichtiges Vorgehen unabdingbar. Eine sorgfältige und gleichzeitig behutsame Aufklärung über die Vorteile eines flexiblen, entspannt-gesunden Essverhaltens, eine Richtigstellung möglicherweise fehlerhafter Annahmen über (gesunde) Ernährung und die Zusicherung, bei einer etwaigen Behandlung das persönliche Wertesystem der betroffenen Person zu berücksichtigen können evtl. einem Wunsch nach Hilfe Raum geben.

Abschließend muss festgehalten werden, dass die Folgen orthorektischen Ernährungsverhaltens wahrscheinlich nur in wenigen Fällen eine Behandlung erforderlich machen. Es darf darüber hinaus nicht vergessen werden, dass auch im Falle von objektiv ungesunden Ernährungsweisen, beispielsweise wenn sehr viel Fett und Zucker verzehrt wird, nur selten Behandlungsmaßnahmen eingeleitet werden, obwohl diese der Gesundheit nachweislich schaden können. Bei der Feststellung der Behandlungsindikation darf es demnach nicht darum gehen, von der Mehrheit der Gesellschaft abweichende Ernährungsweisen zwangsweise beenden zu wollen. Jede praktizierte Ernährungsweise ist eine sehr persönliche Entscheidung, die anhand unterschiedlichster Motive und Vorlieben getroffen wird. Auch bei einer etwaigen Behandlung ist somit stets das persönliche Wertesystem der betroffenen Person zu berücksichtigen, sodass innerhalb dieses Rahmens eine entspanntere und weniger restriktive Ernährungsweise angestrebt werden kann.

10 Vorschläge für die multimodale therapeutische Behandlung

Reinhard Pietrowsky

Orthorektisches Ernährungsverhalten kann in manchen Fällen einer therapeutischen Behandlung bedürfen. Wie das vorherige Kapitel gezeigt hat, ist dies insbesondere dann der Fall, wenn aufgrund des orthorektischen Verhaltens eine gesundheitliche Beeinträchtigung oder psychosoziale Probleme und Einschränkungen auftreten. Dabei ist zu beachten, dass Letztere oft nicht von den Betroffenen selbst wahrgenommen werden bzw. als solche erkannt werden. Daher ist auch die Sorge von Angehörigen oder Personen des Gesundheitswesens wichtig, um die Betroffenen in solchen Fällen einer Therapie zuzuführen.

Wie bei vielen psychischen Störungen oder Auffälligkeiten ist auch beim orthorektischen Ernährungsverhalten, sofern es so ausgeprägt ist, dass es einer psychischen Störung entspricht, eine multimodale Therapie angezeigt, da verschiedene Lebens- und Verhaltensbereiche betroffen sind. Bei der Orthorexie sind daher insbesondere die Ernährungsberatung und die Verhaltenstherapie angezeigt, um sowohl das Wissen und Verständnis einer gesunden Ernährung wie auch deren Umsetzung zu fördern. Verhaltenstherapeutische Maßnahmen sind zudem indiziert, um ungünstige oder fehlerhafte Kognitionen oder überwertige Ideen, die das orthorektische Ernährungsverhalten begünstigen oder aufrechterhalten, zu korrigieren. Die therapeutisch sinnvollen Maßnahmen können dabei deutlich ineinandergreifen und laufen in aller Regel nicht streng sequenziell getrennt voneinander ab. Insgesamt lassen sich somit fünf Bereiche der Behandlung identifizieren, die durch entsprechende Methoden und Techniken aus Beratung und Therapie bearbeitet werden:

(1) Wissensvermittlung,
(2) Bearbeitung dysfunktionaler Kognitionen/überwertiger Ideen und eventuell assoziierter Konflikte,
(3) Unterstützung bei der Umsetzung eines gesunden, aber nicht orthorektischen Essverhaltens,
(4) Verbesserung sozialer Kontakte und
(5) Einbinden von Angehörigen.

Im Folgenden sollen einige der vorgeschlagenen Behandlungsmethoden am Beispiel von Frau B. (vgl. Kap. 3.3.2) veranschaulicht werden.

10.1 Wissensvermittlung

Die Vermittlung von Wissen über das bestehende Problem und seine Lösung sollte am Beginn einer Intervention, wie sie auch immer aussehen mag, stehen. Im Fall des orthorektischen Ernährungsverhaltens betrifft die Wissensvermittlung hier zwei zentrale Bereiche: Zum einen die (gesunde) Ernährung und zum anderen das Phänomen der Orthorexia nervosa. Da Letztere auch häufig mit einer mangelnden Störungseinsicht verbunden ist, gehört zur Wissensvermittlung daher auch die Einsicht in das Abweichende dieses Verhaltens und insbesondere die Erzeugung der Motivation für eine Änderung des Verhaltens, welche störungsimmanent oft nicht gegeben ist, zu fördern.

10.1.1 Ernährungsberatung

Ernährungsberatung im Sinne einer Wissensvermittlung darüber, was gesunde Ernährung ausmacht und inwiefern die selbstgesetzten Ernährungsregeln der Personen mit Orthorexie oft gerade nicht einer gesunden Ernährung entsprechen, ist ein wesentlicher Bestandteil bei der Behandlung der Orthorexie. Diese Ernährungsberatung erfolgt im Idealfall durch entsprechend ausgebildetes Fachpersonal, also Ernährungsberater:innen, Diätassistent:innen oder Ernährungswissenschaftler:innen. Es empfiehlt sich daher für alle behandelnden Personen, die nicht einer dieser Berufsgruppen angehören, Kontakt zu diesen Berufsgruppen zu suchen und die Ernährungsberatung kooperativ durch diese Fachleute durchführen zu lassen. Sollte das nicht oder nur schwer realisierbar sein, kann die Ernährungsberatung auch durch Fachkräfte aus anderen Berufsgruppen (Psycholog:innen, Ärzt:innen, Pädagog:innen) erfolgen, sofern diese sich ein gewisses Grundwissen über Ernährungsberatung zugelegt haben. Dieses sollte die im Folgenden beschriebenen Bereiche umfassen.

Die Ernährungsberatung im Rahmen der Behandlung einer Orthorexie sollte darauf ausgerichtet sein, einerseits das Merkmal gesunder Ernährung und die Umsetzung dessen in der Auswahl von Nahrungsmitteln darzustellen und andererseits wohlwollend beratend das Nicht-Gesunde an dem jeweiligen individuellen Ernährungsstil der von der Orthorexie betroffenen Person hervorzuheben. Das allgemeine Merkmal gesunder Ernährung ist nach gegenwärtigem Wissensstand eine möglichst ausgewogene und vielseitige Ernährung mit einem hohen Anteil an Gemüse und einem geringen Anteil an Fleisch und Fleischprodukten (vgl. Kap. 1.1). Ein weiteres allgemeines Merkmal gesunder Ernährung ist, dass eine solche ausgewogene Ernährung bei gesunden Personen keiner weiterer Nahrungsergänzung bedarf, weil die für den Körper notwendigen Vitamine und Mineralien in einer solchen Kost in ausreichender Menge enthalten sind. Hierbei ist es wichtig, auf jeden Fall die 10 Regeln gesunder Ernährung der DGE zu vermitteln (DGE, 2017; vgl. Kap. 1.1), die im Kern den meisten Ernährungsempfehlungen unterschiedlichster Länder ähneln. Ernährungsempfehlungen können meist nicht generell, sondern nur im konkreten Fall gegeben werden. Dabei ist es notwendig, etwaige Krankheiten, Mangelzustände oder persönliche Vorlieben zu berücksichtigen. Die Entwicklung individueller Ernährungsempfehlungen ist für die Umsetzung eines gesunden und nicht orthorektischen Ernährungsverhaltens wichtig (vgl. Kap. 10.3).

Ernährungsberatung kann noch in einem weiteren Fall von besonderer Bedeutung sein: Wenn das orthorektische Ernährungsverhalten nicht nur die eigene Ernährung betrifft, sondern auch die von anderen Personen, wie etwa die der Kinder oder alter oder kranker Familienangehöriger, für die besondere Ernährungsempfehlungen gelten. In solchen Fällen sollten auf jeden Fall die für diese Personengruppen wichtigen ernährungswissenschaftlichen Fakten vermittelt werden.

Zu der Ernährungsberatung gehört aber – wie bereits erwähnt – neben der Beratung darüber, was gesunde Ernährung ist, auch die Wissensvermittlung darüber, warum der von der orthorektischen Person gewählte Ernährungsstil nicht gesund ist. Diese Wissensvermittlung hängt natürlich davon ab, wie das individuelle Ernährungsverhalten im Einzelnen aussieht, und kann daher nur für jeden Einzelfall individuell genannt werden. Generell wird aber in vielen Fällen das orthorektische Ernährungsverhalten durch Einseitigkeit gekennzeichnet sein, sodass Mangelerscheinungen auftreten. Diese können etwa Vitamin B12 betreffen oder Öle und Fette beim ausschließlichen Verzehr pflanzlicher Rohkost. Neben Mangelerscheinungen kann eine stark einseitige Ernährung aber auch zu einem Übermaß schädlicher Stoffe führen, wie etwa hohen Blutfett- und Harnstoffwerten bei überwiegender Ernährung mit Fleisch. In vielen Fällen sind dann auch Blutuntersuchungen indiziert, um feststellen zu können, ob eine Über- oder Unterversorgung bestimmter Elektrolyte oder anderer Laborparameter vorliegt. Auch kann die exzessive Aufnahme von Nahrungsergänzungsmitteln, sollten diese Teil des individuellen Ernährungsplans sein, zu bedrohlichen Zuständen führen (Föller & Stangl, 2021).

Neben dem Zuviel oder Zuwenig an bestimmten Nährstoffen kann ein orthorektisches Ernährungsverhalten auch durch die Art der Zubereitung der Nahrungsmittel problematisch – und damit Gegenstand der Ernährungsberatung – sein. Rohe und ungekochte Nahrungsmittel können etwa Giftstoffe, Parasiten oder schädliche Keime enthalten. Beispielsweise sollten grüne Bohnen wegen des darin enthaltenen Giftes Phasin, welches erst beim Kochen zerstört wird, nicht roh verzehrt werden. Rohes Fleisch oder roher Fisch können Parasiten (z. B. Nematoden) oder Keime (z. B. Salmonellen) enthalten. Insofern kann zur Ernährungsberatung auch die Vermittlung hygienischen und gesundheitlichen Wissens der Lebensmittelzubereitung gehören.

Die Ernährungsberatung mit dem Fokus auf das bisherige Ernährungsverhalten der orthorektischen Person bedarf in besonderem Maße der Empathie und des Verständnisses für die gewählte Ernährungsweise der Betroffenen. Es geht nicht darum, die bisherige, vermeintlich gesunde Ernährungsweise zu verdammen und damit bei den Betroffen in gewisser Weise Schuldgefühle zu erzeugen und sie in ihrem Ernährungswissen bloßzustellen, sondern es geht darum, aufzuzeigen, dass sie, aus gut gewählter und nachvollziehbarer Absicht heraus, einen Ernährungsstil entwickelt haben, der sich zu einem nicht mehr gesunden Ernährungsstil ausgebildet hat. Die Ernährungsberatung soll dabei helfen, aufzuzeigen, wie das „über das Ziel Hinausgeschossene" wieder in ein richtiges und tatsächlich gesundes Ernährungsverhalten verwandelt werden kann.

10.1.2 Psychoedukation und Motivierung

Das Symptombild der Orthorexie und die vorgeschlagenen Diagnosekriterien (vgl. Kap. 2 und Kap. 4.2) beinhalten die häufig nicht vorhandene Störungseinsicht der Betroffenen. Daher ist es essenziell, die Einsicht in die nicht (mehr) adäquate Form des Ernährungsverhaltens zu fördern und die Motivation zu schaffen, dieses zu ändern. Wie bei anderen Störungsbildern mit fehlender Störungseinsicht (Abhängigkeitserkrankungen, Persönlichkeitsstörungen) ist dies kein leichtes Unterfangen und erfordert viel therapeutisches Fingerspitzengefühl und Geduld. Empfehlenswert ist hierzu die Verwendung von Techniken, die sich bewährt haben, um ein Störungsbewusstsein zu fördern, wie etwa das „Motivational Interviewing" (Miller & Rollnick, 2015). Daneben kommt aber auch der Psychoedukation, also der Aufklärung über das Phänomen und dessen Behandlung, eine wichtige Rolle zu, eine Störungseinsicht und Änderungsmotivation zu erreichen.

Psychoedukation stellt eine basale Maßnahme einer psychotherapeutischen Intervention dar und beinhaltet die Information über das Störungsbild, die Erstellung eines individuellen Ätiologiemodells, die Erklärung der geplanten Interventionen und deren zugrundeliegenden Wirkmechanismen. Dies erfolgt zusätzlich zu den notwendigen Informationen über Risiken und Nebenwirkungen der Behandlung wie auch über alternative Behandlungsmöglichkeiten. Die Informationen über das Verhaltensmuster Orthorexie bzw. das orthorektische Ernährungsverhalten beinhalten im Wesentlichen eine kurze und prägnante Zusammenfassung der in diesem Buch vorgestellten Befunde. Das individuelle Ätiologiemodell soll dazu dienen, ein Verständnis für die Entwicklung des problematischen Verhaltens anhand individueller biografischer Ereignisse zu entwickeln; etwa anhand von Krankheitsfällen (z. B. Herzinfarkt, Diabetes) in der Familie oder im Bekanntenkreis, was zu einer Sensibilisierung gegenüber gesunder Ernährung geführt hat. Auch gehören zum Ätiologiemodell individuelle Persönlichkeitsdispositionen wie etwa Perfektionismus oder anankastisches Verhalten, welche dazu prädestinieren, Verhaltensregeln genau zu befolgen und zu verbessern. Schließlich umfasst das Ätiologiemodell auch aufrechterhaltende Faktoren wie beispielsweise eine (vorübergehende) Verbesserung des Gesundheitszustands durch die orthorektische Ernährung, anfängliche soziale Zustimmung zu der gesunden Ernährungsweise oder das Gefühl, sich und seiner Familie etwas Gutes zu tun. Die Erstellung des individuellen Ätiologiemodells führt nicht nur dazu, ein Verständnis für die orthorektische Verhaltensweise zu entwickeln, sondern hat auch eine stark entlastende Wirkung. Diese kommt dadurch zustande, dass die Betroffenen ihr ungünstiges Ernährungsverhalten als Folge einer ungünstigen Verknüpfung von biografischen Erlebnissen, Persönlichkeitsdispositionen und verstärkenden psychosozialen Faktoren verstehen. Dadurch werden eventuelle Schuldgefühle reduziert und potenzieller Widerstand gegen die Änderung des Verhaltens minimiert.

Die Darstellung der geplanten Interventionen und ihrer Wirkungsweisen in Form des multimodalen Ansatzes, wie er hier beschrieben wird, ist ebenfalls Gegenstand der Psychoedukation. Es versteht sich dabei von selbst, dass diese Informationen wie auch die gesamte Psychoedukation in einer Art und Weise erfolgen sollen, die dem kognitiven und emotionalen Stand der jeweiligen Patientinnen und Patienten angemessen ist.

Auch wenn bereits die Psychoedukation dazu beiträgt, die Therapie- und Änderungsmotivation zu fördern, ist es in vielen Fällen orthorektischen Ernährungsverhaltens angezeigt, spezifische Maßnahmen zur Störungseinsicht und damit auch zur Änderungsmotivation anzuwenden. Wie erwähnt eignet sich hierzu das Motivational Interviewing, welches durch entsprechende Fragetechniken dabei hilft, die Betroffenen selbst erkennen zu lassen, dass und wo ein störungsrelevantes Verhalten vorliegt. Für die Anwendung des Motivational Interviewings sei auf die entsprechende einschlägige Literatur verwiesen (Demmel & Kemény, 2016; Miller & Rollnick, 2015).

10.2 Bearbeitung dysfunktionaler Kognitionen/ überwertiger Ideen und Konflikte

Die Bearbeitung dysfunktionaler Kognitionen und überwertiger Ideen hinsichtlich gesunder Ernährung wie auch die Bearbeitung möglicher Konflikte ist der zentralste und wichtigste Punkt der psychologischen Behandlung von Personen mit orthorektischem Ernährungsverhalten. Dysfunktionale Kognitionen werden zudem in Kapitel 10.3.2 im Zusammenhang mit dem Abbau rigider Ernährungsregeln erwähnt. Dysfunktionale, also die Störung begünstigende oder aufrechterhaltende Kognitionen treten jedoch bei der Orthorexie in weitaus mehr Bereichen und Formen auf, weshalb es grundsätzlich wichtig ist, sich mit diesen zu beschäftigen.

10.2.1 Konkretes Vorgehen für kognitive Veränderungen

Typische dysfunktionale Kognitionen bei Personen mit orthorektischem Ernährungsverhalten betreffen neben den erwähnten rigiden Ernährungsregeln solche Kognitionen, die mit anankastischem Denken oder Perfektionismus in Verbindung stehen. So sind die Betroffenen oft nicht nur der Auffassung, ihre selbstgesetzten Ernährungsregeln gewissenhaft einhalten, sondern auch in sonstigen Lebensbereichen alles zu hundert Prozent richtig machen zu müssen (perfektionistisches Streben). Oder sie weisen Merkmale einer überhöhten Verantwortlichkeit auf, insofern als sie sich für die Gesundheit oder das Schicksal von sich selbst oder von Familienmitgliedern in einem Ausmaß verantwortlich fühlen, das objektiv nicht gerechtfertigt erscheint. Beispielsweise denkt Frau B. (vgl. Fallbeispiel im Kapitel 3.3.2), dass sie nur dann ihrem Körper gebe, was er braucht, wenn sie sich nach ihren Ernährungsregeln ernährt. Weitere dysfunktionale Kognitionen können in einer verminderten Unsicherheitstoleranz liegen, was sich beispielsweise darin äußern kann, dass die Betroffenen es nicht ertragen können, nicht zu wissen, ob ein Nahrungsmittel nicht doch vielleicht in näherer oder fernerer Zukunft eine Krankheit auslösen könnte.

Diese hier genannten Beispiele dysfunktionaler Kognitionen sind auch für Patientinnen und Patienten mit Zwangserkrankungen typisch und spiegeln die Verbindung zwischen Orthorexie und Zwang wider (vgl. Kap. 7.2). Für die Bearbeitung dieser Kognitionen eignen sich daher einige der bei der Behandlung von Zwängen etablierten und erfolgreichen Methoden wie etwa Veränderungen von katastrophisierenden Fehlbewertungen oder der Annahmen bezüglich Verantwortung und Schuld (z. B. Ciupka-Schön, 2017; Lakatos & Reinecker, 2001). Hierbei wird etwa die Gefahrenüberschätzung durch Berechnung bedingter Wahrscheinlichkeiten korrigiert oder die erhöhte Verantwortlichkeit wird durch sokratischen Dialog aufgezeigt und in Frage gestellt. Die Unsicherheitstoleranz kann beispielweise durch Verhaltensexperimente erhöht werden, indem in anderen Bereichen als der Gesundheit Risikoverhalten gezeigt wird (z. B. den Kofferraum des Autos über Nacht nicht verschließen). Gesundheitliche Bereiche eignen sich hier weniger, nicht weil dieses Thema vermieden werden sollte, sondern weil wegen einer möglichen längeren Latenz zwischen Risikoverhalten und befürchteter Konsequenz keine erleichternde Erfahrung gemacht werden kann, d. h., die Betroffenen immer noch der Meinung sein können, auch wenn sie jetzt nicht krank geworden sind, dies ja in den nächsten Monaten noch geschehen kann. Gerade aus diesem Grund ist es aber auch besonders wichtig, an dem Verständnis von Gesundheit zu arbeiten und den Betroffenen ein angemessenes und realistisches Konzept von Gesundheit und Krankheit zu vermitteln (siehe unten).

Neben sokratischem Dialog können auch Verhaltensexperimente dazu dienen, den Perfektionismus zu reduzieren, indem etwa bewusst Dinge nicht perfekt gemacht werden (zwei verschiedene Socken anziehen, ungekämmt zur Arbeit gehen) und die Reaktionen darauf und das eigene Erleben als nicht ganz perfekter Mensch registriert und positiv bewertet werden. Auch metakognitive Methoden lassen sich hilfreich bei der Behandlung der dysfunktionalen Kognitionen einsetzen, insofern als dadurch der Fokus von den Inhalten der Befürchtungen der Patientinnen und Patienten hin zu den Bewertungen dieser Kognitionen verschoben wird (Exner & Hansmeier, 2020; Wells et al., 2011).

Wie in Kapitel 2 erwähnt, können überwertige Ideen als ein Merkmal der Orthorexie angesehen werden. Unter überwertigen Ideen versteht man die Fixierung auf eine Idee, ein Thema, welches per se nicht problematisch oder anormal ist, aufgrund der Bedeutung und Relevanz, die es aber bei den Betroffenen im Leben einnimmt, zu einem Problem wird. Überwertige Ideen haben schon fast Wahncharakter, sind aber korrigierbar. Bei Menschen mit orthorektischem Ernährungsverhalten kann das Bestreben, sich maximal gesund zu ernähren, die Funktion einer überwertigen Idee annehmen, insofern als es übertrieben ist und andere Lebensbereiche in den Hintergrund drängt. Die Behandlung der überwertigen Ideen umfasst die zuvor genannten Bereiche kognitiver Therapie, kann aber noch darüber hinausgehen, indem Methoden der Behandlung von Wahnideen Eingang finden (z.B. Lincoln, 2019). Es sei hier nochmals explizit darauf hingewiesen, dass Menschen mit Orthorexie nicht unter einem Wahn leiden und Wahn und überwertige Ideen streng voneinander getrennt werden müssen.

Krankheitsängste können eine besondere und auch häufige Form von überwertigen Ideen bei Personen mit Orthorexie annehmen. Diese werden dann durch die vermeintlich gesunde orthorektische Ernährungsweise bekämpft und kontrolliert. Neben den oben genannten Methoden im Umgang mit überwertigen Ideen sind hier dann auch die spezifischen Interventionen angeraten, die bei der Behandlung von Krankheitsängsten und der somatischen Belastungsstörung indiziert sind, wie etwa die Vermittlung eines adäquaten Gesundheitsbegriffes, eines psycho-physiologischen Verständnisses von Krankheiten und Körpersensationen, der Abbau des Body-Checkings und der Rückversicherungen (z.B. Bleichhardt & Weck, 2015). Generell ist bei der Orthorexie die Vermittlung eines angemessenen Verständnisses von Gesundheit sehr wichtig: Dass Gesundheit nicht bedeutet, gar keine (unangenehmen) Körpersensationen oder Beschwerden zu verspüren, sondern dass es normal ist, wenn man gelegentlich Krankheitssymptome oder Beschwerden verspürt. Analog zur Bearbeitung des verzerrten „äußeren“ Körperbildes bei der Therapie der Anorexie sollte somit bei der Orthorexie das „innere Körperbild“, also die Vorstellung, die man von Gesundheit und einem gesunden Körper hat, bearbeitet werden.

10.2.2 Bearbeitung möglicher intrapsychischer Konflikte

Schließlich kann es auch sein, dass Menschen mit orthorektischem Ernährungsverhalten unter intrapsychischen Konflikten leiden, die mit dem orthorektischen Verhalten in Zusammenhang stehen können, aber auch unabhängig davon sein können. Es ist grundsätzlich eine Vielfalt von möglichen Konflikten, die hier in Frage kommen, denkbar, weshalb sie weder erschöpfend noch vollständig genannt werden können. Typische Konflikte, die mit dem orthorektischen Verhalten in Zusammenhang stehen können, wären beispielsweise Schuldgefühle gegenüber Kindern wegen der Ernährungsweise oder im Fallbeispiel von Frau B., dass aufgrund der exzessiven Beschäftigung mit gesunder Ernährung die Erledigung alltäglicher Aufgaben darunter leidet und sie sich insgesamt durch ihre Ernährungsweise beeinträchtigt fühlt. In beiden Fällen ist es angeraten, in der Therapie der Orthorexie auch diese Konflikte zu thematisieren und zu behandeln, da sie einen direkten oder indirekten Einfluss auf die Aufrechterhaltung der Orthorexie haben können. Es kann aber auch sein, dass Konflikte aufgrund veränderter Lebensumstände oder psychischer Belastungen (berufliche oder private Schicksalsschläge, Probleme mit anderen Personen) bestehen, woraufhin die Betroffenen mit einer Veränderung ihres Ernährungsverhaltens reagieren, um somit das Gefühl zu bekommen, über ihr Leben wieder die Kontrolle zurückzugewinnen. Auch solche Reaktionen auf Konflikte und Probleme sollten in der Therapie aufgezeigt werden.

Mögliche Konflikte, die unabhängig von der Orthorexie sind, können so vielfältig sein wie das Leben und seine Probleme. Es ist sicherlich nicht vorrangig, in vielen Fällen aber doch notwendig, diese in der Behandlung der Orthorexie zu bearbeiten. Wenn sie eine Quelle psychischer Belastung sind, ist es angeraten, auch diese Konflikte oder Probleme aufzugreifen, abgesehen von der professionellen oder ethischen Verpflichtung, dies zu tun.

10.3 Umsetzung eines gesunden, nicht orthorektischen Essverhaltens

Wenn durch die vorangehend beschriebenen Maßnahmen ein notwendiges und hinreichendes Wissen über Ernährung und die Orthorexie vermittelt und die Therapiemotivation geschaffen worden ist, kann mit der Änderung des Ernährungsverhaltens begonnen werden. Das bedeutet also eine Verschiebung von ungesundem und mit psychosozialen Problemen behaftetem orthorektischen Ernährungsverhalten hin zu einem gesunden, aber nicht orthorektischen Ernährungsverhalten. Dies umfasst typische verhaltenstherapeutische Elemente, wie sie auch bei der Behandlung von Essstörungen erfolgreich eingesetzt werden.

10.3.1 Veränderung des Essverhaltens

Die Veränderung des Essverhaltens ist die zentrale und langwierigste Aufgabe innerhalb der therapeutischen Maßnahmen. Hier kommen Techniken wie das Führen von Ernährungstagebüchern, die Stimuluskontrolle, der Abbau von „schwarzen Listen“, Exposition mit Reaktionsverhinderung und die Schaffung von Belohnung bzw. Anreizwerten für das neu zu erlernende Essverhalten zum Einsatz. Es kann hier nicht auf diese Maßnahmen und Techniken in voller Tiefe eingegangen werden, verwiesen sei wiederum auf die entsprechende Literatur (z. B. Jacobi & Beintner, 2021; Svaldi & Tuschen-Caffier, 2018; Tuschen-Caffier & Hilbert, 2016). Die wichtigsten dieser Maßnahmen sollen hier aber kurz angerissen werden.

Ernährungstagebuch. Das Führen eines Ernährungstagebuches oder Selbstbeobachtungsprotokolls, wofür es entsprechende Vorlagen gibt (z. B. Jacobi & Beintner, 2021), dient der Übersicht über das aktuelle und sich im Laufe der Behandlung ändernde Essverhalten. Ein Ernährungstagebuch kann aber problematisch sein, wenn die betroffene Person bislang bereits sehr perfektionistisch ein solches geführt hat, sodass ihr zwanghaftes Dokumentieren noch verstärkt werden könnte. Hier ist im Einzelfall die entsprechende Umsetzung zu prüfen. Ein Ernährungstagebuch soll dabei idealerweise nicht nur die eigentlichen Nahrungsmittel und ihre Menge erfassen, sondern auch die vorausgegangenen und nachfolgenden Bedingungen, unter denen gegessen wird (Kognitionen, Emotionen, Stressoren). Dies dient bei der Orthorexie, im Gegensatz etwa zur Bulimie, weniger dazu, belastende Faktoren, die zu Essanfällen führen, zu identifizieren, als vor allem dazu, die Situationen zu identifizieren, die zur orthorektischen Ernährung führen (etwa Kochen für die Familie, Gewahrwerden ungesunder Ernährung bei Anderen). Daher kann es oft hilfreich sein, die verzehrten Nahrungsmittel nur grob zu benennen (um die genannten Probleme eines Ernährungstagebuchs zu vermeiden) und insbesondere die Situationen, welche entsprechende Gedanken oder Gefühle hervorrufen, genau zu beschreiben. Dadurch sollen die Betroffenen in die Lage versetzt werden, solche Situationen zu erkennen und mit einer anderen, aber nicht orthorektischen Verhaltensweise auf diese Gefühle oder Gedanken zu reagieren. Konkret soll beispielsweise die Situation, in der man andere Menschen Fast-Food verzehren sieht, nicht mehr dazu führen, sich nach extrem strengen Regeln zu ernähren. Eher sollte durch die Veränderung des Essverhaltens dann eine Situation eintreten, in der man eine derartige Ernährung zwar als ungesund ansieht, wenn sie häufig erfolgt, man selbst aber deshalb nicht zu extremem Ernährungsverhalten übergehen muss, sondern sich gesund und ausgewogenen ernähren kann (wie es zuvor durch die Ernährungsberatung vermittelt wurde).

Die Erfassung der dem Essen nachfolgenden situativen Bedingungen dient dazu, die das orthorektische Ernährungsverhalten verstärkenden und aufrechterhaltenden Kognitionen und Emotionen zu erfassen. Beispielsweise können nach einer nach subjektiven Maßstäben gesunden Mahlzeit verstärkende Gedanken wie „Jetzt habe ich meinem Körper etwas Gutes getan." oder positive Gefühle von Stolz und Erleichterung, dass man ernährungsbedingten Krankheiten vorgebeugt hat, auftreten. Die Erfassung dieser Kognitionen und Emotionen ist wichtig, weil sie an das geänderte Ernährungsverhalten angepasst werden müssen; andernfalls würden sie ein Hemmnis bei der Veränderung des Ernährungsverhaltens darstellen. Beispielsweise kann eruiert werden, welche – auch positiven und förderlichen – Kognitionen nach einem gesunden und nicht mehr orthorektischen Ernährungsverhalten angemessen sein könnten. Dies könnten etwa Gedanken der Art sein, dass man sich gesund ernährt, ohne sich in ein Korsett strenger und vermutlich falscher Ernährungsregeln zu pressen. Auch können positive Emotionen mit der Ernährungsumstellung verbunden sein, etwa Stolz darüber, dass man es geschafft hat, sich gesund und flexibel zu ernähren. Hierbei ist es auch wichtig, die dem orthorektischen Ernährungsverhalten eher immanente negative Verstärkung (eine Krankheit wird vermieden) durch positive Verstärkung (das jetzige Essen schmeckt ausgezeichnet und ist gesund) zu ersetzen. Im Fallbeispiel der Frau B. mit Orthorexie als Bewältigung einer Essstörung (vgl. Kap. 3.3.2) wären solche nachfolgenden Bedingungen die Gedanken, dass sie sich mit ihrer Ernährungsweise „selbst etwas zurückgibt" oder „dass sie sich fühlt, als würde sie sich gut um sich kümmern", was sowohl einer positiven Verstärkung (angenehmer und belohnender Gedanke, mehr Flexibilität) als auch einer negativen Verstärkung (Vermeidung von angstbesetzter Essstörung) entspricht. Bei Frau B. war eine solche ins Positive veränderte Kognition z. B. „Ich tue mir auch etwas Gutes, wenn ich meine Ernährungsweise flexibel handhabe und auf meine Bedürfnisse im Moment achte."

Stimuluskontrolle. Die Stimuluskontrolle soll dazu dienen, Gelegenheiten orthorektischen Ernährungsverhaltens zu reduzieren. Beispielsweise würde darunter fallen, bestimmte Nahrungsmittel, die nur nach den individuellen Regeln gesund sind, nicht mehr oder nicht mehr häufig einzukaufen, sodass sie in der Küche seltener verfügbar sind und folglich auf andere Nahrungsmittel ausgewichen wird. In etlichen Fällen wird es bei der Orthorexie nicht darum gehen, bestimmte Nahrungsmittel gar nicht mehr im Haus zu haben, sondern die verzehrten Mengen anzupassen und vor allem die Vielfalt der Nahrungsmittel zu erhöhen. Hierbei kann durch die Stimuluskontrolle versucht werden, nur jeweils kleinere Mengen der bislang bevorzugten Lebensmittel zuhause zu haben oder sie bei Freundinnen oder Nachbarn zu deponieren. Zugleich sollte im Sinne einer Stimuluskontrolle im Rahmen der Orthorexie diese so gestaltet werden, dass die Betroffenen ermutigt werden, vielfältige Lebensmittel einzukaufen, also sowohl solche, die allgemein als gesund gelten, als auch solche, die primär dem Genuss dienen, um so ein gesundes, vielfältiges und genussvolles Essen zu ermöglichen. Die Stimuluskontrolle ist eine relativ einfach umzusetzende und effektive Maßnahme, um das Ernährungsverhalten zu verändern bzw. zu unterstützen.

Abbau von „schwarzen Listen". Der Abbau „schwarzer Listen", also Listen mit für sich selbst verbotenen Nahrungsmitteln, ist eine gängige Methode in der Behandlung der Anorexie und Bulimie. Die auf dieser Liste üblicherweise notierten Nahrungsmittel werden rigoros vermieden und sind zugleich diejenigen, die oft bei einem Heißhungeranfall in großer Menge konsumiert werden. Ziel des Abbaus dieser schwarzen Listen ist daher, zu einem flexiblen Essverhalten zu kommen, in dem diese verbotenen Nahrungsmittel verzehrt werden, wenn auch nur in angemessenen Mengen. Beispielsweise kann Schokolade von der schwarzen Liste entfernt werden, was bedeutet, dass Schokolade nicht grundsätzlich gemieden wird, sondern in kleineren Mengen erlaubt ist. In Bezug auf orthorektisches Ernährungsverhalten würde das konkret bedeuten, zunächst eine Liste derjenigen Lebensmittel zu erstellen, die sich die Betroffenen grundsätzlich gar nicht erlauben zu essen (z. B. Fertiggerichte und Fast-Food, aber auch eher „gesunde" Lebensmittel, die individuell vermieden werden, wie z. B. Gemüse im Fall von Herrn C. im Fallbeispiel in Kap. 3.3.3), und dann zu überlegen, welche dieser Nahrungsmittel im Rahmen einer flexiblen und ausgewogenen Ernährungsform wieder, möglicherweise in kleineren Mengen, verzehrt werden können. Wie bei allen Maßnahmen der Ernährungsumstellung sind individuelle Besonderheiten zu berücksichtigen. Es kann sein, dass manche Nahrungsmittel der schwarzen Liste grundsätzlich wieder gegessen werden, z. B. Pommes frites, andere aber grundsätzlich nicht, z. B. Fleisch. Ziel ist es somit, den Bereich der subjektiv verbotenen Lebensmittel zu verkleinern und so insgesamt zu einer größeren Lebensmittelvielfalt zu kommen, die dann mit einer ausgewogenen und gesunden Ernährung verbunden ist. Im Fall von Frau B. (vgl. Kap. 3.3.2) enthält die schwarze Liste etwa Fleisch und Fleischprodukte wie auch verarbeitete Lebensmittel wie Fertiggerichte, Weißmehl oder Industriezucker. Beim Abbau der schwarzen Liste wäre es in diesem Fall angezeigt, verarbeitete Lebensmittel von dieser Liste zu nehmen, weil sie nicht grundsätzlich gesundheitsschädlich sind, wenn sie nicht im Übermaß verzehrt werden. Fleisch und Fleischprodukte würden in diesem Fall auf der Liste der „verbotenen" Lebensmittel bleiben, weil Frau B. diese Nahrungsmittel aus ethischen Gründen meidet.

Exposition mit Reaktionsverhinderung (ERP). Die Exposition mit Reaktionsverhinderung wird gelegentlich als Technik zur Behandlung der Orthorexie genannt (z. B. Zickgraf, 2020). Diese Annahme leitet sich aus der Nähe der Orthorexie zu den Zwangsstörungen ab, bei deren Behandlung die ERP die bedeutendste Technik darstellt. Bei der ERP geht es darum, sich einem aversiven Reiz auszusetzen und die neutralisierende Handlung (das Zwangsverhalten) nicht auszuführen und somit eine Habituation an die durch den aversiven Reiz ausgelöste Angst oder Anspannung zu erfahren. Auf die Orthorexie übertragen bedeutet die ERP, sich den vermeintlich ungesunden Nahrungsmitteln auszusetzten, diese zu konsumieren oder deren Verzehr zu imaginieren und keine Gegenmaßnahmen, etwa durch „extra gesunde" Ernährung, einzuleiten. Dieses Verfahren kann hilfreich sein, um sich an neue, bislang gemiedene Nahrungsmittel zu gewöhnen; problematisch dürfte aber sein, bei der Orthorexie im Einzelfall die Reaktionen zu identifizieren, die der Neutralisierung (beim Zwang) entsprechen und die verhindert werden sollen.

Belohnungs- und Anreizwert. Für die Veränderung des Essverhaltens ist es essenziell, das neu zu erwerbende Essverhalten, welches anfangs negativ (als ungesund) konnotiert ist, positiv bewerten zu lernen. Dies kann auf behavioraler Ebene durch die Exposition mit Reaktionsverhinderung erfolgen, insofern als aversive Reaktionen auf dieses neue Essverhalten ertragen werden und damit habituieren. Zugleich sollte das neu zu erwerbende Essverhalten auch mit einem (positiven) Belohnungs- und Anreizwert verbunden werden. Wie schon bei der Darstellung von Ernährungstagebüchern angeklungen, besitzen die dem Essen nachfolgenden Kognitionen einen Verstärkerwert. Dieser sowie die antizipierte Belohnung durch das Essen, der Anreizwert, sollen im Rahmen der Behandlung auf die neue, nicht mehr orthorektische Ernährungsweise übertragen werden. Konkret geht es darum, dass das gesunde, aber nicht orthorektische Ernährungsverhalten als solches ein erstrebenswertes Ziel an sich darstellt. Neben der vorangegangenen Vermittlung von Wissen über gesunde Ernährung ist hierbei in erster Linie die Veränderung von Einstellungen wichtig. Dies kann im Rahmen von kognitiven Disputationen erfolgen (sokratischer Dialog). Wichtig ist aber auch die Erlebensperspektive, d.h., die Betroffenen müssen die Erfahrung machen, dass es sich gut anfühlt, sich anders als bisher zu ernähren, dass die befürchteten Katastrophen (Krankheiten) nicht eintreten (was unter Umständen aber schwierig umzusetzen ist, wenn langfristige Krankheitsfolgen erwartet werden), und vor allem, dass die neue Ernährungsweise ebenfalls als gesund erachtet werden kann. Es wird in vielen Fällen ein langwieriger Prozess sein, diese Einstellungen und Erfahrungen zu ändern und zu verinnerlichen. Es wird auch gelegentlich notwendig sein, die Betroffenen dazu anzuhalten, sich auf diese neuen Verhaltens- und Erfahrungsweisen einzulassen, auch wenn sie sich diese noch nicht vorstellen können. Das bedeutet, dass ein eher direktives therapeutisches Vorgehen indiziert ist. Natürlich müssen die Bedenken und Probleme, die die Betroffenen damit haben, ein bislang verschmähtes Ernährungsverhalten als gesund und erstrebenswert anzusehen, empathisch und wertschätzend aufgegriffen und besprochen werden. Am Ende dieses Prozesses steht aber die Auffassung, dass das neu erworbene Essverhalten gut und gesund ist und damit auch einen belohnenden Charakter hat. Und schließlich sollte diese gesunde und ausgewogene Ernährungsweise einen Anreizwert entwickeln, d.h., die Betroffenen sollten es erfreulich und erstrebenswert finden, sich auf diese Art zu ernähren. Da auch soziale Kontakte einen hohen Belohnungswert haben, ist es hilfreich, den Betroffenen aufzuzeigen, dass sie sich mit ihrer neuen Ernährungsweise nicht mehr von anderen isolieren, sondern wieder an Familienfeiern, Treffen mit Freundinnen und Freunden oder gemeinsamem Mittagessen in der Mensa teilnehmen können. Beispielsweise vermisst Frau B. (vgl. Kap. 3.3.2) selbst etwas Spontaneität und fühlt sich durch ihre Ernährungsweise beeinträchtigt. Hier könnte mehr Spontaneität im Ess- und Sozialverhalten wie auch eine abnehmende allgemeine Beeinträchtigung als Gewinn und Nutzen des veränderten Essverhaltens herausgestellt und angestrebt werden. Frau B. hatte schließlich auch selbst geäußert, dass sie gerne ab und zu etwas lockerer mit ihrer Ernährung umgehen möchte, was hier als intrinsisches Motiv zugrunde gelegt werden kann.

Es ist offensichtlich, dass die genannten Maßnahmen zur Veränderung des Essverhaltens ineinandergreifen und nicht immer deutlich voneinander getrennt werden können. So kann etwa eine Stimuluskontrolle helfen, einerseits bestimmte Nahrungsmittel nicht mehr im Haus zu haben, und andererseits auf eine größere Nahrungsmittelvielfalt zurückgreifen zu können; sie kann aber auch helfen, auslösende Situationen für orthorektisches Ernährungsverhalten zu minimieren. Ebenso hat die Veränderung des Essverhaltens auch Effekte auf die selbstgesetzten Ernährungsregeln der orthorektischen Personen, womit wir uns im nächsten Kapitel beschäftigen wollen.

10.3.2 Abbau rigider Ernährungsregeln und Aufbau flexiblen Essverhaltens

Neben der Veränderung des Verständnisses gesunder Ernährung ist es ein zentrales Anliegen der Behandlung des orthorektischen Ernährungsverhaltens, die rigiden, selbstgesetzten Ernährungsregeln zu verändern und durch ein flexibleres Ernährungsverhalten zu ersetzen. Rigide Ernährungsregeln sind ein generelles Merkmal gestörten Essverhaltens und finden sich daher auch bei Personen mit Anorexie, Bulimie und gezügeltem Essverhalten (Westenhoefer, Stunkard & Pudel, 1999). Rigide Ernährungsregeln durch flexible Ernährungsregeln zu ersetzen, ist im Besonderen ein zentraler Behandlungsbaustein bei der Orthorexie. Flexible Ernährungsregeln zu haben, bedeutet nicht, dass man gänzlich auf Ernährungsregeln verzichtet, sondern dass die Ernährungsregeln, die man einhalten möchte und die aufgrund der vorangegangenen Ernährungsberatung entwickelt worden sind, flexibel eingesetzt werden. Konkret würde etwa die Ernährungsregel, viel Rohkost zu verzehren, bei einer flexiblen Anwendung es auch erlauben, gelegentlich auf Rohkost zu verzichten, wenn diese gegenwärtig nicht zur Verfügung steht oder bei einer Mahlzeit bei Freundinnen und Freunden oder im Restaurant nicht angeboten wird. Beim rigiden Einhalten von Ernährungsregeln würde in solchen Fällen dann gar nicht gegessen. Flexibles Essverhalten könnte auch beinhalten, gelegentlich Fast-Food zu konsumieren, auch wenn man weiß, dass dieses nicht gesund ist, wenn es im Übermaß verzehrt wird.

Das Ändern von rigiden Ernährungsregeln hin zu flexiblen wird in der Regel auf Widerstand stoßen, weil die Betroffenen häufig ein Alles-oder-Nichts-Denken auf ihre Ernährung anwenden. Hier ist es deshalb angeraten, in folgenden Schritten vorzugehen, die nicht unbedingt sequenziell erfolgen müssen, sondern ineinandergreifen: Zunächst muss die Rigidität der Ernährungsregeln hinterfragt und disputiert werden (ähnlich wie es bei der „schwarzen Liste“ geschieht). Dies erfolgt mit den üblichen Methoden kognitiver Therapie, etwa dem sokratischen Dialog. Dann sollte eine gestufte Hierarchie der zu erreichenden flexiblen Ernährungsregeln aufgestellt werden. Beispielsweise könnte eine erste Stufe sein, sich einmal in der Woche auch gekochtes Gemüse statt Rohkost zu erlauben. Die nächste Stufe wäre dann, sich dreimal in der Woche gekochtes Gemüse zu erlauben, und die letzte Stufe, sich immer dann gekochtes Gemüse statt Rohkost zu erlauben, wenn man Appetit darauf hat oder gekochtes Gemüse statt Rohkost zur Verfügung steht. Wichtig ist, dass bei dieser flexiblen Ernährungsregel weiterhin Rohkost als ein erstrebtes Nahrungsmittel bestehen bleibt, aber ohne Schuldgefühle von dieser Regel abgewichen werden kann. Schließlich müssen die so gemeinsam entwickelten flexiblen Ernährungsregeln, hinter denen die Betroffenen aber unbedingt stehen sollten, angewandt werden, also in das alltägliche Ernährungsverhalten integriert werden. Das erfolgt idealerweise auch in gestufter Form in dem Maße, wie die flexiblen Ernährungsregeln graduiert entwickelt werden. Für die Regel „Einmal in der Woche erlaube ich mir gekochtes Gemüse." soll dann beispielsweise ein konkreter Tag festgelegt werden, an dem dies umgesetzt wird. Grundsätzlich ist es hilfreich, für das Ausprobieren und die Umsetzung von Verhaltensänderungen möglichst konkrete Zeiten, Orte oder Situationen mit den Betroffenen zu vereinbaren (auch wenn das am Anfang gerade nicht flexibel ist). Die Ausführung des flexiblen Ernährungsverhaltens kann durch Ernährungsprotokolle oder Handyfotos dokumentiert werden. Auf diese Art und Weise würde auch die Umsetzung weiterer graduell flexiblerer Ernährungsregeln erfolgen. Am Ende dieses Prozesses sollten die Betroffenen in der Lage sein, (sinnvolle) Ernährungsregeln flexibel umsetzen zu können, ohne dass Schuldgefühle auftreten oder ein kompensatorisches Verhalten an den Tag gelegt wird, wenn sie die Regeln nicht streng eingehalten haben. Ein kompensatorisches Verhalten wäre etwa der Verzicht auf bestimmte Nahrungsmittel für einige Tage, wenn man einmal „zu viel" dieser gegessen hat, oder der Konsum von Nahrungsmitteln, die das „Vergehen" neutralisieren, was beispielsweise sein könnte, dass man drei Tage lang nur Fisch und Algen isst, wenn man einen Hamburger gegessen hat, um die ungünstigen ungesättigten Fettsäuren zu neutralisieren. In dem Fallbeispiel von Frau B. etwa könnte eine Änderung rigider Ernährungsregeln darin bestehen, dass sie sich erlaubt, in Ausnahmefällen auch pflanzliche Fertiggerichte oder Weißmehl zu essen, oder dass sie von ihren rigiden und festen Essenszeiten etwas abrückt und sich ein etwas größeres Zeitfenster erlaubt. Da sie selbst auch gelegentlich etwas Flexibilität vermisst, kann dies als Ziel hilfreich aufgegriffen werden, um sie zur Aufgabe ihrer rigiden Regeln und zur Übernahme flexiblen Ernährungsverhaltens zu bewegen.

Es ist sehr wahrscheinlich, dass Schwierigkeiten oder Rückschläge bei der Entwicklung oder Umsetzung flexibler Ernährungsregeln auftreten. Es ist unerlässlich, wie generell in der Therapie, wenn etabliertes Verhalten verändert werden soll, diese Schwierigkeiten und Rückschläge nicht als ein Versagen zu interpretieren, sondern als einen normalen Prozess innerhalb einer Verhaltensänderung und diese Schwierigkeiten positiv zu konnotieren. Das heißt, anhand der Schwierigkeiten oder Rückschläge lässt sich erkennen, worin noch besondere Herausforderungen für die Betroffenen liegen bzw. was es ihnen besonders schwer gemacht hat, das gewünschte Verhalten umzusetzen. Im Grunde kann an solchen Rückschlägen nur gelernt werden, um das therapeutische Vorgehen noch spezifischer zu individualisieren und anzupassen und gegebenenfalls kleinere, aber notwendige Zwischenschritte einzubauen. So wie auftretende Schwierigkeiten den Betroffenen gegenüber positiv markiert werden sollen, ist es zugleich auch unbedingt notwendig, erreichte Ziele und Veränderungen, seien sie auch noch so klein, hervorzuheben und zu belohnen. Es darf nicht außer Acht gelassen werden, dass ein generelles Problem bei Verhaltensänderungen darin besteht, dass erreichte Fortschritte von den Betroffenen oft nicht hinreichend gewürdigt werden und stattdessen der Fokus immer auf das gerichtet ist, was noch nicht erreicht worden ist und was noch vor ihnen liegt.

10.3.3 Unangemessene Ernährungsaufforderungen ablehnen

Orthorektisches Ernährungsverhalten hat, wie in Kapitel 2 beschrieben, auch eine interpersonelle Komponente. Diese kann darin bestehen, dass das Essen bei anderen oft gemieden wird, wenn dort nicht nach den orthorektischen Ernährungsregeln gekocht wird. Sie kann aber auch in sozialem Druck oder sozialer Erwünschtheit bestehen, wenn man sich durch andere Personen unter Druck gesetzt fühlt, von den eigenen Ernährungsregeln abzuweichen oder aber auch wieder zu den alten Ernährungsregeln zurückzukehren. Im Fallbeispiel von Frau B. schafft diese es gar nicht, sich im Zusammensein mit anderen nicht nach ihren Ernährungsregeln zu ernähren. Sie isst dann lieber gar nichts.

Ein psychologisches Problem für Personen mit orthorektischem Ernährungsverhalten in der Behandlung kann darin bestehen, sozialem Druck zu widerstehen, wenn andere Personen, etwa Familienmitglieder oder WG-Mitbewohner:innen die betreffende Person ermuntern oder gar auffordern, das orthorektische Verhalten beizubehalten oder wieder aufzunehmen, oder wenn in den sozialen Medien Fotos vom Ernährungsstil anderer Menschen betrachtet werden, was vermutlich ein starker Trigger für das eigene Ernährungsverhalten sein kann. Hierzu ist es hilfreich, den Betroffenen Instruktionen zu vermitteln, wie sie solchen Aufforderungen oder Triggern aus sozialen Medien begegnen können. Dies kann in Rollenspielen erfolgen und dadurch, dass konkrete Antworten erarbeitet werden, die in solchen Situationen gegeben werden können. Es ist von großer Bedeutung, dass diese Antwortalternativen zu der Person und Situation passen, was am besten in Rollenspielen entwickelt und geübt werden kann. Ferner kann auch im Sinne der Stressimpfungstherapie nach Meichenbaum (1979) an Selbstverbalisationen gearbeitet werden, die den Betroffenen helfen sollen, in solchen Aufforderungssituationen (sozialer Medien) stark zu bleiben und sich nicht beeinflussen zu lassen. Wenn in der Behandlung andere Bezugspersonen mit einbezogen sind, können und sollten diese auch bei der Erarbeitung von Antworten und stärkenden Selbstverbalisationen und in die Rollenspiele mit einbezogen werden.

Neben dem verbalen Entgegnen und Sich-Abgrenzen von Aufforderungen, das orthorektische Ernährungsverhalten aufzunehmen, ist für solche Situationen allen voran die Einübung entsprechender kompetenter Verhaltensreaktionen für solche Situationen unerlässlich. Dies bedeutet konkret, in Situationen, in denen etwa nach den früheren orthorektischen Regeln die Mahlzeiten zubereitet werden, diese abzulehnen oder zumindest flexibel damit umzugehen; also sich etwa teilweise daran zu halten, aber auch andere Nahrung zu essen. Eine derartige Verhaltenskompetenz lässt sich am besten auch in Rollenspielen erwerben, in der solche Versuchungssituationen gespielt und sozial kompetente Ablehnungsstrategien entwickelt werden. Eine andere und vermutlich weitaus häufigere Situation, die in Rollenspielen geübt werden kann, wäre das Einkaufen von Lebensmitteln. Das könnte die Situation sein, dass die Betroffenen schon Lebensmittel, die ihren bisherigen orthorektischen Regeln entsprechen, im Einkaufskorb haben und diese dann wieder in das Regal zurücklegen. Damit gleicht das Vorgehen auch den Übungen bei Personen mit Abhängigkeiten, in denen diese erlernen sollen, sozialen Versuchungssituationen oder dem Aufforderungscharakter bestimmter Stimuli zu widerstehen.

10.4 Verbesserung sozialer Kontakte

Personen mit orthorektischem Ernährungsverhalten haben nicht selten eingeschränkte soziale Kontakte, weil aufgrund ihrer Ernährungsweise gemeinsame Essen mit oder bei Freundinnen und Freunden nicht oder nur sehr schwer möglich sind. Daher ist die Erweiterung sozialer Kontakte ein weiterer wichtiger Bestandteil in der multimodalen Behandlung dieser Personen. Hierfür können einerseits frühere Bekanntschaften und Freundschaften reaktiviert und andererseits neue Bekanntschaften initiiert werden. Dafür ist es hilfreich, genau zu erfragen, welche sozialen Kontakte früher bestanden hätten, warum diese nicht mehr bestehen und ob sie grundsätzlich dafür in Frage kommen, wieder aufgenommen zu werden. Für das Reaktivieren früherer sozialer Kontakte sind häufig auch konkrete Hilfen oder Tipps empfehlenswert, wie diese wieder aufgenommen und angesprochen werden können. Auch dafür können Rollenspiele sinnvoll eingesetzt werden.

Insgesamt ist der Aufbau sozialer Kontakte zu Personen, die nicht in irgendeiner Weise mit dem orthorektischen Ernährungsverhalten assoziiert werden, somit aus zwei Gründen wichtig. Zum einen, um generell mehr soziale Kontakte zu haben, was ein allgemeiner Faktor psychischer Gesundheit ist, und zum anderen, um über diese sozialen Kontakte keine Stimulation oder Aktivierung des orthorektischen Verhaltens zu erfahren.

10.5 Einbinden von Angehörigen

In vielen Fällen werden Angehörige in das orthorektische Ernährungsverhalten miteinbezogen gewesen sein. Sei es, dass diese selbst auch das orthorektische Verhalten mitgemacht oder gar initiiert haben oder das orthorektische Verhalten der betroffenen Person stillschweigend unterstützt haben. Daher ist es in solchen Fällen empfehlenswert, wenn nicht sogar notwendig, die Angehörigen in die Behandlung einzubinden. Im Fall von Frau B. wäre es daher hilfreich, ihre Mutter, mit der es Konflikte wegen des orthorektischen Essverhaltens von Frau B. gibt, in die Therapie miteinzubeziehen.

Es dürfte viele Fälle geben, in denen Angehörige zwar nicht selbst orthorektisches Verhalten zeigen, aber indirekt in die Problematik verstrickt sind, weshalb diese dann in die Therapie miteinbezogen werden sollten. Das mag etwa der Fall sein, wenn die Angehörigen, ähnlich wie „Co-Abhängige“ bei Abhängigkeitserkrankungen, das orthorektische Verhalten zwar nicht gutheißen, es aber dennoch tolerieren oder indirekt unterstützen. Dies kann sich beispielsweise im Kochen oder Einkaufen für die Betroffenen entsprechend deren Ernährungsregeln zeigen. Es soll hier nicht zum Ausdruck gebracht werden, dass die Orthorexie eine Form einer Abhängigkeitserkrankung ist (auch wenn Bratman dies für möglich hielt). Es geht vielmehr darum, die Rolle der Angehörigen bei der Störung und in der Therapie zu thematisieren, wie sie in ähnlicher Form häufig – aber nicht ausschließlich – bei Abhängigkeitserkrankungen vorkommt. Hier wäre es angebracht, die Angehörigen darauf hinzuweisen und sie dazu zu ermutigen, dass sie den Betroffenen dann helfen, wenn sie in Zukunft gemäß den neuen und flexiblen Ernährungsregeln der Betroffenen kochen oder nur diejenigen Lebensmittel kaufen, die die Betroffenen nun verzehren möchten. Im Sinne einer Einbindung der Angehörigen als Co-Therapeut:innen ist es notwendig, die Angehörigen über das therapeutische Vorgehen zu informieren, damit sie den Betroffenen dabei unterstützend zur Seite stehen. Die Angehörigen sollten auch die Betroffenen bestärken, wenn diese das neu zu erlernende Essverhalten zeigen, ihnen kompetente Informationen über Ernährung geben können oder die Betroffenen darin unterstützen, deren Kreis sozialer Kontakte zu erweitern. Es handelt sich hierbei um viele und im Einzelfall sehr spezifische Aufgaben, die den Angehörigen übertragen werden können, weshalb es vermutlich notwendig ist, die Angehörigen nicht nur für ein Gespräch, sondern umfangreicher in die Behandlung miteinzubeziehen.

10.6 Abschließende Betrachtung

Zusammenfassend lässt sich somit festhalten, dass die Behandlung von Personen mit orthorektischem Ernährungsverhalten eine multimodale Herangehensweise erfordert. Diese beinhaltet Ernährungsberatung, Wissensvermittlung über das Störungsbild, die Motivierung zur Verhaltensänderung und damit eine Störungseinsicht, ganz zentral die Veränderung der dysfunktionalen Kognitionen und überwertigen Ideen, auf Verhaltensebene die Veränderung des Ernährungsverhaltens und eine Erweiterung der sozialen Kontakte. Die Gewichtung der einzelnen Behandlungsbausteine wird sich von Fall zu Fall unterscheiden und an die Vielgestalt der Symptomatik sowie die zugrundeliegenden Motive anpassen müssen. Zum gegenwärtigen Zeitpunkt gibt es jedoch noch keine empirische Evidenz auf der Basis von randomisiert-kontrollierten Studien für die hier vorgeschlagenen Methoden zur Behandlung der Orthorexie, auch wenn einzelne Methoden sich dafür bereits als hilfreich erwiesen haben und in verschiedenen Bereichen des Gesundheitswesens angewendet werden (vgl. auch Kap. 5.2).

11 Schlusswort

Friederike Barthels und Reinhard Pietrowsky

Wie die vorangegangenen Kapitel gezeigt haben, ist orthorektisches Ernährungsverhalten ein sehr vielfältiges und interessantes psychisches Phänomen. Ob die Orthorexia nervosa eine eigenständige psychische Störung darstellt, oder in welche bestehende Kategorie sie am besten einzuordnen ist, wird die zukünftige Forschung zeigen. Festzuhalten ist, dass vor allem in der Ernährungsberatung, aber auch in anderen Einrichtungen des Gesundheitssystems immer wieder Fälle orthorektischen Ernährungsverhaltens auftreten, welche im Kern meist auch ein psychisches Problem beinhalten.

Sicherlich ist das Aufkommen orthorektischen Ernährungsverhaltens aber auch aktuellen Entwicklungen zuzuschreiben, wie immer wieder publik werdenden Lebensmittelskandalen und der Informationsfülle zu gesundem Essverhalten, welche in diversen Medien jederzeit präsent und verfügbar ist. Hinzu kommen soziokulturelle Zeitströmungen, wie der Wunsch nach Selbstoptimierung und die mögliche Erweiterung oder sogar Ablösung des Schlankheitsideals durch ein Gesundheitsideal. Das Phänomen der Orthorexie hat deshalb verständlicherweise ein großes Forschungsinteresse geweckt, wie man an den zahlreichen Publikationen innerhalb der letzten Jahre, der Bildung einer Orthorexia nervosa Task Force sowie den diversen entwickelten Fragebogen zur Messung orthorektischen Ernährungsverhaltens sehen kann.

Uns erscheint es sinnvoll und hilfreich, sich mit diesem Phänomen weiter auseinanderzusetzen. Während die Wissenschaft empirische Antworten auf die vielen noch offenen Fragen liefern sollte, ist es für in Ernährungsberatung und Psychotherapie tätige Fachkräfte wichtig, orthorektisches Ernährungsverhalten zu (er-)kennen und somit Betroffenen Hilfe anbieten zu können, ganz unabhängig davon, ob es als eigenständige Essstörung definiert werden wird oder nicht. Therapeutische Hilfe soll, nicht zuletzt aufgrund der Vielgestaltigkeit der Orthorexie, immer auf den Einzelfall zugeschnitten sein. Diesen genau zu kennen – und das heißt in diesem Fall insbesondere die Hintergründe, die Motive und die psychosozialen Probleme einer zu extremen Beschäftigung mit gesunder Ernährung zu ergründen – wird auf jeden Fall nützlich und gewinnbringend sowohl für die Betroffenen als auch für deren Behandlerinnen und Behandler sein.

Danksagung

Als ich im Jahr 2010 zum Ende meines Psychologie-Studiums auf der Homepage der Abteilung Klinische Psychologie der Heinrich-Heine-Universität Düsseldorf den Begriff „Orthorexie“ las, hätte ich niemals gedacht, dass aus dem anfänglichen Interesse für dieses mir damals unbekannte Phänomen ein eigener Forschungszweig, geschweige denn ein Buch, entstehen würde. Eigentlich war ich lediglich auf der Suche nach einem spannenden Forschungsthema, um, geleitet von Neugier und Kreativität, über den Weg der Promotion in die Welt der Wissenschaft einzusteigen.

12 Jahre später kann ich in aller Bescheidenheit behaupten, dass ich den Beginn der Erforschung orthorektischen Ernährungsverhaltens begleitet habe. Zu Anfang gelegentlich noch belächelt, hat die Orthorexie in den letzten Jahren sowohl in der Wissenschaft als auch in der Öffentlichkeit immer mehr Aufmerksamkeit erfahren, was sich in zahlreichen Publikationen, Presseanfragen, geladenen Vorträgen und nicht zuletzt im Interesse des Hogrefe Verlages an diesem Buch widerspiegelt. Mit Stolz und Dankbarkeit blicke ich daher auf die vergangenen Jahre und die mit gesammeltem Wissen gefüllten Buchseiten.

All die Erkenntnisse, die ich über die Jahre hinweg in meiner Forschung gewonnen habe und die in dieses Buch eingeflossen sind, wären nicht möglich gewesen ohne die Studentinnen und Studenten, die ihre Diplom-, Bachelor- oder Masterarbeit zum Thema Orthorexie bei mir geschrieben haben. Diesen rund 50 Studierenden individuell und angemessen zu danken, würde den Rahmen dieser Danksagung sprengen. Sie alle haben mit ihren Fragen, ihrer Kreativität, den gemeinsamen Diskussionen und nicht zuletzt durch ihre praktische Arbeit entscheidend zum Erkenntnisgewinn beigetragen. Ich denke an die Zusammenarbeit mit allen sehr gerne zurück und bin dankbar für die gemeinsame Zeit.

Ebenso wenig wäre meine Forschungstätigkeit möglich gewesen ohne meinen langjährigen Vorgesetzten, Doktorvater und Mit-Autor dieses Buches, Prof. Dr. Reinhard Pietrowsky. Er vertraute mir nicht nur das Thema an, sondern sorgte im Rahmen seiner Möglichkeiten stets für eine relativ sichere Anstellung, die im Bereich der Wissenschaft absolut nicht selbstverständlich ist. Lange Arbeitsverträge und die stetige Perspektive der Weiterbeschäftigung gaben mir die Freiheit, die Orthorexie in all ihren Facetten erforschen zu können, wofür ich ihm sehr dankbar bin. Dankbar bin ich des Weiteren meinem früheren Arbeitskollegen Dr. Frank Meyer, der mich insbesondere zu Beginn meiner Forschungstätigkeit sehr unterstützt hat und mit dem ich nicht nur über die Orthorexie inspirierende Gespräche geführt habe, sowie meiner Kollegin Dr. Romina Müller für die vielen gemeinsamen Mittagspausenspaziergänge.

Spezifisch im Hinblick auf die Entstehung dieses Buches danke ich Joëlle Murray für die Prüfung der englischen Übersetzungen sowie Amelie Marie Schöl, die meinen Teil dieses Buches gewissenhaft Korrektur gelesen hat. Außerdem danke ich Susanne Weidinger vom Hogrefe Verlag, die immer ein offenes Ohr für meine Fragen hatte und mich somit auf administrativer Ebene beim Schreiben dieses Buches unterstützt hat. Des Weiteren danke ich dem Hogrefe Verlag für das Lektorat. Der „Blick von außen" auf das Buchmanuskript und die damit einhergehenden Verbesserungsvorschläge haben dem Werk den letzten Schliff verliehen.

Abschließend geht mein besonderer Dank an mein persönliches Umfeld, das die Höhen und Tiefen des Lebens einer Wissenschaftlerin mit mir geteilt hat. Allen voran: Johanna – für einfach alles! Nica, für die langjährige Freundschaft und den stets einfühlsamen wie inspirierenden Austausch. Annika, für unsere wöchentlichen Corona-Telefonate, eine Konstante in unruhigen Zeiten. Sowie an meine engere und meine erweiterte Familie.

Leider steht dieses Buch (soweit ich das aktuell absehen kann) symbolisch für meinen Abschied aus der Wissenschaft, zumindest für das Ende der Orthorexie-Forschung, wie ich sie die letzten 12 Jahre an der Heinrich-Heine-Universität Düsseldorf betreiben durfte, denn: #IchBinHanna. Das Wissenschaftszeitvertragsgesetz, das schon seit Längerem in der Kritik steht, sorgt leider dafür, dass ich nicht länger unter den üblichen Bedingungen weiterbeschäftigt werden kann. Dies empfinde ich persönlich als sehr bedauerlich, und hoffe daher nicht nur, dass ich auf neuen beruflichen Wegen dennoch mit diesem spannenden Thema in Kontakt bleiben kann, sondern auch, dass andere die wichtige Arbeit der weiteren Erforschung orthorektischen Ernährungsverhaltens fortsetzen.

Düsseldorf, Juli 2023 *Dr. Friederike Barthels*

Literaturverzeichnis

Albery, I.P., Michalska, M., Moss, A.C. & Spada, M. (2020). Selective attentional bias to food-related stimuli in healthy individuals with characteristics towards orthorexia nervosa. *Eating and Weight Disorders, 25,* 1225–1233. https://doi.org/10.1007/s40519-019-00755-z

Almeida, C., Vieira Borba, V. & Santos, L. (2018). Orthorexia nervosa in a sample of Portuguese fitness participants. *Eating and Weight Disorders, 23,* 443–451. https://doi.org/10.1007/s40519-018-0517-y

Alvarenga, M., Martins, M., Sato, K., Vargas, S.V., Philippi, S.T. & Scagliusi, F.B. (2012). Orthorexia nervosa behavior in a sample of Brazilian dietitians assessed by the Portuguese version of ORTO-15. *Eating and Weight Disorders, 17,* e29–e35. https://doi.org/10.1007/BF03325325

Ambwani, S., Shippe, M., Gao, Z. & Austin, S.B. (2019). Is #cleaneating a healthy or harmful dietary strategy? Perceptions of clean eating and associations with disordered eating among young adults. *Journal of Eating Disorders, 7,* 1–14. https://doi.org/10.1186/s40337-019-0246-2

American Psychiatric Association (2015). *Diagnostisches und Statistisches Manual Psychischer Störungen – DSM-5* (Deutsche Ausgabe herausgegeben von P. Falkai und H.-U. Wittchen, mitherausgegeben von M. Döpfner, W. Gaebel, W. Maier, W. Rief, H. Saß und M. Zaudig). Göttingen: Hogrefe.

Andreas, S., Schedler, K., Schulz, H. & Nutzinger, D.O. (2018). Evaluation of a German version of a brief diagnosis questionnaire of symptoms of orthorexia nervosa in patients with mental disorders (Ortho-10). *Eating and Weight Disorders, 23,* 75–85. https://doi.org/10.1007/s40519-017-0473-y

Arcelus, J., Mitchell, A.J., Wales, J. & Nielsen, S. (2011). Mortality rates in patients with anorexia nervosa and other eating disorders: a meta-analysis of 36 studies. *Archives of General Psychiatry, 68,* 724–731. https://doi.org/10.1001/archgenpsychiatry.2011.74

Arusoğlu, G., Kabakçi, E., Köksal, G. & Merdol, T.K. (2008). Orthorexia Nervosa and Adaptation of ORTO-11 into Turkish. *Turkish Journal of Psychiatry, 19,* 283–291.

Aslan, H. & Aktürk, Ü. (2020). Demographic characteristics, nutritional behaviors, and orthorexic tendencies of women with breast cancer: a case–control study. *Eating and Weight Disorders, 25,* 1365–1375. https://doi.org/10.1007/s40519-019-00772-y

Avgerinos, K.I., Spyrou, N., Bougioukas, K.I. & Kapogiannis, D. (2018). Effects of creatine supplementation on cognitive function of healthy individuals: A systematic review of randomized controlled trials. *Experimental Gerontology, 108,* 166–173. https://doi.org/10.1016/j.exger.2018.04.013

Awad, E., Obeid, S., Sacre, H., Salameh, P., Strahler, J. & Hallit, S. (2022). Association between impulsivity and orthorexia nervosa: any moderating role of maladaptive personality traits? *Eating and Weight Disorders, 27,* 483–493. https://doi.org/10.1007/s40519-021-01186-5

Awad, E., Salameh, P., Sacre, H., Malaeb, D., Hallit, S. & Obeid, S. (2021). Association between impulsivity and orthorexia nervosa/healthy orthorexia: any mediating effect of depression, anxiety, and stress? *BMC Psychiatry, 21,* 604. https://doi.org/10.1186/s12888-021-03594-4

Babeau, C., Le Chevanton, T., Julien-Sweerts, S., Brochenin, A., Donini, L.M. & Fouques, D. (2020). Structural validation of the ORTO-12-FR questionnaire among a French sample as a first attempt to assess orthorexia nervosa in France. *Eating and Weight Disorders, 25,* 1771–1778. https://doi.org/10.1007/s40519-019-00835-0

Barbanti, F.A., Trento, M., Bruno, G., Bonadonna, R., Croci, M., D'Eusebio, C. et al. (2020). Prevalence of orthorexic traits in type 2 diabetes mellitus: at the crossroads between nutritional counseling and eating disorders. *Acta Diabetologia, 57,* 1117–1119.

Barnes, M.A. & Caltabiano, M.L. (2017). The interrelationship between orthorexia nervosa, perfectionism, body image and attachment style. *Eating and Weight Disorders, 22,* 177–184. https://doi.org/10.1007/s40519-016-0280-x

Barrada, J.R. & Roncero, M. (2018). Bidimensional Structure of the Orthorexia: development and initial validation of a new instrument. *Anales de Psicología/Annals of Psychology, 34,* 283–291. https://doi.org/10.6018/analesps.34.2.299671

Barthels, F. (2014). *Orthorektisches Ernährungsverhalten – Psychologische Untersuchungen zu einem neuen Störungsbild.* Dissertation, Heinrich-Heine-Universität Düsseldorf. Verfügbar unter https://katalog.ulb.hhu.de/Record/990033352700206443

Barthels, F., Bamberg, L. & Pietrowsky, R. (2022). No elevated levels of orthorexic eating behavior in a sample of adults with allergies and food intolerances. *Eating and Weight Disorders, 27,* 3781–3785. https://doi.org/10.1007/s40519-022-01498-0

Barthels, F., Barrada, J.R. & Roncero, M. (2019). Orthorexia nervosa and healthy orthorexia as new eating styles. *PloS One, 14,* e0219609. https://doi.org/10.1371/journal.pone.0219609

Barthels, F., Gahlmann, S., Schwabe, T. & Pietrowsky, R. (2021). Occurrence and relevance of orthorexic eating behaviour in clients of complementary and alternative medicine. *Journal of Public Health and Epidemiology, 13,* 303–310. https://doi.org/10.5897/JPHE2021.1355

Barthels, F., Horn, S. & Pietrowsky, R. (2021). Orthorexic eating behaviour, illness anxiety and dysfunctional cognitions characteristic of somatic symptom disorders in a non-clinical sample. *Eating and Weight Disorders, 26,* 2387–2391. https://doi.org/10.1007/s40519-020-01091-3

Barthels, F., Kisser, J. & Pietrowsky, R. (2021). Orthorexic eating behavior and body dissatisfaction in a sample of young females. *Eating and Weight Disorders, 26,* 2059–2063. https://doi.org/10.1007/s40519-020-00986-5

Barthels, F., Lavendel, S., Müller, R. & Pietrowsky, R. (2019). Relevance of orthorexic eating behavior in nutrition counseling and nutrition therapy. Results of a nationwide survey among German nutritionists. *Ernährungs Umschau, 66*(12), 236–241. https://doi.org/10.4455/eu2019.048

Barthels, F., Meyer, F., Amrhein, J., Scharmach, K. & Pietrowsky, R. (2018). Konvergente Konstruktvalidität der Düsseldorfer Orthorexie Skala. *Zeitschrift für Klinische Psychologie und Psychotherapie, 47,* 109–118. https://doi.org/10.1026/1616-3443/a000479

Barthels, F., Meyer, F., Huber, T. & Pietrowsky, R. (2016). Orthorexic eating behavior as a coping strategy in patients with anorexia nervosa. *Eating and Weight Disorders, 22,* 269–276. https://doi.org/10.1007/s40519-016-0329-x

Barthels, F., Meyer, F., Huber, T. & Pietrowsky, R. (2017). Analyse des orthorektischen Ernährungsverhaltens von Patienten mit Essstörungen und mit Zwangsstörungen. *Zeitschrift für Klinische Psychologie und Psychotherapie, 46,* 32–41. https://doi.org/10.1026/1616-3443/a000399

Barthels, F., Meyer, F. & Pietrowsky, R. (2015a). Die Düsseldorfer Orthorexie Skala – Konstruktion und Evaluation eines Fragebogens zur Erfassung orthorektischen Ernährungsverhaltens. *Zeitschrift für Klinische Psychologie und Psychotherapie, 44,* 97–105. https://doi.org/10.1026/1616-3443/a000310

Barthels, F., Meyer, F. & Pietrowsky, R. (2015b). Orthorexic eating behavior. A new type of disordered eating. *Ernährungs Umschau, 62* (10), 156–161. https:/doi.org/10.4455/eu.2015.029

Barthels, F., Meyer, F. & Pietrowsky, R. (2018). Orthorexic and restrained eating behaviour in vegans, vegetarians, and individuals on a diet. *Eating and Weight Disorders, 23,* 159–166. https://doi.org/10.1007/s40519-018-0479-0

Barthels, F., Müller, R., Schüth, T., Friederich, H.-C. & Pietrowsky, R. (2021). Orthorexic eating behavior in patients with somatoform disorders. *Eating and Weight Disorders, 26,* 135–143. https://doi.org/10.1007/s40519-019-00829-y

Barthels, F. & Pietrowsky, R. (2012). Orthorektisches Ernährungsverhalten – Nosologie und Prävalenz. *Psychotherapie, Psychosomatik und Medizinische Psychologie, 62,* 445–449. https://doi.org/10.1055/s-0032-1312630

Barthels, F., Poerschke, S., Müller, R. & Pietrowsky, R. (2020). Orthorexic eating behavior in vegans is linked to health, not to animal welfare. *Eating and Weight Disorders, 25,* 817–820. https://doi.org/10.1007/s40519-019-00679-8

Bauer, S.M., Fusté, A., Andrés, A. & Saldaña, C. (2019). The Barcelona Orthorexia Scale (BOS): development process using the Delphi method. *Eating and Weight Disorders, 24,* 247–255. https://doi.org/10.1007/s40519-018-0556-4

Beckert-Zieglschmid, C. (2005). Individualisiertes Gesundheitsverhalten? Soziale Strukturen, Peereinflüsse und Lebensstile als Einflussfaktoren des Ernährungsverhaltens Jugendlicher. *Sozial-und Präventivmedizin/Social and Preventive Medicine, 50*(4), 206–217. https://doi.org/10.1007/s00038-005-4046-x

Bleichhardt, G. & Weck, F. (2015). *Kognitive Verhaltenstherapie bei Hypochondrie und Krankheitsangst.* Berlin: Springer. https://doi.org/10.1007/978-3-662-44177-0

Bo, S., Zoccali, R., Ponzo, V., Soldati, L., De Carli, L., Benso, A. et al. (2014). University courses, eating problems and muscle dysmorphia: are there any associations? *Journal of translational medicine, 12*(1), 1–8. https://doi.org/10.1186/s12967-014-0221-2

Bourre, J.-M. (2006). Effects of nutrients (in food) on the structure and function of the nervous system: update on dietary requirements for brain. Part 1: micronutrients. *Journal of nutrition health and aging, 10*(5), 377.

Bratland-Sanda, S. & Sundgot-Borgen, J. (2013). Eating disorders in athletes: Overview of prevalence, risk factors and recommendations for prevention and treatment. *European Journal of Sport Science, 13,* 499–508. https://doi.org/10.1080/17461391.2012.740504

Bratman, S. (1997). Health Food Junkie. *Yoga Journal, 10,* 42–50. Verfügbar unter https://web.archive.org/web/20200506042758/http://www.orthorexia.com/original-orthorexia-essay/

Bratman, S. (2017). Orthorexia vs. theories of healthy eating. *Eating and Weight Disorders, 22,* 381–385. https://doi.org/10.1007/s40519-017-0417-6

Bratman, S. & Knight, D. (2000). *Health Food Junkies: Overcoming the Obsession with Healthful Eating.* New York: Broadway Books.

Brytek-Matera, A. (2012). Orthorexia nervosa – an eating disorder, obsessive-compulsive disorder or disturbed eating habit? *Archives of Psychiatry and Psychotherapy, 14,* 55–60.

Brytek-Matera, A. (2020). Interaction between vegetarian versus omnivorous diet and unhealthy eating patterns (orthorexia nervosa, cognitive restraint) and body mass index in adults. *Nutrients, 12,* 646. https://doi.org/10.3390/nu12030646

Brytek-Matera, A. (2021a). The Polish version of the Düsseldorf Orthorexia Scale (PL-DOS) and its comparison with the English version of the DOS (E-DOS). *Eating and Weight Disorders, 26,* 1223–1232. https://doi.org/10.1007/s40519-020-01025-z

Brytek-Matera, A. (2021b). Vegetarian diet and orthorexia nervosa: a review of the literature. *Eating and Weight Disorders, 26,* 1–11. https://doi.org/10.1007/s40519-019-00816-3

Brytek-Matera, A., Czepczor-Bernat, K., Jurzak, H., Kornacka, M. & Kołodziejczyk, N. (2019). Strict health-oriented eating patterns (orthorexic eating behaviours) and their connection with a vegetarian and vegan diet. *Eating and Weight Disorders, 24,* 441–452. https://doi.org/10.1007/s40519-018-0563-5

Brytek-Matera, A., Donini, L.M., Krupa, M., Poggiogalle, E. & Hay, P. (2015). Orthorexia nervosa and self-attitudinal aspects of body image in female and male university students. *Journal of Eating Disorders, 3,* 1–8. https://doi.org/10.1186/s40337-015-0038-2

Brytek-Matera, A., Krupa, M., Poggiogalle, E. & Donini, L.M. (2014). Adaptation of the ORTHO-15 test to Polish women and men. *Eating and Weight Disorders, 19,* 69–76. https://doi.org/10.1007/s40519-014-0100-0

Brytek-Matera, A., Onieva-Zafra, M.D., Parra-Fernández, M.L., Staniszewska, A., Modrzejewska, J. & Fernández-Martínez, E. (2020). Evaluation of Orthorexia Nervosa and Symptomatology Associated with Eating Disorders among European University Students: A Multicentre Cross-Sectional Study. *Nutrients, 12,* 3716. https://doi.org/10.3390/nu12123716

Brytek-Matera, A., Plasonja, N. & Décamps, G. (2020). Assessing orthorexia nervosa: Validation of the Polish version of the Eating Habits Questionnaire in a general population sample. *Nutrients, 12,* 3820. https://doi.org/10.3390/nu12123820

Brytek-Matera, A., Rogoza, R., Gramaglia, C. & Zeppegno, P. (2015). Predictors of orthorexic behaviours in patients with eating disorders: a preliminary study. *BMC Psychiatry, 15,* 252. https://doi.org/10.1186/s12888-015-0628-1

Bundesinstitut für Arzneimittel und Medizinprodukte. (2022). *ICD-*11. *Internationale statistische Klassifikation der Krankheiten und verwandter Gesundheitsprobleme,* 11. *Revision.* Verfügbar unter https://www.bfarm.de/DE/Kodiersysteme/Klassifikationen/ICD/ICD-11/_node.html

Bundesinstitut für Risikobewertung. (2012). *Nahrungsergänzungsmittel – Notwendig, Luxus oder gesundheitliches Risiko?* Verfügbar unter https://www.bfr.bund.de/de/presseinformation/2012/34/nahrungsergaenzungsmittel__notwendig__luxus_oder_gesundheitliches_risiko_-131812.html

Bundros, J., Clifford, D., Silliman, K. & Morris, M.N. (2016). Prevalence of Orthorexia nervosa among college students based on Bratman's test and associated tendencies. *Appetite, 101,* 86–94. https://doi.org/10.1016/j.appet.2016.02.144

Carels, R.A., Harper, J. & Konrad, K. (2006). Qualitative perceptions and caloric estimations of healthy and unhealthy foods by behavioral weight loss participants. *Appetite, 46,* 199–206. https://doi.org/10.1016/j.appet.2005.12.002

Carpita, B., Cremone, I.M., Amatori, G., Cappelli, A., Salerni, A., Massimetti, G. et al. (2021). Investigating the relationship between orthorexia nervosa and autistic traits in a university population. *CNS Spectrums, 27,* 613–620. https://doi.org/10.1017/S1092852921000420

Cena, H., Barthels, F., Cuzzolaro, M., Bratman, S., Brytek-Matera, A., Dunn, T.M. et al. (2019). Definition and diagnostic criteria for orthorexia nervosa: a narrative review of the literature. *Eating and Weight Disorders, 24,* 209–246. https://doi.org/10.1007/s40519-018-0606-y

Chard, C.A., Hilzendegen, C., Barthels, F. & Stroebele-Benschop, N. (2019). Psychometric evaluation of the English version of the Düsseldorf Orthorexie Scale (DOS) and the prevalence of orthorexia nervosa among a US student sample. *Eating and Weight Disorders, 24,* 275–281. https://doi.org/10.1007/s40519-018-0570-6

Ciupka-Schön, B. (2017). *Zwänge bewältigen! Ein Mutmachbuch.* Ostfildern: Patmos.

Coimbra, M. & Ferreira, C. (2021). Making the leap from healthy to disordered eating: the role of intuitive and inflexible eating attitudes in orthorexic behaviours among women. *Eating and Weight Disorders, 26,* 1793–1800. https://doi.org/10.1007/s40519-020-00998-1

Cosh, S.M., Olson, J. & Tully, P.J. (2021). *Exploration of the Diagnostic Classification of Orthorexia Nervosa: Distinct Disorder, Anorexia Nervosa or Obsessive-Compulsive Disorder?* (PRE-

PRINT, Version 1). Verfügbar unter www.researchsquare.com. https://doi.org/10.21203/rs.3.rs-981587/v1

Costa, C.B. & Hardan-Khalil, K. (2019). Orthorexia nervosa and obsessive-compulsive behavior among college students in the United States. *Journal of Nursing Education and Practice, 9,* 67–75. https://doi.org/10.5430/jnep.v9n2p67

Cuzzolaro, M. & Donini, L.M. (2016). Orthorexia nervosa by proxy? *Eating and Weight Disorders, 21,* 549–551. https://doi.org/10.1007/s40519-016-0310-8

Deci, E. & Ryan, R. (2000). The "what" and "why" of goal pursuits: human needs and the self-determination of behavior. *Psychological Inquiry, 11,* 227–268. https://doi.org/10.1207/S15327965PLI1104_01

Dell'Osso, L., Abelli, M., Carpita, B., Massimetti, G., Pini, S., Rivetti, L., Gorrasi, F. et al. (2016). Orthorexia nervosa in a sample of Italian university population. *Rivista di Psichiatria, 51*(5), 190–196.

Dell'Osso, L., Carpita, B., Muti, D., Cremone, I., Massimetti, G., Diadema, E. et al. (2017). Prevalence and characteristics of orthorexia nervosa in a sample of university students in Italy. *Eating and Weight Disorders, 23,* 55–65. https://doi.org/10.1007/s40519-017-0460-3

Dell'Osso, L., Cremone, I.M., Chiarantini, I., Arone, A., Casagrande, D., Massimetti, G. et al. (2022). *Investigating orthorexia nervosa with the ORTO-R in a sample of university students with or without subthreshold autism spectrum: Focus on dietary habits and sex differences.* (PREPRINT, Version 1). Verfügbar unter www.researchsquare.com. https://doi.org/10.21203/rs.3.rs-1198646/v1

Demmel, R. & Kemény, G. (2016). *Motivational Interviewing: Arbeitshilfen für Therapie und Beratung.* Freiburg: Lambertus.

Depa, J., Schweizer, J., Bekers, S.-K., Hilzendegen, C. & Stroebele-Benschop, N. (2017). Prevalence and predictors of orthorexia nervosa among German students using the 21-item-DOS. *Eating and Weight Disorders, 22,* 193–199. https://doi.org/10.1007/s40519-016-0334-0

Deutsches Ärzteblatt. (2017). *Darmkrebs: Ballaststoffreiche Ernährung verbessert Überlebenschance.* Verfügbar unter https://www.aerzteblatt.de/nachrichten/83290/Darmkrebs-Ballaststoffreiche-Ernaehrung-verbessert-Ueberlebenschance

Deutsche Gesellschaft für Ernährung e.V. (DGE). (2013). *Flexitarier – die flexiblen Vegetarier. DGEinfo (10/2013) S146*–148. Verfügbar unter https://www.dge.de/wissenschaft/weitere-publikationen/fachinformationen/flexitarier-die-flexiblen-vegetarier/

Deutsche Gesellschaft für Ernährung e.V. (DGE). (2017). *Vollwertig essen und trinken nach den 10 Regeln der DGE* (10. Aufl.). Verfügbar unter https://www.dge.de/ernaehrungspraxis/vollwertige-ernaehrung/10-regeln-der-dge/

Deutsche Gesellschaft für Ernährung e.V. (DGE). (2019). *Die Aussagen der NutriRECS Experten zum Verzehr von rotem und verarbeitetem Fleisch – Implikationen für die Evidenzfindung im Ernährungsbereich?* Verfügbar unter https://www.dge.de/wissenschaft/fachinformationen/die-aussagen-der-nutrirecs-zum-verzehr-von-fleisch/

Diedrichsen, I. (1990). *Ernährungspsychologie.* Berlin: Springer. https://doi.org/10.1007/978-3-642-75807-2

Dittfeld, A., Gwizdek, K., Jagielski, P., Brzek, J. & Ziora, K. (2017). A study on the relationship between orthorexia and vegetarianism using the BOT (Bratman Test for Orthorexia). *Psychiatria Polska, 51,* 1133–1144. https://doi.org/10.12740/PP/75739

Donini, L.M., Barrada, J.R., Barthels, F., Dunn, T.M., Babeau, C., Brytek-Matera, A. et al. (2022). A Consensus Document On Definition And Diagnostic Criteria For Orthorexia Nervosa. *Eating and Weight Disorders, 27,* 3695–3711. https://doi.org/10.1007/s40519-022-01512-5

Donini, L.M., Marsili, D., Graziani, M.P., Imbriale, M. & Cannella, C. (2004). Orthorexia nervosa: A preliminary study with a proposal for diagnosis and an attempt to measure the dimension of the phenomenon. *Eating and Weight Disorders, 9,* 151–157. https://doi.org/10.1007/BF03325060

Donini, L.M., Marsili, D., Graziani, M.P., Imbriale, M. & Cannella, C. (2005). Orthorexia nervosa: Validation of a diagnosis questionnaire. *Eating and Weight Disorders, 10,* e28–e32. https://doi.org/10.1007/BF03327537

Dunn, T.M. & Bratman, S. (2016). On orthorexia nervosa: a review of the literature and proposed diagnostic criteria. *Eating Behaviors, 21,* 11–17. https://doi.org/10.1016/j.eatbeh.2015.12.006

Dunn, T.M., Gibbs, J., Whitney, N. & Starosta, A. (2017). Prevalence of orthorexia nervosa is less than 1%: data from a US sample. *Eating and Weight Disorders, 22,* 185–192. https://doi.org/10.1007/s40519-016-0258-8

Exner, C. & Hansmeier, J. (2020). *Metakognitive Therapie.* Göttingen: Hogrefe. https://doi.org/10.1026/02769-000

Fidan, T., Ertekin, V., Işikay, S. & Kırpınar, I. (2010). Prevalence of orthorexia among medical students in Erzurum, Turkey. *Comprehensive Psychiatry, 51,* 49–54. https://doi.org/10.1016/j.comppsych.2009.03.001

Fixsen, A., Cheshire, A. & Berry, M. (2020). The Social Construction of a Concept – Orthorexia Nervosa: Morality Narratives and Psycho-Politics. *Qualitative Health Research, 30,* 1101–1113. https://doi.org/10.1177/1049732320911364

Föller, M. & Stangl, G.I. (Hrsg.). (2021). *Ernährung – Physiologische und Praktische Grundlagen.* Berlin: Springer Spektrum. https://doi.org/10.1007/978-3-662-61667-3

Food and Agriculture Organization of the United Nations (FAO). (2010). *Food-based dietary guidelines Japan.* Verfügbar unter https://www.fao.org/nutrition/education/food-dietary-guidelines/regions/countries/japan/en/

Food and Agriculture Organization of the United Nations (FAO). (2011). *Food-based dietary guidelines India.* Verfügbar unter https://www.fao.org/nutrition/education/food-dietary-guidelines/regions/countries/india/en/

Food and Agriculture Organization of the United Nations (FAO). (2014). *Food-based dietary guidelines Greece.* Verfügbar unter https://www.fao.org/nutrition/education/food-dietary-guidelines/regions/countries/greece/en/

Food and Agriculture Organization of the United Nations (FAO). (2015a). *Food-based dietary guidelines Iran.* Verfügbar unter https://www.fao.org/nutrition/education/food-dietary-guidelines/regions/countries/iran/en/

Food and Agriculture Organization of the United Nations (FAO). (2015b). *Food-based dietary guidelines Mexico.* Verfügbar unter https://www.fao.org/nutrition/education/food-dietary-guidelines/regions/countries/mexico/en/

Food and Agriculture Organization of the United Nations (FAO). (2019a). *Food-based dietary guidelines Canada.* Verfügbar unter https://www.fao.org/nutrition/education/food-dietary-guidelines/regions/countries/canada/en/

Food and Agriculture Organization of the United Nations (FAO). (2019b). *Food-based dietary guidelines Italy.* Verfügbar unter https://www.fao.org/nutrition/education/food-dietary-guidelines/regions/countries/italy/en/

Food and Agriculture Organization of the United Nations (FAO). (2020). *Food-based dietary guidelines – United States of America.* Verfügbar unter https://www.fao.org/nutrition/education/food-dietary-guidelines/regions/countries/united-states-of-america/en/

Furnham, A. & Baguma, P. (1994). Cross-cultural differences in the evaluation of male and female body shapes. *International Journal of Eating Disorders, 15,* 81–89. https://doi.org/10.1002/1098-108X(199401)15:1<81::AID-EAT2260150110>3.0.CO;2-D

Gagné, M. (2003). The role of autonomy support and autonomy orientation in prosocial behavior engagement. *Motivation and Emotion, 27,* 199–223. https://doi.org/10.1023/A:1025007614869

Ghaffari, M., Rodrigo, P.G.K., Ekinci, Y. & Pino, G. (2022). Consumers' motivations for adopting a vegan diet: A mixed-methods approach. *International Journal of Consumer Studies, 26,* 1193–1208. https://doi.org/10.1111/ijcs.12752

Giles, S., Toohey, M., Hughes, E.K., Fuller-Tyszkiewicz, M. & Krug, I. (2021). Do orthorexia and intolerance of uncertainty mediate the relationship between autism spectrum traits and disordered eating symptoms? *Eating and Weight Disorders, 26,* 2309–2316. https://doi.org/10.1007/s40519-020-01094-0

Gleaves, D.H., Graham, E.C. & Ambwani, S. (2013). Measuring "orthorexia": development of the Eating Habits Questionnaire. *The International Journal of Educational and Psychological Assessment, 12,* 1–18.

Gramaglia, C., Gambaro, E., Delicato, C., Marchetti, M., Sarchiapone, M., Ferrante, D. et al. (2019). Orthorexia nervosa, eating patterns and personality traits: a cross-cultural comparison of Italian, Polish and Spanish university students. *BMC Psychiatry, 19,* 235. https://doi.org/10.1186/s12888-019-2208-2

Gramaglia, C., Gattoni, E., Ferrante, D., Abbate-Daga, G., Baldissera, E., Calugi, S. et al. (2022). What do Italian healthcare professionals think about orthorexia nervosa? Results from a multicenter survey. *Eating and Weight Disorders, 27,* 2037–2049. https://doi.org/10.1007/s40519-021-01336-9

Grammatikopoulou, M.G., Gkiouras, K., Markaki, A., Theodoridis, X., Tsakiri, V., Mavridis, P. et al. (2018). Food addiction, orthorexia, and food-related stress among dietetics students. *Eating and Weight Disorders, 23,* 459–467. https://doi.org/10.1007/s40519-018-0514-1

Grammatikopoulou, M.G., Gkiouras, K., Polychronidou, G., Kaparounaki, C., Gkouskou, K.K., Magkos, F. et al. (2021). Obsessed with Healthy Eating: A Systematic Review of Observational Studies Assessing Orthorexia Nervosa in Patients with Diabetes Mellitus. *Nutrients, 13,* 3823. https://doi.org/10.3390/nu13113823

Greville-Harris, M., Smithson, J. & Karl, A. (2020). What are people's experiences of orthorexia nervosa? A qualitative study of online blogs. *Eating and Weight Disorder, 25,* 1693–1702. https://doi.org/10.1007/s40519-019-00809-2

Halim, Z.M., Dickinson, K.M., Kemps, E. & Prichard, I. (2020). Orthorexia nervosa: Examining the Eating Habits Questionnaire's reliability and validity, and its links to dietary adequacy among adult women. *Public Health Nutrition, 23,* 1684–1692. https://doi.org/10.1017/S1368980019004282

Hay, P. (2021). Is orthorexia nervosa a healthy way of being or a mental health disorder? Commentary on He et al. (2020). *International Journal of Eating Disorders, 54,* 222–224. https://doi.org/10.1002/eat.23465

Hayatbini, N. & Oberle, C.D. (2019). Are orthorexia nervosa symptoms associated with cognitive inflexibility? *Psychiatry Research, 271,* 464–468. https://doi.org/10.1016/j.psychres.2018.12.017

He, J., Ma, H., Barthels, F. & Fan, X. (2019). Psychometric properties of the Chinese version of the Düsseldorf Orthorexia Scale: Prevalence and demographic correlates of orthorexia nervosa among Chinese university students. *Eating and Weight Disorders, 24,* 453–463. https://doi.org/10.1007/s40519-019-00656-1

Herman, C.P. & Mack, D. (1975). Restrained and unrestrained eating. *Journal of Personality, 43,* 647–660. https://doi.org/10.1111/j.1467-6494.1975.tb00727.x

Herman, C.P. & Polivy, J. (1984). A boundary model for the regulation of eating. *Research Publications-Association for Research in Nervous and Mental Disease, 62,* 141–156.

Hessler-Kaufmann, J.B., Meule, A., Greetfeld, M., Schlegl, S. & Voderholzer, U. (2021). Orthorexic tendencies in inpatients with mental disorders. *Journal of Psychosomatic Research, 140,* 110317. https://doi.org/10.1016/j.jpsychores.2020.110317

Hirschfelder, G. (2007). Die kulturale Dimension gegenwärtigen Essverhaltens. *Ernährung-Wissenschaft und Praxis, 1,* 156–161. https://doi.org/10.1007/s12082-007-0042-2

Hopwood, C.J., Rosenfeld, D., Chen, S. & Bleidorn, W. (2021). An Investigation of Plant-based Dietary Motives Among Vegetarians and Omnivores. *Collabra: Psychology, 7*(1). https://doi.org/10.1525/collabra.19010

Hoyer, J. & Knappe, S. (Hrsg.). (2020). *Klinische Psychologie & Psychotherapie* (3. Aufl.). Berlin: Springer. https://doi.org/10.1007/978-3-662-61814-1

Hyrnik, J., Janas-Kozik, M., Stochel, M., Jelonek, I., Siwiec, A. & Rybakowski, J.K. (2016). The assessment of orthorexia nervosa among 1899 Polish adolescents using the ORTO-15 questionnaire. *International Journal of Psychiatry in Clinical Practice, 20*(3), 199–203. https://doi.org/10.1080/13651501.2016.1197271

Jacobi, C. & Beintner, I. (2021). *Anorexia nervosa.* Göttingen: Hogrefe.

Jacobi, C., Paul, T. & Thiel, A. (2004). *Essstörungen.* Göttingen: Hogrefe.

Johnston, B.C., Zeraatkar, D., Han, M.A., Vernooij, R.W., Valli, C., El Dib, R. et al. (2019). Unprocessed red meat and processed meat consumption: dietary guideline recommendations from the Nutritional Recommendations (NutriRECS) Consortium. *Annals of Internal Medicine, 171,* 756–764. https://doi.org/10.7326/M19-1621

Kaźmierczak-Wojtaś, N. (2019). *Selected Aspects of Orthorexia Nervosa among Young People.* Unveröffentlichte Dissertation, Medizinische Universität von Lublin, Polen.

Kinzl, J.F., Hauer, K., Traweger, C. & Kiefer, I. (2005). Orthorexia nervosa: Eine häufige Essstörung bei Diätassistentinnen? *Ernährungs Umschau, 52,* 436–439.

Kinzl, J.F., Hauer, K., Traweger, C. & Kiefer, I. (2006). Orthorexia nervosa in dieticians. *Psychotherapy and Psychosomatics, 75,* 395–396. https://doi.org/10.1159/000095447

Kiss-Leizer, M. & Rigó, A. (2019). People behind unhealthy obsession to healthy food: the personality profile of tendency to orthorexia nervosa. *Eating and Weight Disorders, 24,* 29–35. https://doi.org/10.1007/s40519-018-0527-9

Klotter, C., Depa, J. & Humme, S. (2015). *Gesund, gesünder, Orthorexia nervosa: Modekrankheit oder Störungsbild? Eine wissenschaftliche Diskussion.* Wiesbaden: Springer Fachmedien. https://doi.org/10.1007/978-3-658-07406-7

Korinth, A., Schiess, S. & Westenhoefer, J. (2010). Eating behaviour and eating disorders in students of nutrition sciences. *Public Health Nutrition, 13*(1), 32–37. https://doi.org/10.1017/S1368980009005709

Koven, N.S. & Abry, A.W. (2015). The clinical basis of orthorexia nervosa: emerging perspectives. *Neuropsychiatric Disease and Treatment, 11,* 385–394. https://doi.org/10.2147/NDT.S61665

Kraft, A. & Pietrowsky, R. (2001). Die Erinnerungsleistung für Nahrungsworte als Indikator gestörter Sättingungsregulation bei Bulimia Nervosa. *Verhaltenstherapie & Verhaltensmedizin, 22,* 27–38.

Lakatos, A. & Reinecker, H. (2001). *Kognitive Verhaltenstherapie bei Zwangsstörungen.* Göttingen: Hogrefe.

Lincoln, T. (2019). *Kognitive Verhaltenstherapie der Schizophrenie: Ein individuenzentrierter Ansatz.* Göttingen: Hogrefe.

Lopes, R., Melo, R. & Dias Pereira, B. (2020). Orthorexia nervosa and comorbid depression successfully treated with mirtazapine: a case report. *Eating and Weight Disorders, 25,* 163–167. https://doi.org/10.1007/s40519-018-0539-5

Luck-Sikorski, C., Jung, F., Schlosser, K. & Riedel-Heller, S. G. (2019). Is orthorexic behavior common in the general public? A large representative study in Germany. *Eating and Weight Disorders, 24,* 267–273. https://doi.org/10.1007/s40519-018-0502-5

Łucka, I., Domarecki, P., Janikowska-Hołoweńko, D., Plenikowska-Ślusarz, T. & Domarecka, M. (2019). The prevalence and risk factors of orthorexia nervosa among school-age youth of Pomeranian and Warmian-Masurian voivodeships. *Psychiatria Polska, 53,* 383–398. https://doi.org/10.12740/PP/OnlineFirst/90633

Mandelli, L., Draghetti, S., Albert, U., De Ronchi, D. & Atti, A.-R. (2020). Rates of comorbid obsessive-compulsive disorder in eating disorders: A meta-analysis of the literature. *Journal of Affective Disorders, 277,* 927–939. https://doi.org/10.1016/j.jad.2020.09.003

McComb, S. E. & Mills, J. S. (2019). Orthorexia nervosa: A review of psychosocial risk factors. *Appetite, 140,* 50–75. https://doi.org/10.1016/j.appet.2019.05.005

McGovern, L., Gaffney, M. & Trimble, T. (2021). The experience of orthorexia from the perspective of recovered orthorexics. *Eating and Weight Disorders, 26,* 1375–1388. https://doi.org/10.1007/s40519-020-00928-1

Meichenbaum, D. (1979). *Kognitive Verhaltensmodifikation.* München: Urban & Schwarzenberg.

Meule, A., Holzapfel, C., Brandl, B., Greetfeld, M., Hessler-Kaufmann, J. B., Skurk, T. et al. (2020). Measuring orthorexia nervosa: a comparison of four self-report questionnaires. *Appetite, 146,* 104512. https://doi.org/10.1016/j.appet.2019.104512

Meule, A. & Voderholzer, U. (2021). Orthorexia nervosa – It is time to think about abandoning the concept of a distinct diagnosis. *Frontiers in Psychiatry, 12,* 640401. https://doi.org/10.3389/fpsyt.2021.640401

Meyer-Groß, G. & Zaudig, M. (2007). Orthorexia nervosa: Aktueller Stand der Literatur und nosologische Überlegungen. *PTT – Persönlichkeitsstörungen: Theorie und Therapie, 11*(2), 131–139.

Mhanna, M., Azzi, R., Hallit, S., Obeid, S. & Soufia, M. (2021). Validation of the Arabic version of the Teruel Orthorexia Scale (TOS) among Lebanese adolescents. *Eating and Weight Disorders, 27,* 619–627. https://doi.org/10.1007/s40519-021-01200-w

Miller, W. & Rollnick, S. (2015). *Motivierende Gesprächsführung* (3. Aufl.). Freiburg im Breisgau: Lambertus.

Missbach, B., Hinterbuchinger, B., Dreiseitl, V., Zellhofer, S., Kurz, C. & König, J. (2015). When eating right, is measured wrong! A validation and critical examination of the ORTO-15 questionnaire in German. *PloS One, 10*(8), e0135772. https://doi.org/10.1371/journal.pone.0135772

Moller, S., Apputhurai, P. & Knowles, S. R. (2019). Confirmatory factor analyses of the ORTO 15-, 11- and 9-item scales and recommendations for suggested cut-off scores. *Eating and Weight Disorders, 24,* 21–28. https://doi.org/10.1007/s40519-018-0515-0

Moroze, R. M., Dunn, T. M., Holland, C., Yager, J. & Weintraub, P. (2015). Microthinking about micronutrients: A case of transition from obsessions about healthy eating to near-fatal "orthorexia nervosa" and proposed diagnostic criteria. *Psychosomatics, 56,* 397–403. https://doi.org/10.1016/j.psym.2014.03.003

Niedersächsisches Landesamt für Verbraucherschutz und Lebensmittelsicherheit. (2022). *„Superfood" – was ist das?* Abgerufen am 08.09.2022 unter https://www.laves.niedersachsen.de/startseite/lebensmittel/lebensmittelgruppen/superfood--was-ist-das-153633.html

Niedzielski, A. & Kaźmierczak-Wojtaś, N. (2021). Prevalence of orthorexia nervosa and its diagnostic tools – A literature review. *International Journal of Environmental Research and Public Health, 18,* 5488. https://doi.org/10.3390/ijerph18105488

Novara, C., Pardini, S., Maggio, E., Mattioli, S. & Piasentin, S. (2021). Orthorexia Nervosa: over concern or obsession about healthy food? *Eating and Weight Disorders, 26,* 2577–2588. https://doi.org/10.1007/s40519-021-01110-x

O'Connor, E.A., Evans, C.V., Ivlev, I., Rushkin, M.C., Thomas, R.G., Martin, A. et al. (2022). Vitamin and mineral supplements for the primary prevention of cardiovascular disease and cancer: updated evidence report and systematic review for the US Preventive Services Task Force. *JAMA, 327,* 2334–2347. https://doi.org/10.1001/jama.2021.15650

Oberle, C.D., De Nadai, A.S. & Madrid, A.L. (2021). Orthorexia Nervosa Inventory (ONI): development and validation of a new measure of orthorexic symptomatology. *Eating and Weight Disorders, 26,* 609–622. https://doi.org/10.1007/s40519-020-00896-6

Oberle, C.D., Klare, D.L. & Patyk, K.C. (2019). Health beliefs, behaviors, and symptoms associated with orthorexia nervosa. *Eating and Weight Disorders, 24,* 495–506. https://doi.org/10.1007/s40519-019-00657-0

Oberle, C.D., Samaghabadi, R.O. & Hughes, E.M. (2017). Orthorexia nervosa: Assessment and correlates with gender, BMI, and personality. *Appetite, 108,* 303–310. https://doi.org/10.1016/j.appet.2016.10.021

Oberle, C.D., Watkins, R.S. & Burkot, A.J. (2018). Orthorexic eating behaviors related to exercise addiction and internal motivations in a sample of university students. *Eating and Weight Disorders, 23,* 67–74. https://doi.org/10.1007/s40519-017-0470-1

Öffentliches Gesundheitsportal Österreichs. (2020). *Ernährungstrend: „Superfood"*. Verfügbar unter https://www.gesundheit.gv.at/leben/ernaehrung/gesunde-ernaehrung/superfood.html

Ohkuma, T., Hirakawa, Y., Nakamura, U., Kiyohara, Y., Kitazono, T. & Ninomiya, T. (2015). Association between eating rate and obesity: a systematic review and meta-analysis. *International Journal of Obesity, 39,* 1589–1596. https://doi.org/10.1038/ijo.2015.96

Parra-Fernández, M.L., Onieva-Zafra, M.D., Fernández-Muñoz, J.J. & Fernández-Martínez, E. (2019). Adaptation and validation of the Spanish version of the DOS questionnaire for the detection of orthorexic nervosa behavior. *PloS One, 14,* e0216583. https://doi.org/10.1371/journal.pone.0216583

Parra-Fernández, M.L., Rodríguez-Cano, T., Onieva-Zafra, M.-D., Perez-Haro, M.J., Casero-Alonso, V., Fernández-Martinez, E. et al. (2018). Prevalence of orthorexia nervosa in university students and its relationship with psychopathological aspects of eating behaviour disorders. *BMC Psychiatry, 18,* 364. https://doi.org/10.1186/s12888-018-1943-0

Parra-Fernandez, M.L., Rodríguez-Cano, T., Perez-Haro, M.J., Onieva-Zafra, M.D., Fernandez-Martinez, E. & Notario-Pacheco, B. (2018). Structural validation of ORTO-11-ES for the diagnosis of orthorexia nervosa, Spanish version. *Eating and Weight Disorders, 23,* 745–752. https://doi.org/10.1007/s40519-018-0573-3

Paul, T. & Thiel, A. (2005). *Eating Disorder Inventory-2. Deutsche Version.* Göttingen: Hogrefe.

Pietrowsky, R. (2019). Ernährung und Gesundheit. In R. Haring (Hrsg.), *Gesundheitswissenschaften* (S. 323–332). Berlin: Springer.

Pietrowsky, R. (2022). Hunger und Sättigung. In S. Herpertz, M. de Zwaan & S. Zipfel (Hrsg.), *Handbuch Essstörungen und Adipositas* (3. Aufl., S. 219–225). Berlin: Springer.

Pietrowsky, R. & Barthels, F. (2016). Orthorexia nervosa – Lebensstil oder gesellschaftlich relevantes Krankheitsbild? *Public Health Forum, 24,* 189–190. https://doi.org/10.1515/pubhef-2016-0066

Pietrowsky, R., Wietersheim, J. von, Fehm, H.L. & Born, J. (1995). Das Gedächtnis für Nahrungsreize bei Anorektikerinnen. *Verhaltenstherapie, 5* (Suppl. 1), A 51.

Protzko, J. (2017). Raising IQ among school-aged children: Five meta-analyses and a review of randomized controlled trials. *Developmental Review, 46,* 81–101. https://doi.org/10.1016/j.dr.2017.05.001

Radnitz, C., Beezhold, B. & DiMatteo, J. (2015). Investigation of lifestyle choices of individuals following a vegan diet for health and ethical reasons. *Appetite, 90,* 31–36. https://doi.org/10.1016/j.appet.2015.02.026

Ramacciotti, C.E., Perrone, P., Coli, E., Burgalassi, A., Conversano, C., Massimetti, G. et al. (2011). Orthorexia nervosa in the general population: a preliminary screening using a self-administered questionnaire (ORTO-15). *Eating and Weight Disorders, 16,* e127–e130. https://doi.org/10.1007/BF03325318

Rangel, C., Dukeshire, S. & MacDonald, L. (2012). Diet and anxiety. An exploration into the Orthorexic Society. *Appetite, 58,* 124–132. https://doi.org/10.1016/j.appet.2011.08.024

Reynolds, R. (2018). Is the prevalence of orthorexia nervosa in an Australian university population 6.5%? *Eating and Weight Disorders, 23,* 453–458. https://doi.org/10.1007/s40519-018-0535-9

Reynolds, R. & McMahon, S. (2019). Views of health professionals on the clinical recognition of orthorexia nervosa: a pilot study. *Eating and Weight Disorders, 25,* 1117–1124. https://doi.org/10.1007/s40519-019-00701-z

Richi, E.B., Baumer, B., Conrad, B., Darioli, R., Schmid, A. & Keller, U. (2015). Health risks associated with meat consumption: A review of epidemiological studies. *International Journal for Vitamin and Nutrition Research, 85,* 70–78. https://doi.org/10.1024/0300-9831/a000224

Robinson, K.M. (2011). *Is the fixation on "healthy" unhealthy? A study on orthorexia nervosa.* Undergraduate thesis, Kent State University, Ohio. Verfügbar unter http://rave.ohiolink.edu/etdc/view?acc_num=ksuhonors1315880914.

Rodgers, R.F., White, M. & Berry, R. (2021). Orthorexia nervosa, intuitive eating, and eating competence in female and male college students. *Eating and Weight Disorders, 26,* 2625–2632. https://doi.org/10.1007/s40519-020-01054-8

Rogoza, R., Hallit, S., Soufia, M., Barthels, F. & Obeid, S. (2021). Validation of the Arabic version of the Dusseldorf Orthorexia Scale (DOS) among Lebanese adolescents. *Journal of Eating Disorders, 9,* 130. https://doi.org/10.1186/s40337-021-00488-4

Roncero, M., Barrada, J.R., García-Soriano, G. & Guillén, V. (2021). Personality Profile in Orthorexia Nervosa and Healthy Orthorexia. *Frontiers in Psychology, 12,* 710604. https://doi.org/10.3389/fpsyg.2021.710604

Roncero, M., Barrada, J.R. & Perpiñá, C. (2017). Measuring Orthorexia Nervosa: Psychometric Limitations of the ORTO-15. *The Spanish Journal of Psychology, 20,* E41. https://doi.org/10.1017/sjp.2017.36

Rudolph, S. (2018). The connection between exercise addiction and orthorexia nervosa in German fitness sports. *Eating and Weight Disorders, 23,* 581–586. https://doi.org/10.1007/s40519-017-0437-2

Rudolph, S., Göring, A., Jetzke, M., Großarth, D. & Rudolph, H. (2017). Zur Prävalenz von orthorektischem Ernährungsverhalten bei sportlich aktiven Studierenden. *Deutsche Zeitschrift für Sportmedizin, 68,* 10–13. https://doi.org/10.5960/dzsm.2016.262

Ryman, F.V.M., Cesuroglu, T., Bood, Z. & Syurina, E. (2019). Orthorexia Nervosa: Disorder or not? Opinions of Dutch Health Professionals. *Frontiers in Psychology, 10,* 555. https://doi.org/10.3389/fpsyg.2019.00555

Sanders, P.W. (2009). Dietary salt intake, salt sensitivity, and cardiovascular health. *Hypertension, 53,* 442–445. https://doi.org/10.1161/HYPERTENSIONAHA.108.120303

Schwarzer, R. & Jerusalem, M. (2003). SWE. Skala zur Allgemeinen Selbstwirksamkeitserwartung [Verfahrensdokumentation, Autorenbeschreibung und Fragebogen]. In Leibniz-Institut für Psychologie (ZPID) (Hrsg.), *Open Test Archive.* Trier: ZPID.

Segura-García, C., Papaianni, M.C., Caglioti, F., Procopio, L., Nisticò, C.G., Bombardiere, L. et al. (2012). Orthorexia nervosa: a frequent eating disordered behavior in athletes. *Eating and Weight Disorders, 17,* e226–e233. https://doi.org/10.3275/8272

Segura-Garcia, C., Ramacciotti, C., Rania, M., Aloi, M., Caroleo, M., Bruni, A. et al. (2015). The prevalence of orthorexia nervosa among eating disorder patients after treatment. *Eating and Weight Disorders, 20,* 161–166. https://doi.org/10.1007/s40519-014-0171-y

Setnick, J. (2017). *The Eating Disorders Clinical Pocket Guide, Second Edition: Quick Reference for Healthcare Providers.* Dallas, Texas: Understanding Nutrition.

Sfeir, E., Haddad, C., Salameh, P., Sacre, H., Hallit, R., Akel, M. et al. (2021). Binge eating, orthorexia nervosa, restrained eating, and quality of life: A population study in Lebanon. *Eating and Weight Disorders, 26,* 145–158. https://doi.org/10.1007/s40519-019-00831-4

Simon, J.J. & Friederich, H.-C. (2022). Belohnungssystem bei Essstörungen und Adipositas. In S. Herpertz, M. de Zwaan & S. Zipfel (Hrsg.), *Handbuch Essstörungen und Adipositas* (3. Aufl., S. 237–242). Berlin: Springer.

Smollich, M. (2019). *Nein, rotes Fleisch ist nicht gut.* Verfügbar unter https://www.zeit.de/wissen/gesundheit/2019-10/gesunde-ernaehrung-rotes-fleisch-krebs-gesundheit-studie

Stange, R. & Leitzmann, C. (Hrsg.). (2018). *Ernährung und Fasten als Therapie* (2., vollst. akt. Aufl.). Berlin: Springer. https://doi.org/10.1007/978-3-662-54475-4

Strahler, J. (2018). Orthorexia nervosa: Ein Trend im Ernährungsverhalten oder ein psychisches Krankheitsbild? Aktuelle wissenschaftliche Erkenntnisse. *Psychotherapeutenjournal, 1,* 20–26.

Strahler, J. (2020). The Dark Side of Healthy Eating: Links between Orthorexic Eating and Mental Health. *Nutrients, 12,* 3662. https://doi.org/10.3390/nu12123662

Strahler, J., Haddad, C., Salameh, P., Sacre, H., Obeid, S. & Hallit, S. (2020). Cross-cultural differences in orthorexic eating behaviors: Associations with personality traits. *Nutrition, 77,* 110811. https://doi.org/10.1016/j.nut.2020.110811

Strahler, J., Hermann, A., Walter, B. & Stark, R. (2018). Orthorexia nervosa: A behavioral complex or a psychological condition? *Journal of Behavioral Addictions, 7,* 1143–1156. https://doi.org/10.1556/2006.7.2018.129

Strahler, J. & Stark, R. (2019). Orthorexia nervosa: Verhaltensauffälligkeit oder neue Störungskategorie? *Suchttherapie, 20,* 24–34. https://doi.org/10.1055/a-0707-7722

Strahler, J. & Stark, R. (2020). Perspective: Classifying Orthorexia Nervosa as a New Mental Illness – Much Discussion, Little Evidence. *Advances in Nutrition, 11,* 784–789. https://doi.org/10.1093/advances/nmaa012

Strahler, J., Wachten, H., Neuhofer, S. & Zimmermann, P. (2022). Psychological Correlates of Excessive Healthy and Orthorexic Eating: Emotion Regulation, Attachment, and Anxious-Depressive-Stress Symptomatology. *Frontiers in Nutrition, 9,* 817047. https://doi.org/10.3389/fnut.2022.817047

Surała, O., Malczewska-Lenczowska, J., Sadowska, D., Grabowska, I. & Białecka-Dębek, A. (2020). Traits of orthorexia nervosa and the determinants of these behaviors in elite athletes. *Nutrients, 12,* 2683. https://doi.org/10.3390/nu12092683

Svaldi, J. & Tuschen-Caffier, B. (2018). *Bulimia nervosa.* Göttingen: Hogrefe.

Tóth-Király, I., Gajdos, P., Román, N., Vass, N. & Rigó, A. (2021). The associations between orthorexia nervosa and the sociocultural attitudes: the mediating role of basic psychological needs and health anxiety. *Eating and Weight Disorders, 26,* 125–134. https://doi.org/10.1007/s40519-019-00826-1

Tremelling, K., Sandon, L., Vega, G.L. & McAdams, C.J. (2017). Orthorexia nervosa and eating disorder symptoms in registered dietitian nutritionist in the United States. *Journal of the Academy of Nutrition and Dietetics, 117,* 1612–1617.

Turner, P.G. & Lefevre, C.E. (2017). Instagram use is linked to increased symptoms of orthorexia nervosa. *Eating and Weight Disorders, 22,* 277–284. https://doi.org/10.1007/s40519-017-0364-2

Tuschen-Caffier, B. & Hilbert, A. (2016). *Binge-Eating-Störung.* Göttingen: Hogrefe. https://doi.org/10.1026/02058-000

Tylka, T.L. (2006). Development and psychometric evaluation of a measure of intuitive eating. *Journal of Counseling Psychology, 53,* 226–240. https://doi.org/10.1037/0022-0167.53.2.226

Valente, M., Brenner, R., Cesuroglu, T., Bunders-Aelen, J. & Syurina, E.V. (2020). "And it snowballed from there": The development of orthorexia nervosa from the perspective of people who self-diagnose. *Appetite, 155,* 104840. https://doi.org/10.1016/j.appet.2020.104840

Vandereycken, W. (2011). Media Hype, Diagnostic Fad or Genuine Disorder? Professionals' Opinions About Night Eating Syndrome, Orthorexia, Muscle Dysmorphia, and Emetophobia. *Eating Disorders, 19,* 145–155. https://doi.org/10.1080/10640266.2011.551634

van Dyck, Z., Herbert, B.M., Happ, C., Kleveman, G.V. & Vögele, C. (2016). German version of the intuitive eating scale: Psychometric evaluation and application to an eating disordered population. *Appetite, 105,* 798–807. https://doi.org/10.1016/j.appet.2016.07.019

Van Dyke, N. & Drinkwater, E.J. (2014). Review Article Relationships between intuitive eating and health indicators: literature review. *Public Health Nutrition, 17,* 1757–1766. https://doi.org/10.1017/S1368980013002139

Varga, M., Dukay-Szabó, S., Túry, F. & van Furth, E.F. (2013). Evidence and gaps in the literature on orthorexia nervosa. *Eating and Weight Disorders, 18,* 103–111. https://doi.org/10.1007/s40519-013-0026-y

Varga, M., Thege, B.K., Dukay-Szabó, S., Túry, F. & van Furth, E.F. (2014). When eating healthy is not healthy: orthorexia nervosa and its measurement with the ORTO-15 in Hungary. *BMC Psychiatry, 14,* 59. https://doi.org/10.1186/1471-244X-14-59

Villa, M., Opawsky, N., Manriquez, S., Ananías, N., Vergara-Barra, P. & Leonario-Rodriguez, M. (2022). Orthorexia nervosa risk and associated factors among Chilean nutrition students: a pilot study. *Journal of Eating Disorders, 10*(1), 1–9. https://doi.org/10.1186/s40337-022-00529-6

Wells, A., Schweiger, U., Schweiger, J., Korn, O., Hauptmeier, M. & Sipos, V. (2011). *Metakognitive Therapie bei Angststörungen und Depression*. Weinheim: Beltz.

Westenhoefer, J., Stunkard, A.J. & Pudel, V. (1999). Validation of the flexible and rigid control dimensions of dietary restraint. *International Journal of Eating Disorders, 26,* 53–64. https://doi.org/10.1002/(SICI)1098-108X(199907)26:1<53::AID-EAT7>3.0.CO;2-N

Wittchen, H.-U., Zaudig, M. & Fydrich, T. (1997). *SKID – Strukturiertes Klinisches Interview für DSM-IV – Achse I und II, Handanweisung*. Göttingen: Hogrefe.

Yakın, E., Raynal, P. & Chabrol, H. (2021). Distinguishing orthorexic behaviors from eating disordered and obsessive-compulsive behaviors: a typological study. *Eating and Weight Disorders, 26,* 2011–2019. https://doi.org/10.1007/s40519-020-01037-9

Zickgraf, H.F. (2020). Chapter 2 – Treatment of pathologic healthy eating (orthorexia nervosa). In E.A. Storch, D. McKay & J.S. Abramowitz (Eds.), *Advanced Casebook of Obsessive-Compulsive and Related Disorders* (pp. 21–40). San Diego: Academic Press.

Zickgraf, H.F., Ellis, J.M. & Essayli, J.H. (2019). Disentangling orthorexia nervosa from healthy eating and other eating disorder symptoms: Relationships with clinical impairment, comorbidity, and self-reported food choices. *Appetite, 134,* 40–49 https://doi.org/10.1016/j.appet.2018.12.006.

Sachregister